MÄNNERYOGA

DIRK BENNEWITZ

MÄNNER YOGA

DAS POWERPROGRAMM FÜR KÖRPER, GEIST UND SEELE

MIT 419 FARBFOTOS UND 4 ILLUSTRATIONEN
FOTOS: MARCO GRUNDT

Lotos

INHALT

VORWORT VON ROGER CICERO

Yoga für Männer – das war auch für mich einmal ein riesiger Widerspruch. Ich dachte, man würde einen Großteil der Zeit schneidersitzend »Om« singen und danach ein paar Yogitees exen, um dann furchtbar entspannt nach Hause zu schweben. So viel zur Theorie. Nach meiner ersten Power-Yoga-Stunde musste ich diese Vorstellung etwas korrigieren. Ja, es gab auch einen Schneidersitz am Anfang, aber nach anderthalb Stunden Asanas, von denen jede einzelne so anstrengend war, dass ich sie nicht einmal im Ansatz korrekt ausführen konnte, war auf dem Nachhauseweg wahrlich nicht an Schweben zu denken. Okay, entspannt war ich, aber nur aus dem Grund, weil für Anspannung einfach jede Energie fehlte. Das hat meine Meinung über Power-Yoga grundsätzlich verändert. Meine Skepsis wich einer großen Begeisterung für diese Art des Körpertrainings.

Als meine zweite Hallentour in Planung war und ich die ersten Tourblöcke sah, wusste ich, dass es ohne einen körperlichen Ausgleich sehr schwer werden würde. Dirk war bereits als mein persönlicher Sicherheitsbegleiter und Fahrer im Gespräch. Ich wusste allerdings, dass er auch als Yoga-Lehrer arbeitete, und so war ein neues Jobprofil geboren. Wir haben uns nicht geschont. Jeden Tag nach dem Aufstehen wurde praktiziert. Das Programm, das in dieser Zeit entstand, könnte keinen Namen tragen, der besser passt als »Männer-Yoga«. Obwohl die täglichen Sessions sehr anstrengend waren, fühlte ich mich danach immer gestärkt, entspannt und auf die bevorstehenden Aufgaben fokussiert. Es war das erste Mal in meinem Leben, dass ich über Monate täglich Yoga praktiziert habe. Das schenkte mir eine unglaubliche Energie – trotz des anstrengenden Lebens während der Tour. Seit dieser Zeit hat sich die Frequenz meines Yogatrainings deutlich erhöht, und immer wenn ich mit Dirk zusammen unterwegs bin, freue ich mich auf unser »Männer-Yoga«.

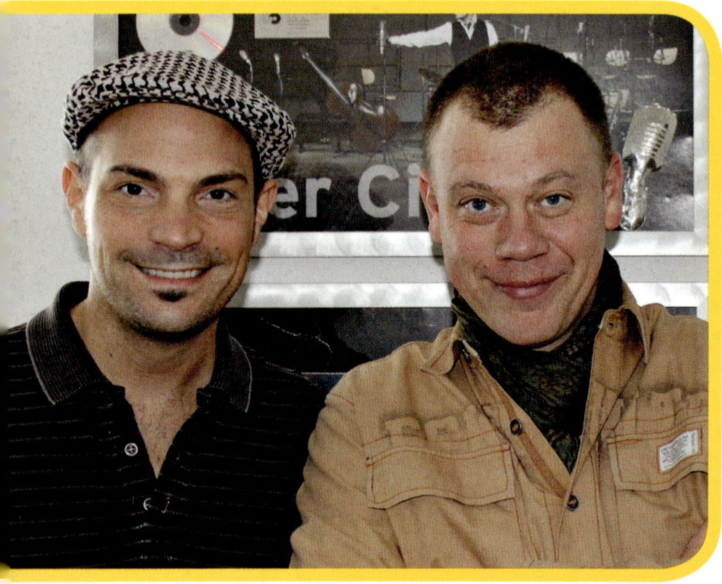

Roger Cicero
Jazzmusiker

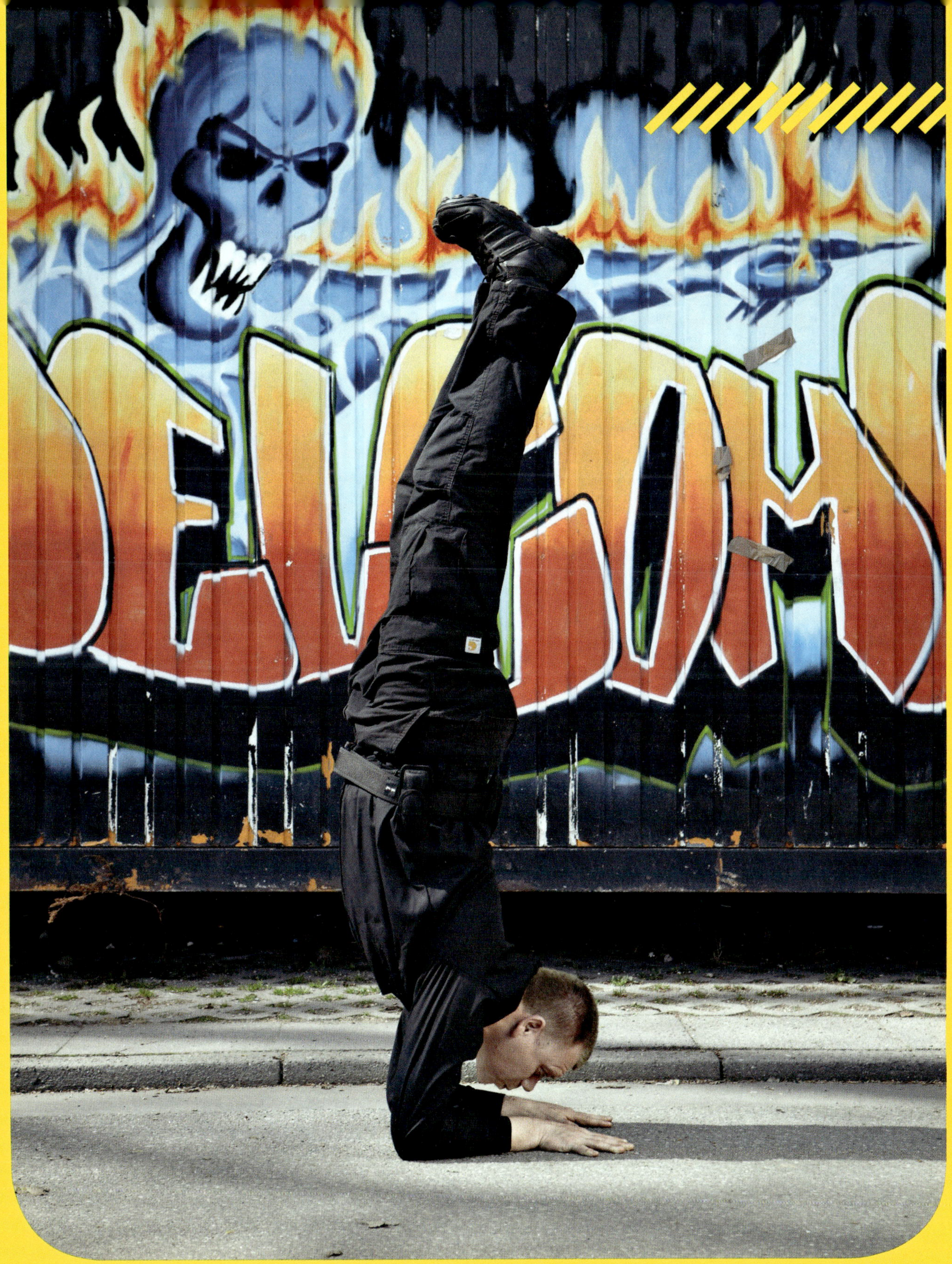

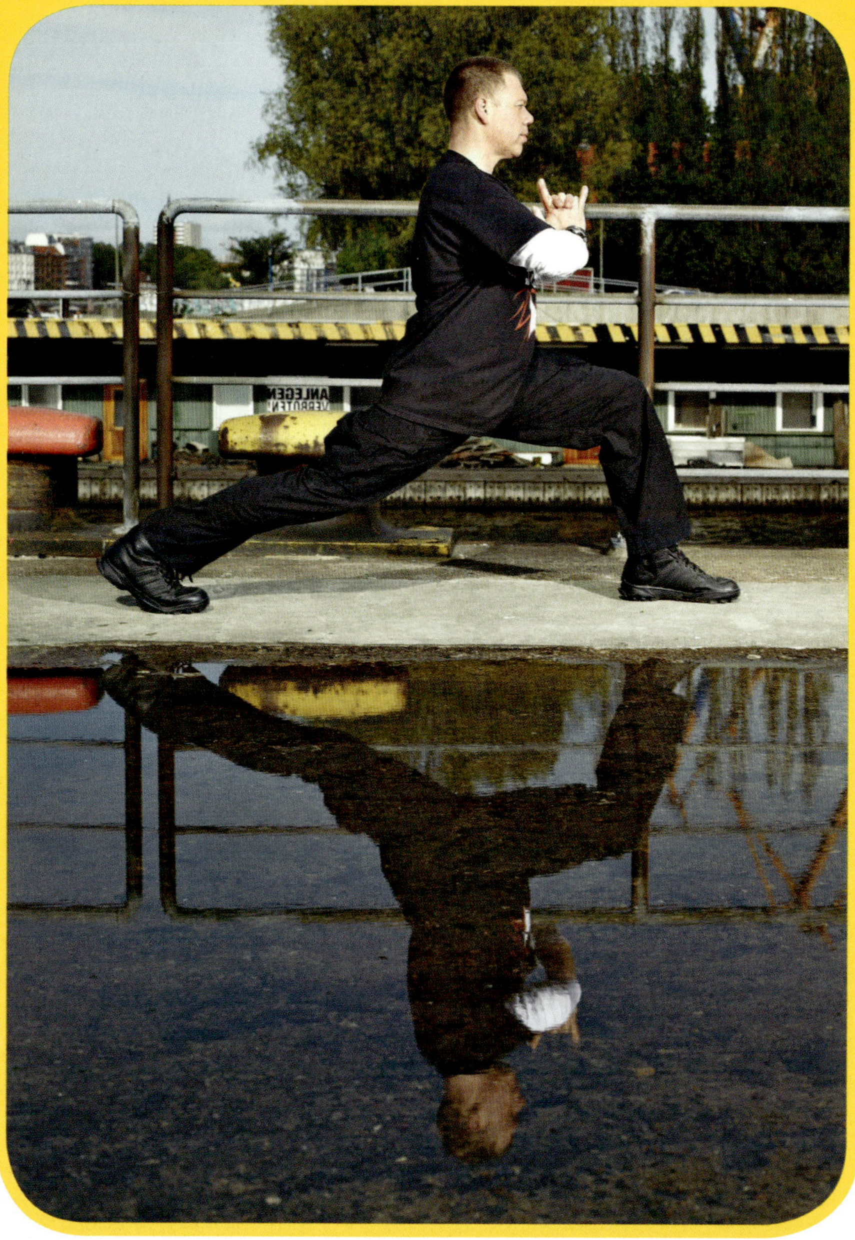
ANLEGEN
VERBOTEN!

VORWORT VON BRYAN KEST

Als Dirk mich bat, ein Vorwort zu diesem Buch zu schreiben, musste ich grinsen. Nicht nur, weil Dirk mir mit seiner Anfrage eine große Ehre erwiesen hat. Ich lächelte auch, weil er genau der Richtige ist, um Menschen zu erklären, wieso Yoga-Übungen so hochgradig förderlich sein können, vor allem für Männer.

Wie es scheint, sind Männer sozusagen von Geburt an eher auf körperliche Leistungsfähigkeit und Kraft aus. Stress und Anspannung sind ganz große Themen in dem wirtschaftlichen Klima, in dem wir leben. Die Erwartungen, die Männer zu erfüllen haben, sind meistens hoch gesteckt, und das ganze Testosteron, das durch ihre Adern fließt, tut ein Übriges.

Yoga spricht all diese Themen an. Die körperliche Leistungsfähigkeit kommt durch das Trainieren des gesamten Körpers. Die Kraft kommt von dem durch Yoga hervorgerufenen Gefühl des inneren Friedens und der Zufriedenheit. Stress und unnötige Muskelspannung werden durch das Atmen, die Konzentration und die besonderen Yoga-Haltungen vollkommen gelöst.

Als Besitzer einer Firma für Personenschutz, als Yoga-Lehrer und als Mann Anfang vierzig ist Dirk auf einzigartige Weise qualifiziert, dieses Buch zu schreiben. Dirk fühlte sich auf dieselbe Weise zum Yoga hingezogen wie ich: als intelligentes Kick-Ass-Übungssystem ist Yoga einfach absolut unschlagbar. Das ist einer der Gründe, warum wir so gut miteinander auskommen.

Und bevor ich es vergesse: Einmal versuchte ich, auf einer Bergklippe einen Handstand zu machen – und Dirk war der einzige Mann, der die Eier hatte, sich irgendwo unterhalb von mir hinzustellen, sodass er mich würde auffangen können, wenn ich zu fallen drohte.

Und dann ist es passiert: Ich *bin* gefallen und er *hat* meinen Hintern davor bewahrt, auf der Unfallstation zu landen. Danke, Dirk!

Bryan Kest
Begründer des Power-Yoga

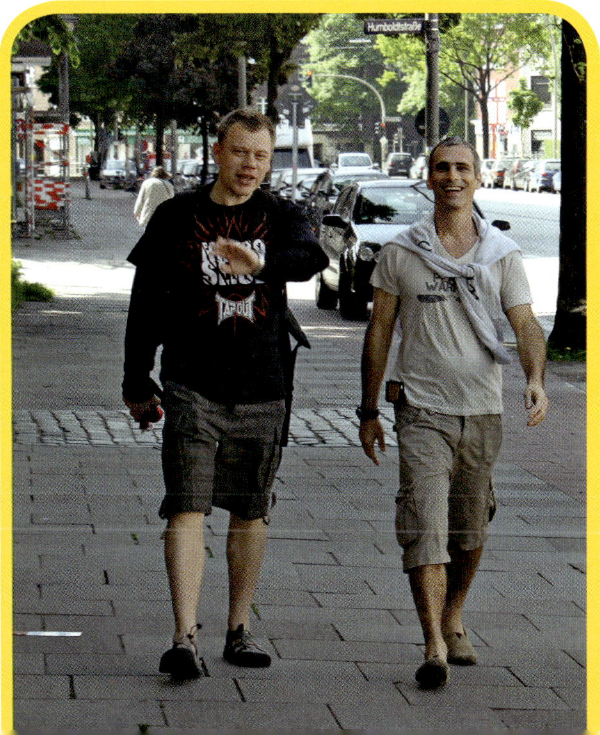

THEORIE

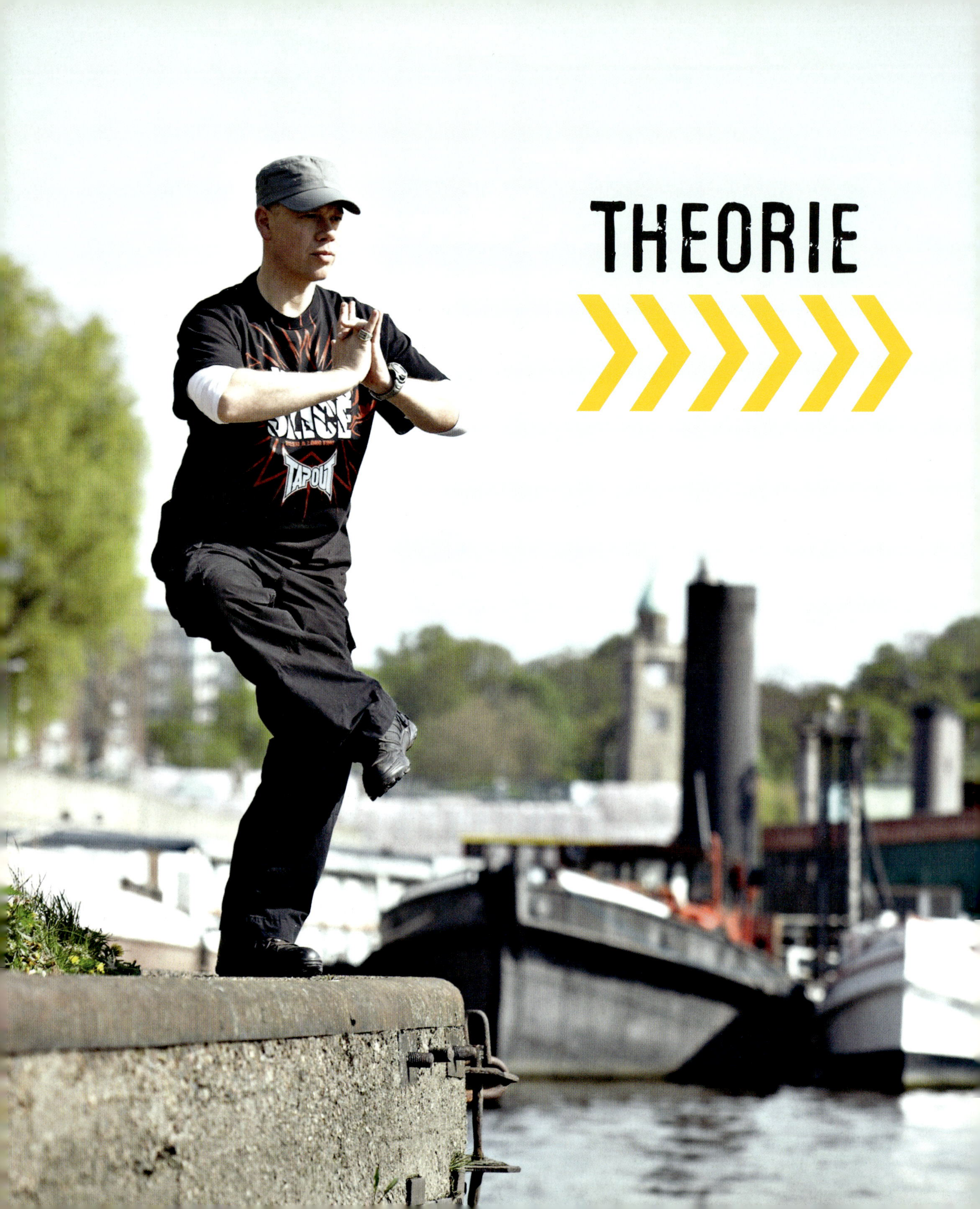

TRAIN YOUR BRAIN

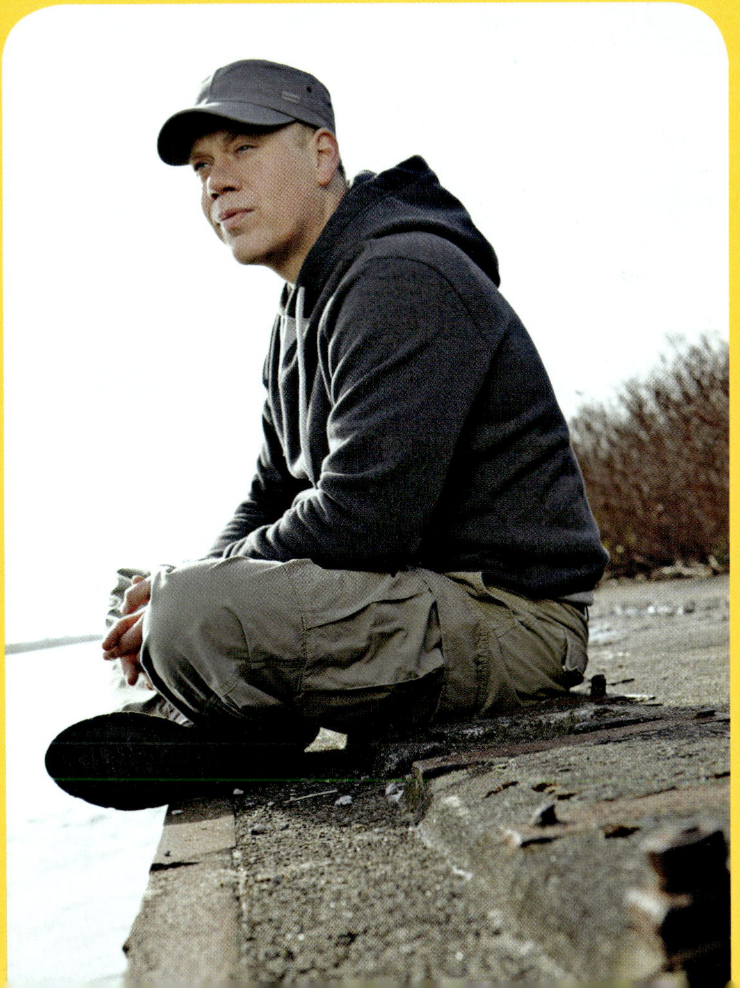

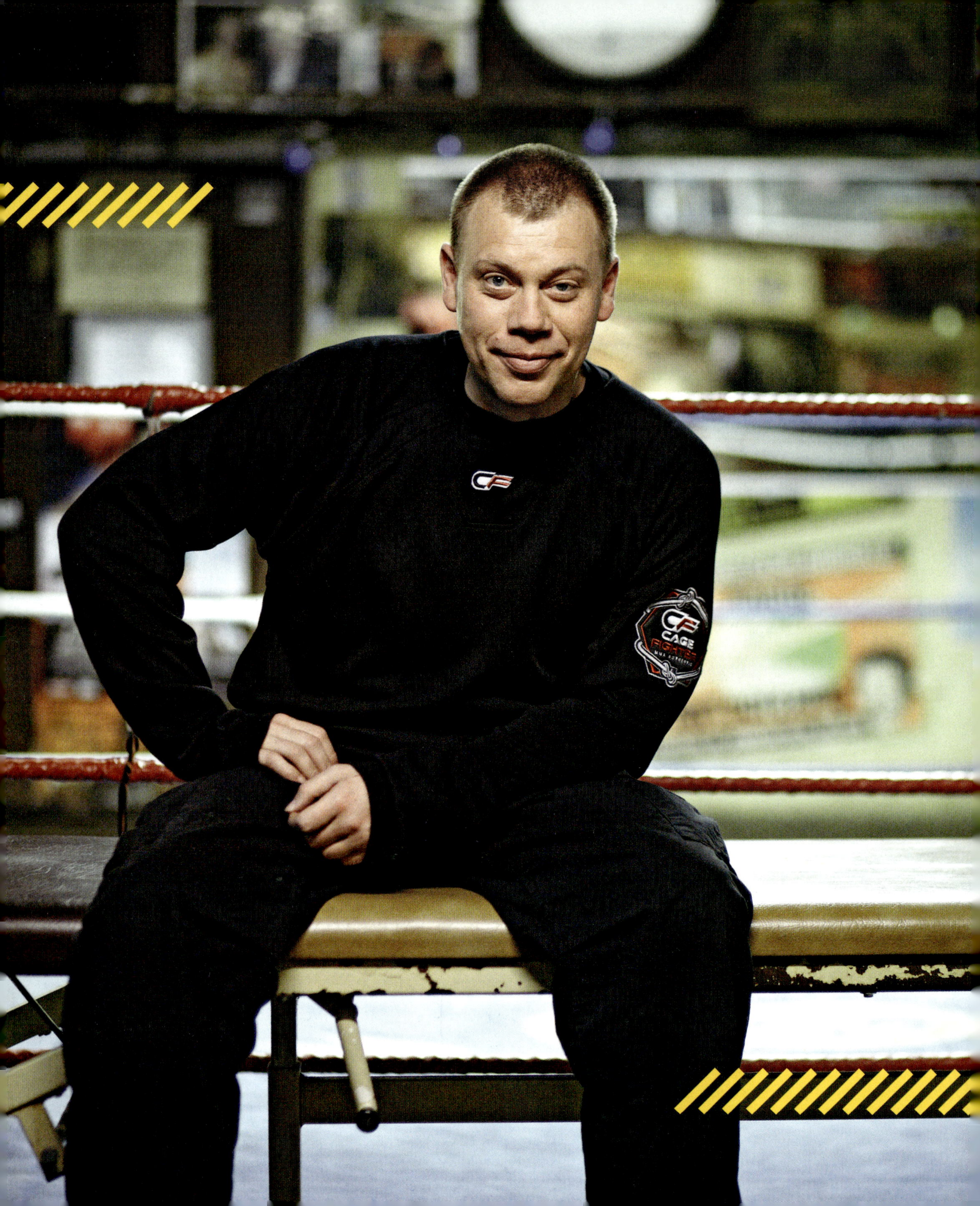
CAGE

Willkommen beim Yoga für Männer

Es ist so ähnlich, wie wenn Vin Diesel als Xander Cage in *xXx – Triple X* sagt: »Welcome to the Xander Zone«. Falls ihr euch entschließt, regelmäßig Yoga für Männer zu machen, ist bald nichts mehr wie vorher. Dabei ist es vollkommen egal, ob ihr (nur) gut aussehen, abnehmen, Muskeln aufbauen, keine Rückenschmerzen mehr haben oder erleuchtet werden wollt. Oder was immer ihr wollt. Wenn ihr meinem Programm folgt, werdet ihr in jedem Fall fitter und gesünder. Seit ich Yoga betreibe, war ich nie wieder nennenswert krank. Und euch kann es genauso gehen.

Yoga ist eine uralte Lehre aus Indien, und ich habe noch keine besser fundierte, wirksamere Methode zum gesunden Leben gefunden. Das Wort *Yoga* bedeutet »Einheit«. Yoga ist keine Religion. Kein echter Yoga-Meister wird euch zwingen, an irgendwelche Götter zu glauben. Es geht vielmehr darum, das Göttliche in euch selbst zu finden. Doch keine Angst, es wird nicht allzu esoterisch. Die alten Yogis haben vor vielen tausend Jahren nach verschiedenen Wegen gesucht, um besser zu atmen, zu essen, zu denken, zu meditieren, sich fit zu halten … Sie wollten einfach ein erfülltes und glückliches Leben führen. Daraus hat sich ein ganzheitliches Programm entwickelt, um Körper und Geist (wieder) in Einklang zu bringen. Und übrigens: Bis Anfang des letzten Jahrhunderts war Yoga fast reine Männersache. Frauen wurden als Schülerinnen nämlich schlichtweg nicht akzeptiert.

Wenn ihr Yoga-Positionen übt, entwickelt ihr Kraft, Flexibilität, Gleichgewicht, Ausdauer und mentalen Fokus. Euer Lymphsystem wird stimuliert und ihr sorgt für eine verbesserte Durchblutung und Funktion eurer Organe. Und das Beste ist: Ihr braucht noch nicht einmal daran zu glauben, es wird trotzdem funktionieren. Für mich bedeutet Yoga Balance, weil ich mit Yoga ausgeglichene und gesunde Verhältnisse in meinem Leben habe. Durch meine Yoga-Praxis bin ich nicht nur auf der physischen Ebene stark und flexibel, sondern auch im Kopf. Meine tägliche Schadstoffquote (Koffein, Nikotin, Alkohol, Fast Food…) ist von allein gesunken, ohne dass mir jemand etwas verboten hätte. Es ist mir bloß irgendwann aufgegangen, dass ich mich nicht gleich wieder mit Schadstoffen vollstopfen muss, nachdem ich mich in meinem Yoga-Training gerade entgiftet habe.

Mit der Zeit sind viele verschiedene Yoga-Stile entstanden. Die bekanntesten sind: Iyengar-Yoga, Ashtanga-Yoga, Power-Yoga und Jivamukti-Yoga. *Iyengar-Yoga* ist eine eher technisch orientierte Variante, sehr detailliert und ganz auf den Grundsätzen der Biomechanik aufgebaut. Zur Unterstützung wird dort viel mit Blöcken, Gurten, Stühlen usw. gearbeitet. *Ashtanga-Yoga* ist in feste Übungsreihen eingeteilt und sehr athletisch und fordernd. *Power-Yoga* ist ein dynamischer Yoga-Stil, der in den USA und Europa vor allem von Bryan Kest entwickelt und bekannt gemacht wurde und wird. *Jivamukti-Yoga* ist eine modernere Yoga-Methode, die in den 1980er Jahren von Sharon Gannon und David Life entwickelt wurde. Hier liegt die Betonung auf Yoga-Positionen, die mit Musik in einem konstanten Flow geübt werden, sowie auf Meditation und spiritueller Weiterentwicklung.

Und welches ist jetzt das richtige Yoga? Richtig ist immer das, was euch Freude bereitet. Im Moment wird Yoga immer populärer. Immer mehr Lehrer oder Gurus tummeln sich in dieser Szene. Wie in allen anderen Bereichen gibt es auch unter den Yoga-Lehrern Spinner, Hüter der reinen Lehre, Besserwisser, Dilettanten, aber eben auch extrem inspirierende Meister.

Mein Yoga-Stil enthält Elemente aus unterschiedlichen Traditionen, die entsprechend der männlichen Bedürfnisse kombiniert wurden. Darüber hinaus wollte ich gern meine persönlichen Erfahrungen aus über dreißig Jahren Kampfsport mit einbringen. Deswegen ist dieses Buch entstanden.

Was Kampfkünste mit Yoga zu tun haben? Sie verfolgen dasselbe Ziel. Primär geht es hier wie dort um die Weiterentwicklung der Persönlichkeit. Lebenslange Praxis, Stärkung der eigenen Mitte und Harmonisierung mit der Umwelt sind im *Budo* (jap. »Weg des Krieges«) genauso selbstverständlich wie im Yoga. Daher habe ich einige Techniken aus dem Aikido in dieses Programm mit eingebaut. Heutzutage betreiben alle möglichen Männer Yoga, vom Taxifahrer bis zum Professor. Yoga steht aber auch in den Trainingsplänen von Fighter-Legenden wie Rickson Gracie, dem unbezwungenen MMA-Champion (MMA = *Mixed Martial Arts* oder gemischte Kampfkünste).

In diesem Buch findet ihr verschiedene Übungsprogramme oder Sequenzen, die jeweils in sich ausgewogen sind und alles enthalten, was zu einem kompletten Yoga-Workout gehört. Ich werde zunächst die einzelnen Übungen erklären, und dann geht's los: Meine Übungen werden euch anstrengen, in Form bringen und mental runterfahren, und das alles gleichzeitig.

Ihr braucht dafür kein teures Material zu kaufen. Das Einzige, was sinnvoll ist, ist eine Yogamatte. Zur Not tut es aber auch eine Decke oder ein Handtuch. Ich empfehle euch, die Übungen barfuß auszuführen. So könnt ihr nämlich am besten überprüfen, ob eure Füße machen, was sie machen sollen.

Grundsätzlich gilt:
Wenn etwas anstrengend ist, soll es so sein.
Wenn etwas wehtut, übt etwas weniger intensiv.
Schmerzen sind nicht erwünscht.

In diesem Sinne: Viel Spaß und auf geht's!

Dirk Bennewitz

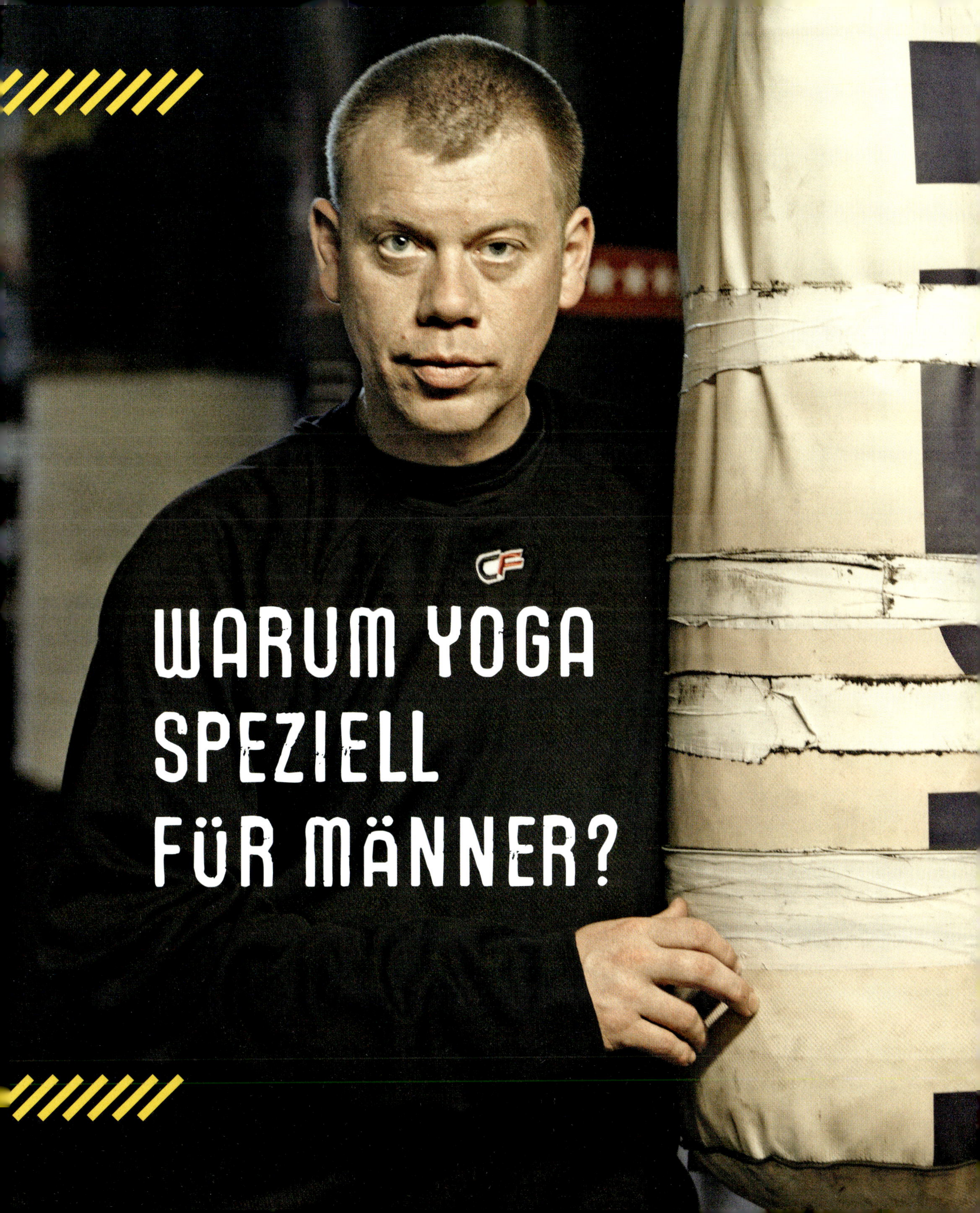

WARUM YOGA SPEZIELL FÜR MÄNNER?

Man kann nicht immer ein Held sein, aber man kann immer ein Mann sein.

Johann Wolfgang von Goethe

Yoga ist das beste Workout und Gesundheitstraining, das ich kenne, und zwar für alle Menschen. Da aber alle Menschen bis zum jeweils aktuellen Tag ihres Lebens unterschiedliche Bewegungs- und Sozialisationsphasen hinter sich haben, braucht jeder andere Schwerpunkte für seine persönliche Yoga-Praxis. Leider kann ich nicht für jeden Menschen ein eigenes Buch schreiben. Deswegen habe ich mich entschieden, immerhin der einen Hälfte der Erdbevölkerung eine Routine anzubieten. Euch. Den Männern. Normalerweise warten Männer ihr Auto besser als ihren eigenen Körper, und das sollte sich ändern.

Fast alle Männer in der westlichen Welt haben ähnliche körperliche Voraussetzungen. Der untere Rücken ist oft schwach, der Bauch zu dick und überhaupt ist alles eher unbeweglich. Und egal, ob ihr Fahrradkurier oder Buchhalter seid, die Rückseite eurer Beine ist wahrscheinlich verkürzt. Wenn wir vor dem Spiegel stehen, sehen wir trotzdem eher Arnold Schwarzenegger als die nackte Wahrheit. Irgendwann entschließen wir uns dann, Sport zu machen, gehen entweder laufen oder heben Gewichte in der Muckibude. Dadurch verstärken sich unsere Fehlhaltungen, die Muskeln verkürzen sich weiter und unsere Gesundheit verbessert sich meistens nicht. Diese Geschichte habe ich – mehr oder weniger abgewandelt – schon sehr oft von meinen Yoga-Schülern gehört. Und wenn sie nicht auf euch zutrifft – herzlichen Glückwunsch. Yoga ist trotzdem gut für euch.

Versteht mich nicht falsch. Das heißt nicht, dass Sport ungesund ist. Bewegung ist immer besser als keine Bewegung. Fitness heißt aber nicht automatisch auch Gesundheit. Darüber könnt ihr im Kapitel »Muskeln, Fitness und Gesundheit« noch mehr lesen.

Kleine körperliche Warnzeichen ignorieren wir gerne und wirklich ernste Angelegenheiten spielen wir herunter. Unsere Schwächen kaschieren wir und unsere Stärken stellen wir übermäßig heraus. So sind die meisten von uns gestrickt. Das Bewusstsein für unseren eigenen Körper ist eher unterentwickelt. Hä? Wo ist mein unterer Rippenbogen? Ach, die Lunge ist ein Luftsack und gar kein Muskel? Und wieso hat der Zwerch ein Fell?

Ich selber betreibe viele Sportarten: Klettern, Fallschirmspringen und Freefight. Aber Yoga brauche ich als Ausgleich, denn es ist die einzige Methode, die meinen Körper und meinen Kopf wieder ins Gleichgewicht bringt. Mit Yoga bin außerdem leistungsfähiger in allem, was ich sonst noch tue.

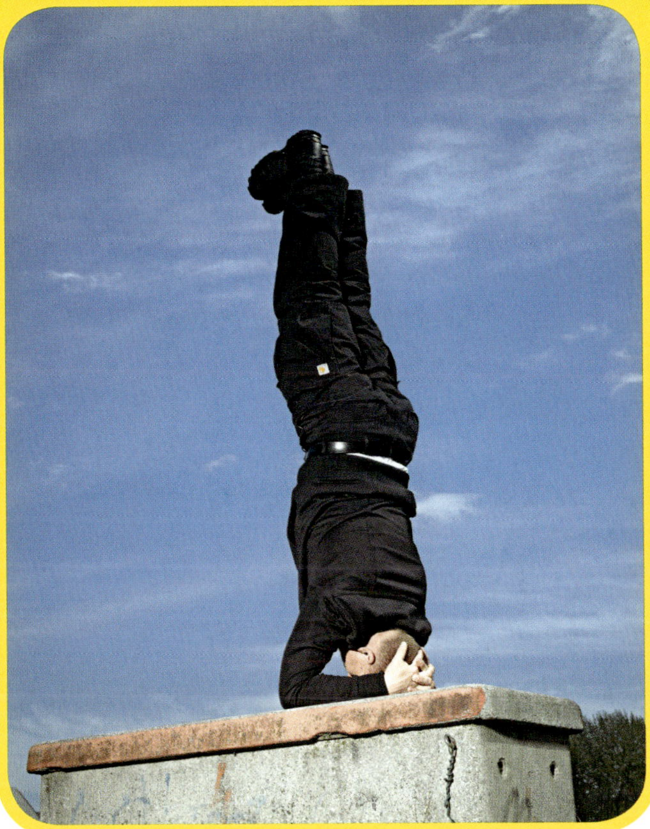

Vielleicht gehört ihr auch zu denen, die immer die Besten, Stärksten und Tollsten sein wollen. Das hilft zwar beim Klettern auf der Karriereleiter, aber körperlich und seelisch belastet es auf Dauer nur. Wir vergleichen uns nämlich ständig mit unserer Umwelt. Und da ist leider immer einer, der reicher, schöner oder stärker ist. Was bedeutet das für unseren Gefühlshaushalt? Wir sind in jedem Fall nicht so toll. Und dieses ewige Bewerten frustriert. Wir verlegen unser Leben gern an einen Punkt in der Zukunft, wo wir dann etwas haben: den Lottogewinn, die Rente, diesen Wagen, diese Frau, diese Arbeitsstelle oder weiß ich was. Dann wird alles gut. Vorher ist es noch nicht gut, wir müssen erst noch … Wir kaufen also immer mehr Zeug, das wir nicht brauchen, um unsere eingebildeten Mängel auszugleichen. Aber das ändert sich gerade. Der Trendforscher Matthias Horx meint dazu: »Es wird der Zeitpunkt kommen, an dem wir nicht mehr mit dem 200-PS-Auto angeben werden, sondern mit drei Stunden Muße am Tag.«

Beim Yoga-Üben ist es dasselbe. Wow, ich würde auch gerne einen Spagat können wie Jean-Claude van Damme! Aber wozu? Und wenn ich es dann nach drei Jahren endlich kann, was dann? Alles bleibt genau wie vorher. Vielleicht erzähle ich stolz davon, doch dann kommt irgendeiner, der es in zwei Jahren geschafft hat. Und ich bin wieder nicht der Tollste. Wenn ihr ständig nach außen guckt, habt ihr gar keinen Blick mehr für eure eigenen Fortschritte und lebt entweder in der Vergangenheit oder in der Zukunft. Alles ist sowieso relativ, was jeder weiß, der mal die Zeugenaussagen zum eigenen Verkehrsunfall gelesen hat. Und jeder glaubt, er spreche die objektive Wahrheit. Lebt lieber im Jetzt, das ist das einzig Wichtige.

Der Schlüssel zu einem gesunden Leben liegt in der Ausgewogenheit. Kraft und Flexibilität, natürliches Essen und möglichst wenig Alltagsgifte, nett sein im Straßenverkehr und keinen Streit mit den Nachbarn anfangen.

Die Yoga- und Kampfsportroutinen in diesem Buch funktionieren. Ich habe sie zuerst für mich selbst zusammengestellt und viele Jahre lang ausprobiert. Es ist ein gut ausbalancierter Mix aus verschiedenen Übungen, die speziell auf die männlichen Problemzonen (damit meine ich nicht die Haare auf dem Rücken) ausgerichtet sind. Ihr müsst dafür nicht extra in ein Yoga-Studio gehen, ihr habt ja jetzt dieses Buch.

Sucht euch einen Platz zum Üben. Der muss nur so groß sein wie eure Yogamatte, das reicht schon. Mein Lehrer, Bryan Kest, hat eine sogenannte Knast-Serie entwickelt, die man auch auf kleinstem Raum machen kann. Nicht etwa, weil er gerade im Knast sitzt, sondern weil in jede seiner Klassen 120 Leute kommen und sein Raum in Los Angeles aus allen Nähten platzt. Macht euch Musik an, wenn ihr Lust habt. AC/DC geht auch, es muss nichts Heiliges sein.

Bald werdet ihr über den reinen Fitnessaspekt hinaus merken, dass euer gesamter Körper einfach besser funktioniert. Pflegt eure Aktivposten: Körper und Geist. Alles andere sind nur Dinge – flüchtig und unbedeutend.

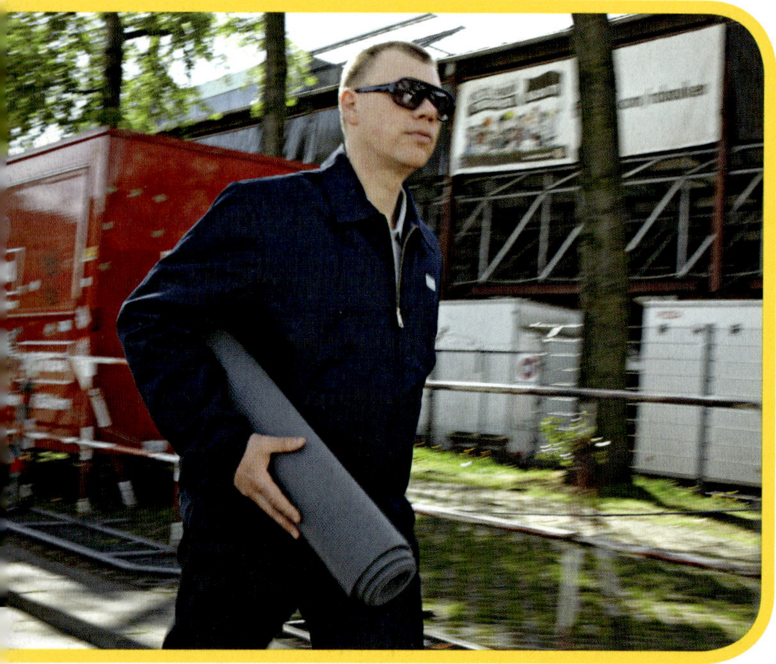

**Fangt an zu üben,
und ihr werdet aus dem Staunen
nicht mehr herauskommen!**

RICHTIG ATMEN

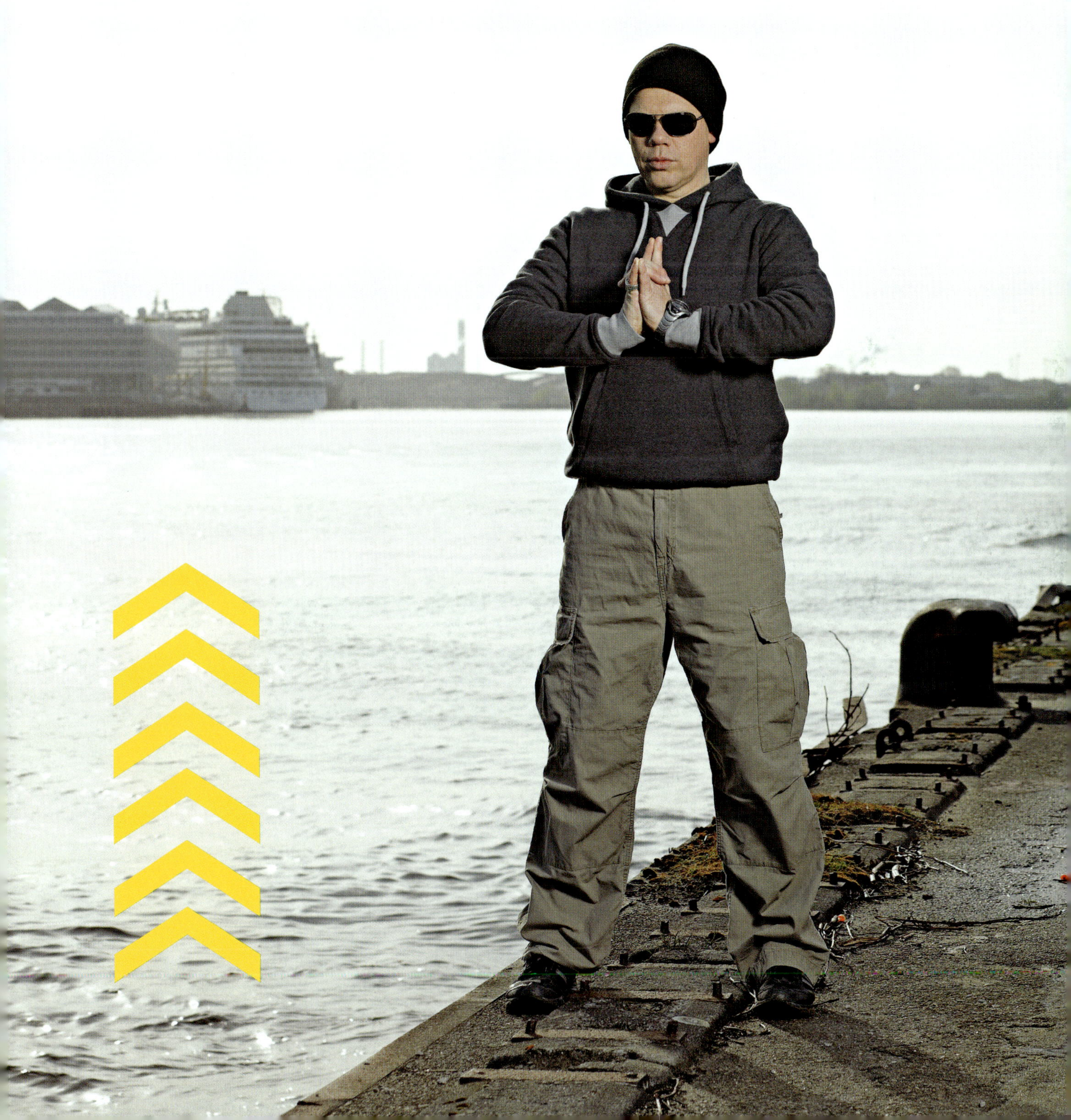

Atem ist Leben. Es beginnt mit dem ersten Atemzug und endet mit dem letzten. Yogis messen ihr Leben nicht in Jahren, sondern in Atemzügen. Tiefes und bewusstes Atmen verlängert euer Leben! Immer, wenn ich das sage, meinen viele: »Ey, das ist ja nun klar. Ich atme ja schon, da mach dir mal keine Gedanken, Digger.« Die meisten Menschen atmen aber gerade so viel, dass sie nicht ersticken. Damit überleben sie und verschwenden ihr ganzes Leben nicht einen Gedanken daran. Mit den richtigen Atemtechniken kann man sich aber auch beruhigen, fokussieren und Stress abbauen.

Wenn ihr während des Yoga-Trainings nicht richtig (oder gar nicht) atmet, macht ihr nur Stretching, nichts weiter. Aber wenn ihr im Einklang mit eurem Atem trainiert, macht ihr Yoga, ein Workout für den ganzen Körper. Ihr erlangt dadurch physischen und mentalen Fokus, Balance, Ausdauer, Beweglichkeit und Power.

Unser Körper speichert unglücklicherweise alle Traumata – Sportverletzungen, Unfälle und die Folgen von Schlägereien – in Form von Narben um die Verletzungen ab. Das führt zu strukturellen Festhaltemustern. Im Verlauf der Jahre entstehen dadurch Fehlhaltungen und sogenannte Ausweichbewegungen. Der Körper benutzt andere Muskeln als die dafür vorgesehenen, um eine bestimmte Haltung oder Bewegung zu erzeugen. Er wird immer unbeweglicher und funktioniert nicht mehr richtig. Viele Organe arbeiten nur noch eingeschränkt und der Atem wird flacher und flacher. Flacher Atem führt zu einem weniger effizienten Blut-Sauerstoff-Austausch, der wiederum die Ursache für andere Probleme sein kann.

Und nun die Frage: Hilft Yoga dagegen? Ja, ja und ja.

Ich beschreibe die Angelegenheit mal in einfachen Worten: Wenn wir tief und gleichmäßig atmen, können wir unseren Kampf-oder Fluchtreflex besser kontrollieren und so dafür sorgen, dass wir nicht überreagieren. Das autonome Nervensystem wird angesichts einer drohenden Gefahr in Alarmbereitschaft versetzt. Für unser Leben ist dieser Mechanismus sehr wichtig, entscheidet er doch darüber, ob wir uns zum Kampf rüsten oder schleunigst die Flucht ergreifen. Es funktioniert ungefähr so wie mit dem S-Knopf im Automatikgetriebe eines schnellen Autos. Damit können wir Extra-Energie bereitstellen. Aber je öfter man ihn benutzt, desto schneller verschleißt der Wagen in der Regel.

Dummerweise aktiviert unser Gehirn den Kampf- oder Fluchtreflex auch in Situationen, in denen man weder kämpfen noch fliehen kann, beispielsweise im Streit mit der Freundin oder in Diskussionen mit dem Boss. Da kann man nicht so, wie man will. Und dann fließt der Cocktail aus Adrenalin und vielen anderen Substanzen durch den Körper und kann nirgendwo abgebaut werden. Das ist ungefähr so, als würdet ihr auf Stufe »S« Vollgas geben und gleichzeitig auf der Bremse stehen. Dann müsst ihr atmen.

Vor zehn Jahren, als ich noch im Veranstaltungsschutz gearbeitet habe, musste ich das immer wieder einsetzen. Wenn wir irgendwo eine Schlägerei beendet haben, meistens mit viel Körpereinsatz, fuhr der Adrenalinspiegel hoch. Man spürt dann kaum Schmerzen und ist hyperaufmerksam. Nach ein paar Minuten ebbt das Adrenalin wieder ab, die Knie fangen an zu zittern und die Stimme wird ganz hoch. Es ist so ähnlich, wie wenn Schocksymptome abklingen. Ich habe mir dann immer zwei Minuten Auszeit genommen und extrem langsam und tief geatmet. Das hat das vegetative Nervensystem beruhigt und ich konnte weitermachen. Das tue ich auch heute noch, um Aufregung zu verhindern, zum Beispiel wenn ich mit Klienten in Moskau in einem Club stehe, alles kompliziert ist, man die Sprache nicht richtig versteht und sich nicht erinnern kann, hinter welchem Notausgang die Limousine denn nun geparkt ist.

Durch tiefes und gleichmäßiges Atmen beruhigt ihr das autonome Nervensystem, das unter anderem für Schlaf, Verdauung und Heilung verantwortlich ist. Folgt den Anweisungen für das Ein- und Ausatmen im Workout-Teil, dann wisst ihr, was ich meine.

Diese Atemtechnik ist sehr simpel, aber schwer durchzuhalten. Daher möchte ich, dass ihr während des gesamten Workouts langsam und gleichmäßig ein- und ausatmet. Am Anfang eines Atemzuges beginnt die Bewegung und am Ende ist sie in ihrer Endstellung. Ein- und ausgeatmet wird *nur durch die Nase!*

Lenkt den Atem beim Einatmen an die Stellen, wo ihr eine Verspannung spürt. Diese wird durch den Atem gelöst. Atmet dann langsam und kontrolliert durch die Nase wieder aus. Lasst das Kohlendioxid und andere Abfallprodukte aus eurem Körper entweichen.

Macht *jeden* einzelnen Atemzug in den Workouts ganz bewusst. Damit fokussiert ihr euch am besten. Falls euch das nicht gleich gelingt, lasst euch nicht entmutigen. Regelmäßiges Training ist das Wichtigste.

ÜBUNG

Mit der folgenden Übung könnt ihr eure Gedanken ruhig werden lassen und euch entspannen, alles in weniger als zwei Minuten.

1. Stellt oder setzt euch gerade hin.

2. Legt die Handflächen unterhalb eures unteren Rippenbogens auf den Bauch.

3. Atmet so tief durch die Nase ein, dass euer Bauch sich weitet. Das spürt ihr unter den Handflächen. Zählt bis fünf, um in die Gleichmäßigkeit zu kommen.

4. Atmet dann kontrolliert aus und lasst alle Luft aus dem Körper entweichen. Zählt wieder bis fünf. Zieht dabei den Bauch wieder aktiv ein.

5. Wiederholt das Ganze zehnmal.

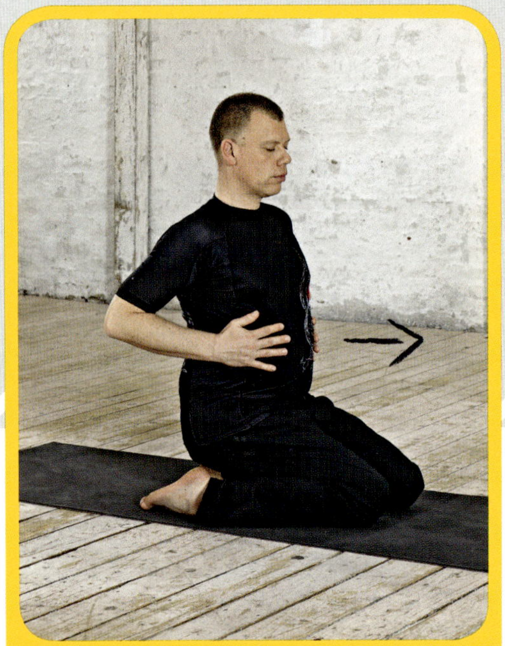

Einatmen

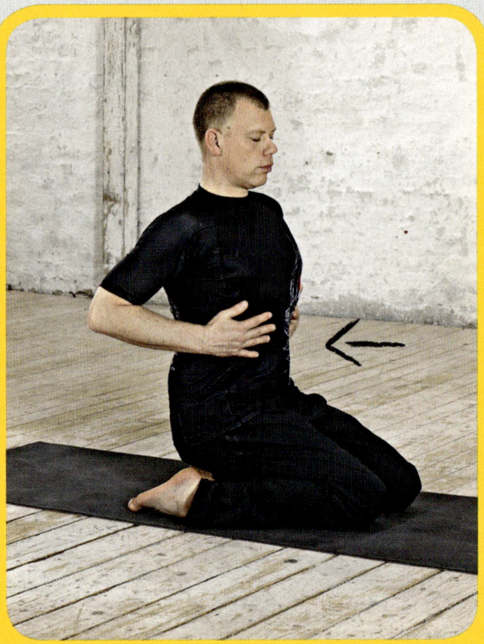

Ausatmen

GERADE HALTUNG, AUF DER MATTE UND IM LEBEN

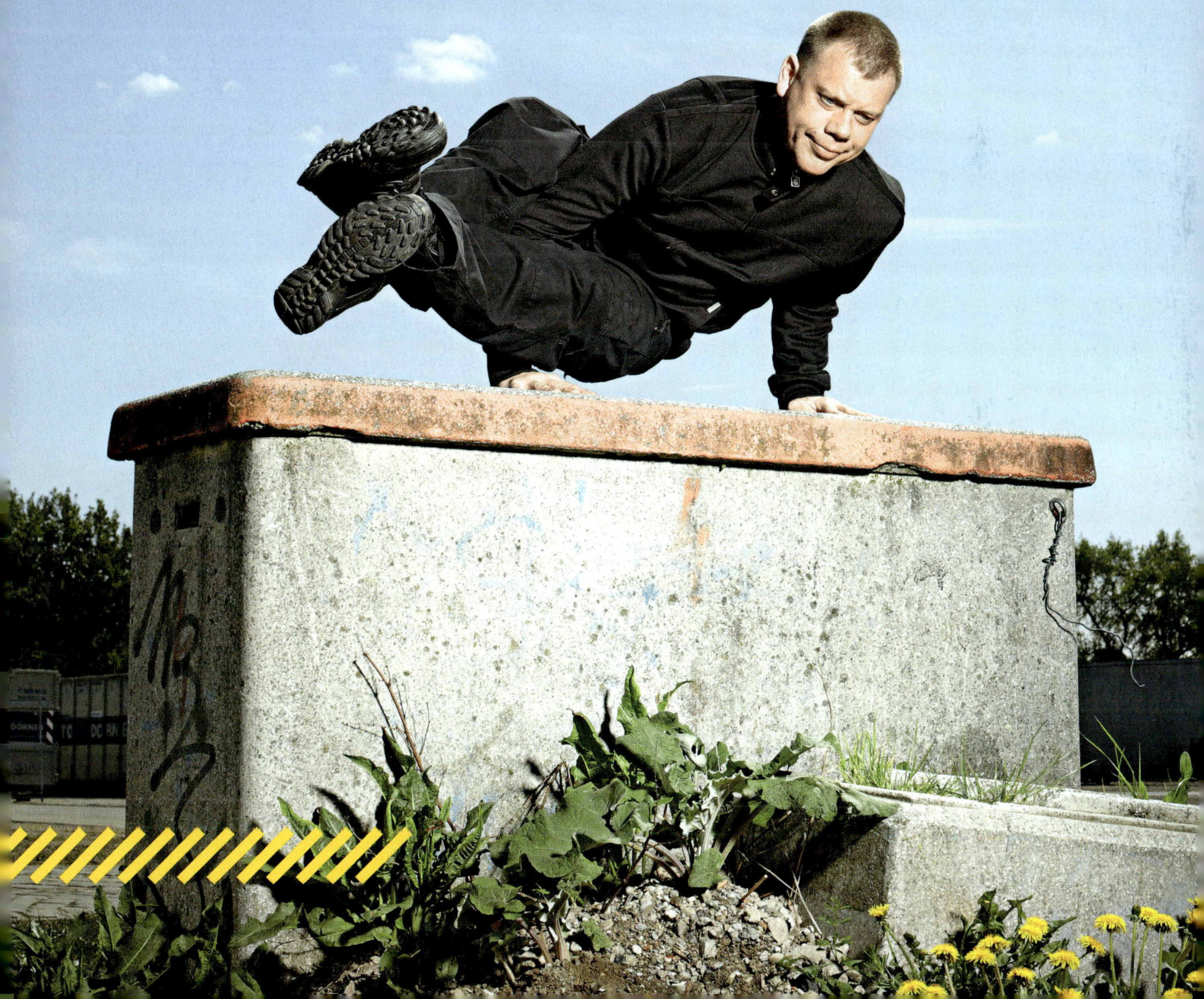

Unser Körper ist ein ganzheitliches System. Dieses System stabilisiert sich durch Druck und Spannung ganz von selbst. Deswegen können wir auf unseren Füßen stehen, uns im Liegestütz halten oder auf dem Kopf balancieren. In der Architektur wird dieses System *Tensegrity* genannt. Dieses Kunstwort aus *tension* (Spannung) und *integrity* (Ganzheit, Zusammenhalt) bezeichnet Strukturen, die unter Belastung stärker werden und trotzdem flexibel sind. Der Zusammenhalt des Körpers entsteht also im Ganzen und nicht nur durch Stärkung einzelner Bereiche. Das heißt: Sämtliche Bewegungsmuster, die wir in jeder Sekunde unseres Lebens anwenden, haben Einfluss auf das ganze System – wie wir auf dem Bürostuhl sitzen, wie wir Auto fahren, wie wir gehen oder die Bierkisten schleppen.

Mit meiner Yoga-Methode werde ich euch auch beibringen, so oft wie möglich aufrecht zu sein. Der Körper steht dabei die ganze Zeit unter einer leichten Spannung, die ihr irgendwann nicht mehr als aktiv empfindet. Sie wird zum Normalzustand. Am Anfang wird euch das vielleicht unnatürlich vorkommen, aber der Körper reagiert auf einen immer wiederkehrenden Reiz (Training) mit Anpassung. Wenn ihr also regelmäßig übt, stellt sich das positive Ergebnis von ganz allein ein.

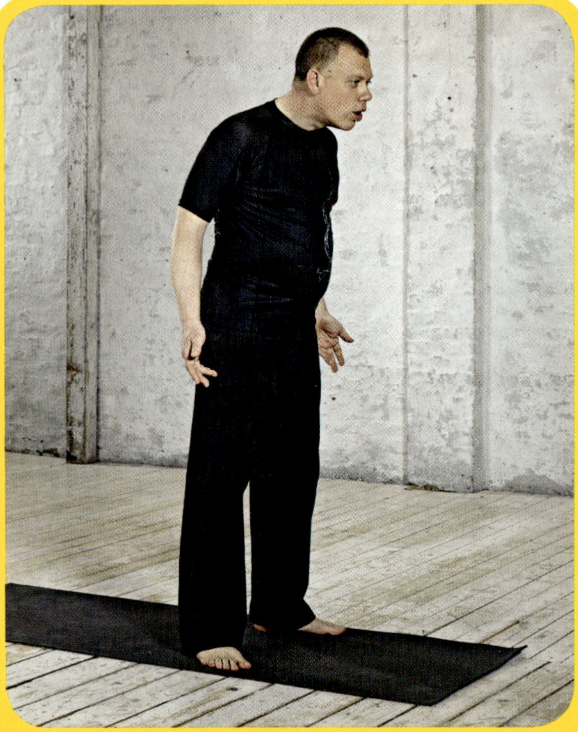

Schlaffe Haltung:
Dirk im Proletenstand – so nicht!

Unsere vernachlässigte Basis: Die Füße

Die meiste Zeit sind unsere Füße die Basis für unsere Haltung und unsere Bewegungen, doch darüber denken wir normalerweise nicht viel nach. Wir ziehen Schuhe an und fertig. Und wenn wir joggen gehen wollen, kaufen wir uns Laufschuhe mit einer Unterstützung an der Fußinnenseite. Soll ja gut sein, Hauptsache wir kriegen keine Plattfüße. In Wirklichkeit sind solche Schuhe gar nicht so gut, denn eigentlich sollte die Aktivität in den Füßen selbst entstehen. Wenn wir die Innenseite abstützen, lassen wir die Muskeln also eher noch weiter verkümmern. Ich kann es gar nicht oft genug sagen: Eure Füße sind für eine gute und aufrechte Haltung entscheidend.

Bei meinem Workout beginnt dementsprechend alles mit dem Stehen. Dafür machen wir zunächst ein kleines Experiment:

ÜBUNG

»» Stellt euch barfuß hin, Füße zusammen, Augen geschlossen.

»» Führt die Arme nach oben und hebt alle zehn Zehen an.

»» Lasst dann nur die beiden großen Zehen auf den Boden sinken.

»» Die Augen bleiben die ganze Zeit geschlossen.

»» Danach senkt ihr die beiden kleinen Zehen auf den Boden.

»» Die drei mittleren Zehen bleiben noch einen Moment oben und folgen dann zuletzt.

Hat es funktioniert? Bei mir hat es eine Weile gedauert, bis ich die Zehen einzeln bewegen konnte. Das liegt schlicht und ergreifend daran, das wir solche Dinge nie üben. Wir sind uns der Muskeln, die die Füße bewegen, gar nicht bewusst. Und das wollen wir verbessern. Um eine gerade und aufrechte Haltung zu bekommen, müssen nämlich zuerst die Füße aktiv sein.

Dazu machen wir gleich die zweite Übung:

ÜBUNG

- Stellt euch wieder mit bloßen Füßen hin und hebt alle zehn Zehen an.
- Dabei entsteht zwischen den Ballen und der Ferse ein Bogen. Das ist das sogenannte Längsgewölbe des Fußes.
- Haltet die Spannung und legt die Zehen wieder ab.
- Jetzt ist euer Fuß aktiv und ihr könnt vier Stellen an den Sohlen eurer Füße deutlich spüren: die Auflagestellen links und rechts an den Zehenballen und die Innen- und Außenseiten der Fersen.

Das Längsgewölbe des Fußes

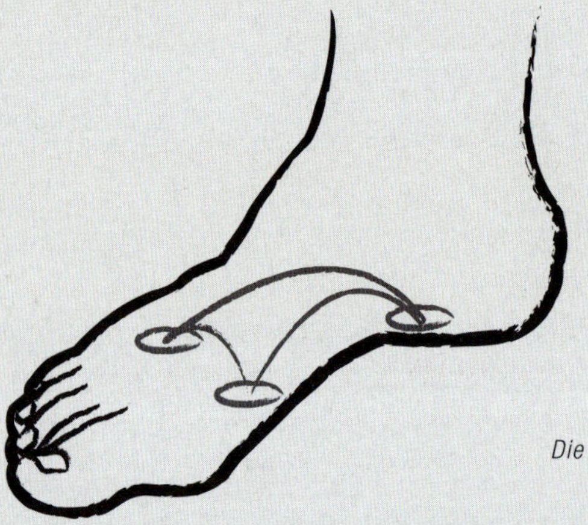

Die vier Auflagepunkte

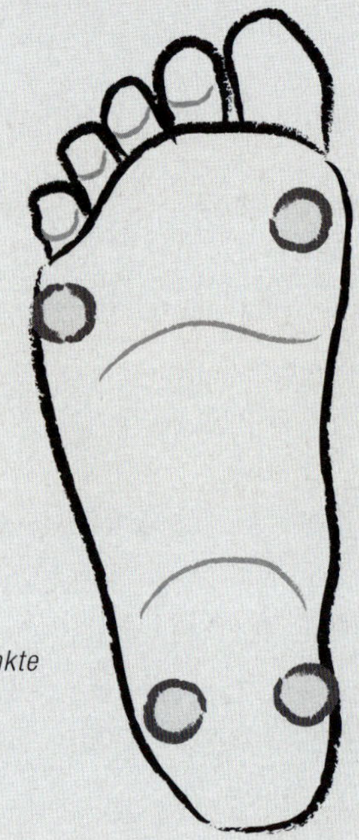

Jetzt liegt euer Körpergewicht auf diesen vier Stellen und der Fuß ist aktiv, ohne zu verkrampfen. Je mehr ihr die Muskulatur der Fußsohle benutzt, desto gesünder wird euer Stand. Am besten trainiert man das, indem man viel barfuß geht und im Stehen diese leichte Spannung aufbaut.

Hier ist noch eine Übung, mit der ihr eure Fußmuskeln trainieren könnt:

ÜBUNG

- Stellt euch barfuß hin, schließt die Augen und hebt einen Fuß etwa 15 Zentimeter vom Boden ab.
- Jetzt arbeitet euer Standfuß, um das Gleichgewicht zu halten. Ihr werdet die Aktivität spüren.
- Haltet diese Stellung ein paar Sekunden und wechselt dann die Seite.
- Das ist ideales Tuning für euer vegetatives Nervensystem.

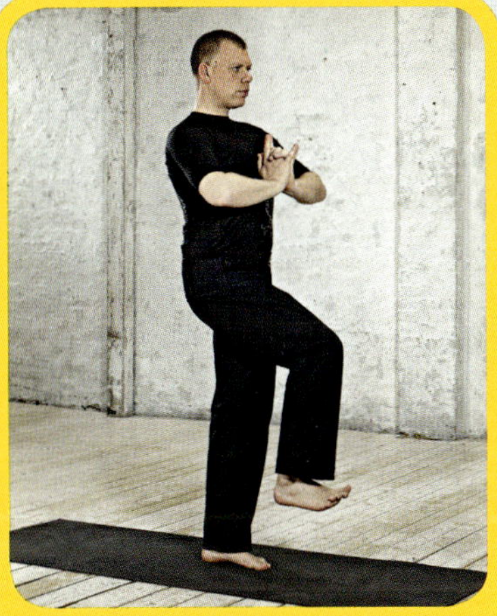

Die Standfußübung

Im Zentrum: Das Becken

Das Becken ist die biomechanische Mitte des Körpers. Für das aufrechte Stehen ist wichtig: Das Becken sollte nicht zu stark geneigt sein und nicht nach vorn oder hinten herausstehen.

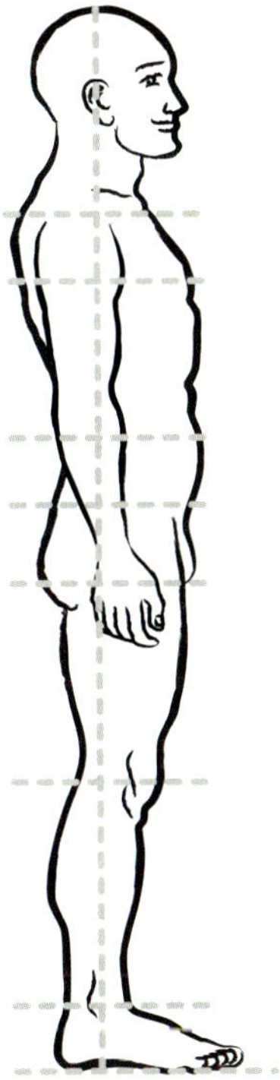

Richtige Position des Beckens

Eine einfache Faustregel lautet: Stell dich so hin, das der Beckenboden über der Mitte deiner Füße steht. Beim Stichwort Beckenboden denken wir Männer ja meistens an Schwangerschaftsgymnastik und finden, dass wir damit nichts zu tun haben. Das stimmt aber so nicht. Auch für uns ist es wichtig, den Beckenboden zu trainieren. Und falls ihr nicht wisst, wo er ist, stellt euch Folgendes vor: Ihr pinkelt gegen einen Zaun und merkt plötzlich, dass es ein Elektrozaun ist! Also haltet ihr schnellstmöglich an. Von diesem Muskel ist die Rede!

Die Wirbelsäule ist fest mit dem Becken verbunden. Seine Neigung entscheidet also auch darüber, ob die Wirbelsäule eine Fehlstellung ausgleichen muss oder nicht. Die Beweglichkeit in den Oberschenkelbeugern ist dabei ein entscheidender Faktor, auf den wir später noch zurückkommen werden.

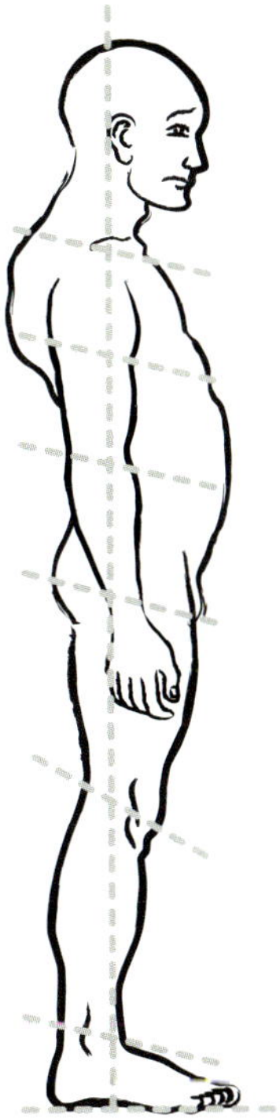

Falsche Position des Beckens

Das Zentrum: Hara

Hara (japanisch, wörtlich übersetzt »Unterleib, Bauch, Eingeweide«) ist die Region um den Bauch herum, das Zentrum des Menschen. Östlichen Philosophien zufolge sitzen dort das Selbst und die Persönlichkeit. Physiologisch betrachtet befinden sich im Bauch sämtliche Organe mit Primärfunktion (Ausscheidung, Fortpflanzung, Stoffwechsel, Entgiftung). Alle diese Funktionen kann euer Körper besser erledigen, wenn diese Region ab und zu stimuliert wird. Bei den meisten Männern ist der Bauch ein Schwachpunkt. Meistens ist er nämlich durch zu viel Bier und Pommes etwas aus dem Leim gegangen.

Für die richtige Haltung ist ein starkes Zentrum sehr wichtig. Zwischen Rippen und Becken ist die Lendenwirbelsäule nämlich das einzige massive Element, das den Oberkörper mit dem Becken verbindet. Starke Bauchmuskeln entlasten sie und beugen Rückenschmerzen vor. Also bitte keine T-Shirts mehr mit dem Aufdruck »Bier formte diesen wunderschönen Körper« auf der Wampe.

Brustkorb und Schultern

Der Brustkorb und die Schultern geben dem gesamten Oberkörper Stabilität. Um ihn aufzurichten hebt ihr die Schlüsselbeine zum Kinn und bewegt gleichzeitig die Schulterblätter nach unten.

Achtet jetzt noch darauf, dass das Kinn parallel zum Fußboden ist, und bringt den Scheitelpunkt des Kopfes in eine Linie mit dem Beckenboden und der Mitte der Füße. Zack, so sieht eine aufrechte Haltung aus! So solltet ihr *immer* stehen und nicht nur, wenn ihr auf der Matte seid.

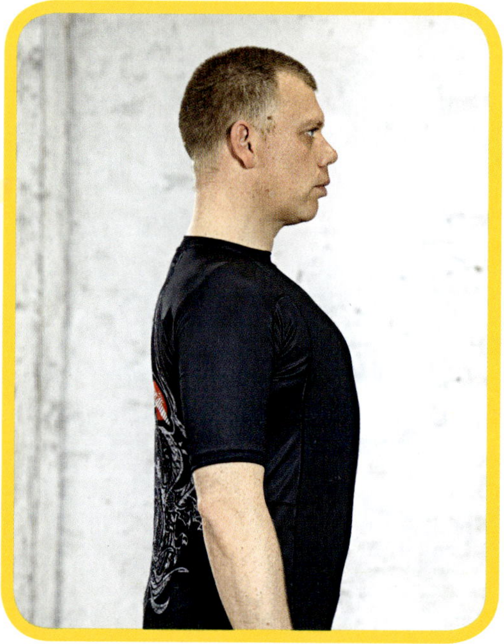

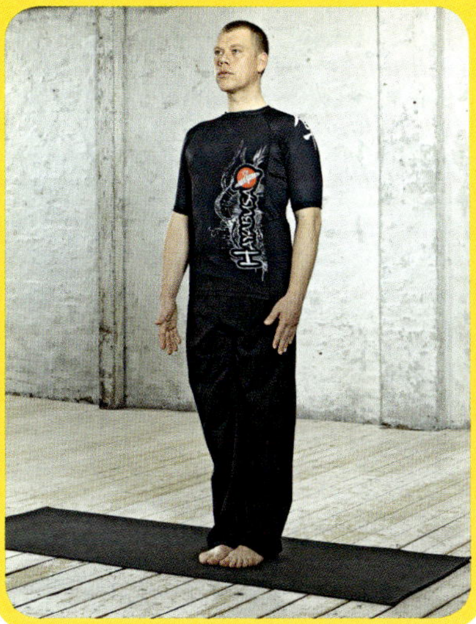

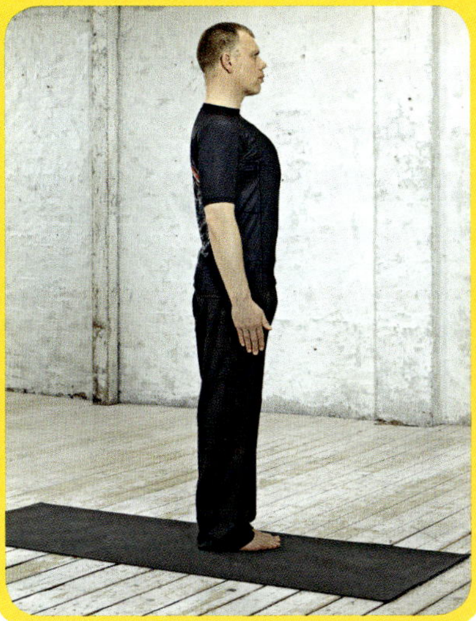

Aufrechte Haltung

Warum ist das so wichtig?

Yoga bedeutet Einheit von Geist und Körper. Mit körperlichen Aktivitäten können wir unseren Geisteszustand beeinflussen und umgekehrt. Im Deutschen haben wir sogar ein Wort, das dies zum Ausdruck bringt: Haltung. Wir sprechen von »Körper-Haltung« und »Geistes-Haltung«, aber Haltung bedeutet beides. Dass das mit dem Beeinflussen des Geisteszustands über den Körper keine versponnene esoterische Idee ist, kann jeder Jogger bezeugen, der schon einmal sein *Runner's High* erlebt hat.

Wie ihr Körperhaltungen einnehmt, so nehmt ihr auch Geisteshaltungen ein und erschafft damit eure eigene Welt. Ihr sucht euch eure Freunde aus, tut bestimmte Sachen gern und guckt bestimmte Sendungen im Fernsehen. Der Charakter wird sich nach diesen Faktoren bilden. Wenn ihr nur mit Kumpels rumhängt, die eine Profilneurose haben und immer alles besser wissen oder können – bitte, ihr habt sie euch ausgesucht. Und müsst andauernd mit ihnen wetteifern. Wenn ihr nur Leute um euch rum habt, die sich andauernd beschweren, werdet ihr irgendwann in diesem Chor mitsingen: Immer ist alles Scheiße. Ihr allein seid dafür verantwortlich, eine positive Haltung dem Leben gegenüber einzunehmen, niemand anders.

Ich rate euch: Kümmert euch um die Dinge, die euch daran hindern, ein erfülltes Leben zu führen, und beseitigt die Störenfriede. Ihr braucht dazu keine hundert Ratgeber oder Methoden. Der Schlüssel liegt in euch, wo auch sonst? Um ihn zu finden, müsst ihr euch nur selber mal kurz zuhören. Augen zu und Mund halten. Auch wenn das manchmal gar nicht so leicht ist. Wir sind so stark auf Ablenkung konditioniert. Wir stecken uns Kopfhörer in die Ohren, gucken dauernd aufs Handy, ob Nachrichten eingegangen sind, kommen nach Hause und machen als Erstes den Fernseher an und so weiter. Das Erfolgsrezept heißt Reduktion. Wir könnten in unserem zivilisierten Leben 80 Prozent der Dinge, die wir besitzen, einfach weglassen. Und hätten immer noch genug. Mit den Gedanken ist es ähnlich. Wir denken den ganzen Tag fast genau dasselbe wie am Vortag. Dann lesen wir die

Zeitung und gucken die News. Es kommen nur negative Nachrichten. Und was denken wir: Alles Mist! Setzt euch mal spaßeshalber eine Woche lang auf »Informationsdiät«. Macht den Fernseher überhaupt nicht an, lest keine Zeitung, und so weiter. Ihr werdet sehen, wie angenehm es ist, sich nicht andauernd mit Negativität von dem abzulenken, was man selber eigentlich will.

Eine aufrechte Haltung erzeugt Platz zum Atmen, das Zwerchfell kann besser arbeiten, die Wirbelsäule wird entlastet und die inneren Organe funktionieren effizienter. Außerdem kann die Lebensenergie besser durch den Körper fließen. In Indien heißt die Lebensenergie *Prana*, und während wir Yoga üben, wird sie gleichmäßig im ganzen Körper verteilt. Die Idee von der Lebensenergie gibt es in vielen Kulturen. In Japan heißt sie *Ki*, in China *Chi* oder *Qi* (je nach Umschrift der chinesischen Zeichen). Es gibt eine interessante Übung aus dem Aikido, die uns helfen kann, diesen abstrakten Begriff besser zu verstehen. Sie heißt »Der unbeugbare Arm«. Dafür braucht ihr nur einen Kumpel, der das mit euch probiert.

ÜBUNG

»» Stellt euch aufrecht hin. Legt den leicht gebeugten Arm (*Te-Gatana*, japanisch für »Schwertarm«) mit dem Handgelenk auf der Schulter des Partners ab.

»» Verkrampft euch nicht, senkt die Schultern und lasst den Partner euren Arm am Ellenbogen herunterdrücken.

»» Ihr atmet einfach ruhig weiter, lasst die Finger lang und geöffnet und versucht nicht, euren Arm aktiv zu strecken und zu versteifen.

»» Wir arbeiten nicht gegen den Partner an. Wir bleiben einfach in unserer Haltung.

»» Ihr werdet sehen, dass es dem Partner entweder unmöglich ist oder zumindest sehr schwerfällt, euren Arm zu beugen, auch wenn er physisch sehr viel stärker ist.

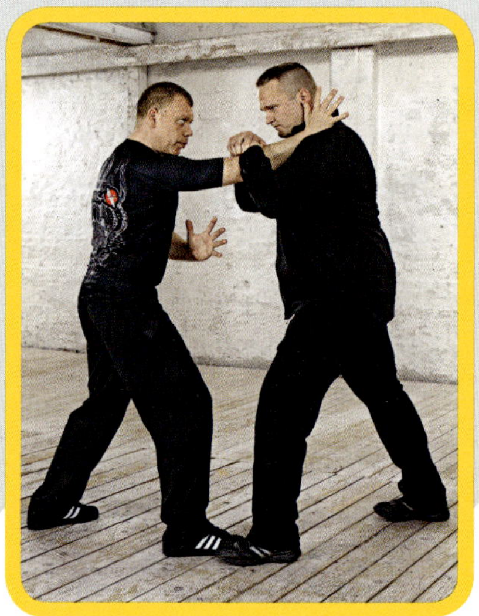

Diese Übung mache ich seit dreißig Jahren. Sie funktioniert immer. Ich habe damit schon einige Wetten in allen möglichen Kneipen gewonnen. Falls einer von euch Lust hat, es auszuprobieren, schickt mir eine E-Mail oder Nachricht auf Facebook, wenn es geklappt hat.

Eine aufrechte Haltung verändert auch eure Körpersprache, die in der Kommunikation mit unseren Mitmenschen eine sehr große Rolle spielt. Bei den Personenschutz-Ausbildungen, die ich absolviert habe, war das ein wichtiger Aspekt. Die zielgenaue Deutung von körpersprachlichen Mustern ist für einen Personenschützer zum Teil lebenswichtig, der Einsatz der eigenen Körpersprache ebenfalls. Unsere Gegenspieler reden in der Regel nicht erst mit uns. Vielmehr müssen wir versuchen, aus der Situation heraus zu erkennen, was jemand vorhat.

Eine aufrechte Haltung ist also nicht nur gesund, sondern auch mental nützlich. Ihr könnt das jederzeit üben, nicht nur im Stehen, sondern auch im Sitzen.

ÜBUNG

»» Setzt euch zu Hause nicht mehr auf die Couch, sondern auf den Boden und versucht den Scheitelpunkt des Kopfes anzuheben und über dem Beckenboden zu platzieren. Dann sitzt ihr gerade. Zehen anziehen und Brustkasten hoch!
So könnt ihr ab jetzt den Wetterbericht gucken.

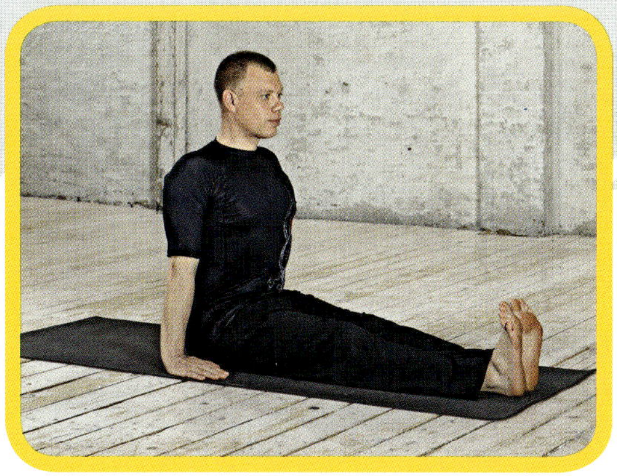

Ihr seht also, eine aufrechte Haltung kann man in vielen Lebenslagen einnehmen, und sie hat nur positive Effekte.

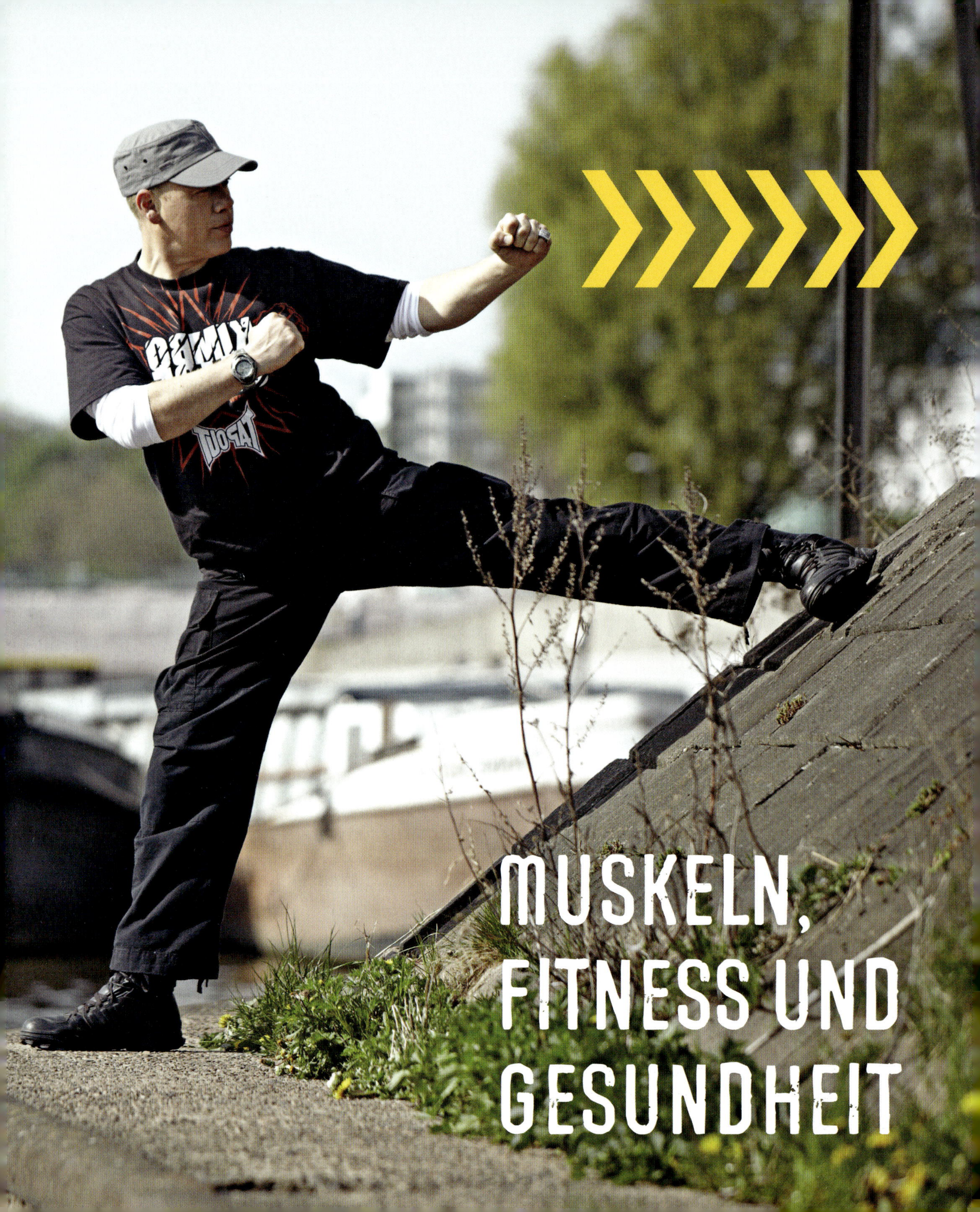

MUSKELN, FITNESS UND GESUNDHEIT

Ich bin körperlich und physisch topfit.

Thomas Häßler, **deutscher Fußballspieler**

Wie funktioniert Yoga physiologisch?

Ihr denkt, es sei gut für eure Muskeln, Gewichte zu heben? Stimmt, deswegen machen wir das hier auch. Unser Gewicht ist unser eigener Körper.

Yoga-Übungen stärken die Muskulatur und erhöhen gleichzeitig die Flexibilität. In meinem ausgewogenen Workout werdet ihr beides wiederfinden. Mit Yoga-Asanas werden zwei verschiedene Arten von Muskeln angesteuert, die außen und die innen liegenden. Diese beiden Muskelschichten sind für unterschiedliche Aufgaben zuständig.

Die oben, im Körper also eher außen liegende Muskulatur ist für aktive Bewegung zuständig. Ihre Ausschläge sind groß und sie wird nur bei bestimmten Bewegungen eingesetzt. Der Bizeps zum Beispiel ist in Aktion, wenn ihr eine Hantel hebt. Legt ihr sie danach beiseite und lasst den Arm hängen, ist der Muskel inaktiv. Das könnt ihr bei euch selbst überprüfen.

Dann gibt es noch die andere Art von Muskulatur, zu der zum Beispiel die Nackenmuskeln gehören. Ihr Ausschlag ist eher klein, dafür ist sie ständig angeschaltet. Die kleinen Muskeln in eurem Nacken halten eure Birne auf dem Ende der Wirbelsäule. Und die ist immerhin so schwer wie eine Bowlingkugel. Wenn ihr nun andauernd das Kinn vorstreckt, nach dem Motto »Alter, was ist?«, muss der Nacken permanent arbeiten. Und verkrampft irgendwann. Deswegen versuchen wir ja, aufrecht zu stehen und dafür möglichst wenige Muskeln einzusetzen, mit dem Ziel, möglichst frei von Verspannungen zu sein.

In meiner Ausbildung zum Aikido-Lehrer hat mir das einer unserer Trainer so plastisch klargemacht, dass ich es bis heute nicht vergessen habe. Er war Pantomime und hat zum Spaß immer bewegungslos auf der Straße gestanden und sich nur dann in eine neue Position bewegt, wenn ihm jemand ne Mark in seinen Beutel warf. Das bedeutete natürlich, dass er manchmal sehr lange unbeweglich in komischen Posen verharren musste. Dafür benutzt man nur die Haltemuskulatur. Und er sagte zu uns: »Die trainieren wir jetzt mal zusammen.«

»Lächerlich«, dachte ich. Ich war Mitte Zwanzig und voll im Saft, das konnte ja nun nicht so schwer sein.

Die erste Übung sah so aus: »Stellt euch vor, ihr steht in einem riesigen, leeren Kannibalen-Kochtopf mit einem Schwamm in jeder Hand. Streckt die Arme aus und wischt die Innenseiten des Topfes. Für eine Umdrehung habt ihr fünf Minuten Zeit.«

So langsam hatte ich mich noch nie bewegt. Nach zwei Runden war ich sicher, dass meine Arme gleich abfallen. Ganz sicher. Sie blieben zwar dran, aber ich hatte drei Tage Muskelkater als Gedankenstütze. Er hat uns dann vier Wochenenden lang mit solchen Zeitlupen-Aufwärmübungen gequält – mit dem Ergebnis, dass ich den Unterschied zwischen innen und außen liegender Muskulatur bis heute ganz genau kenne. Guter Lehrer!

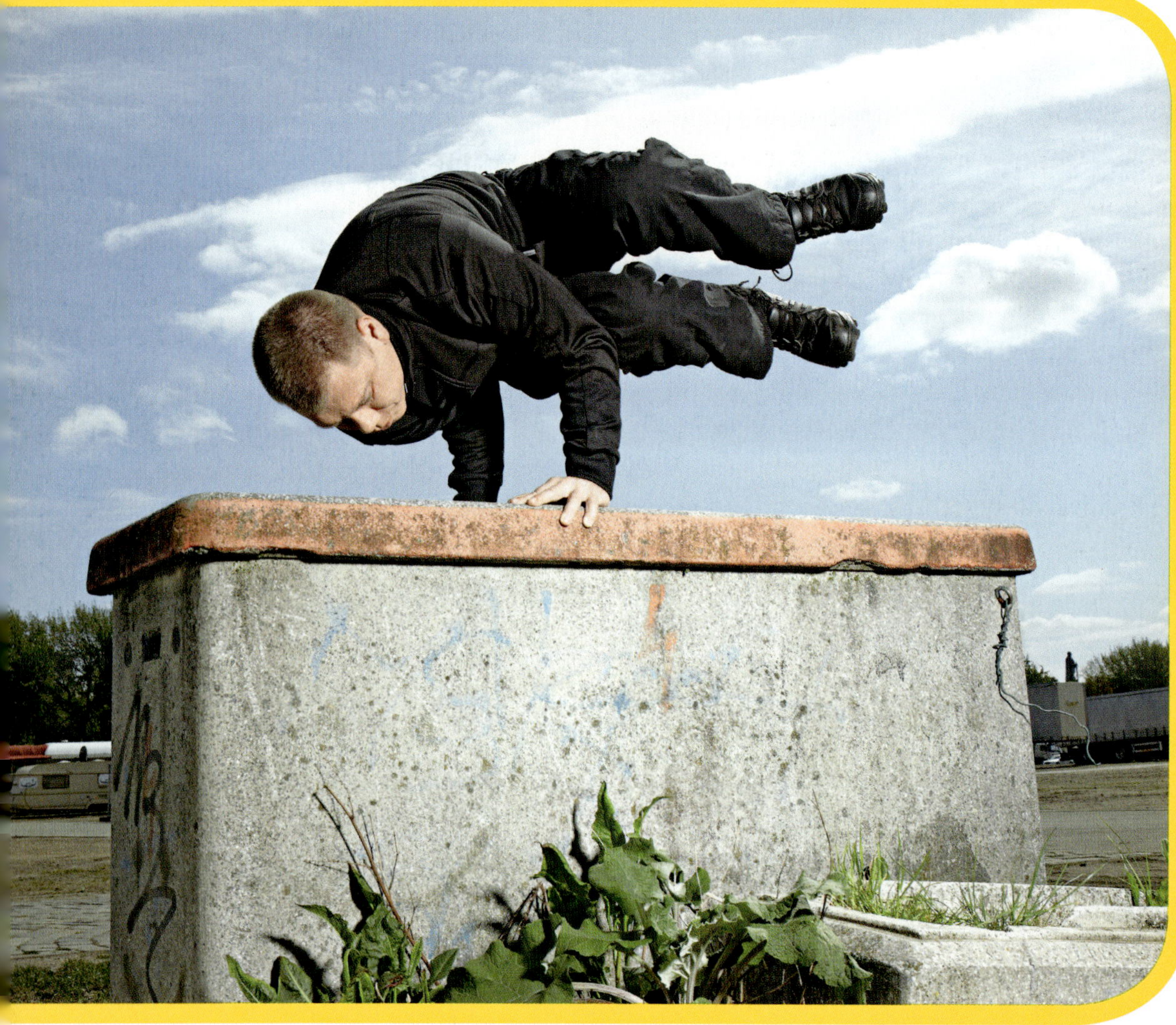

Wie benutzen wir unsere Muskeln eigentlich?

Ein Muskel kann prinzipiell nichts anderes, als sich zusammenzuziehen. Daraus entsteht meistens eine Bewegung: Die beiden Enden des Muskels nähern sich einander an. Machen wir beispielsweise einen Klimmzug, wird der Bizeps beansprucht. Die beiden Enden des Muskels kommen zusammen und wir heben das Kinn über die Stange. Das nennt man *konzentrische Kontraktion.* Wenn wir uns dann wieder sinken lassen und der Muskel die Bewegung abbremst, ist das eine *exzentrische Kontraktion.*

Die letzte Variante ist die sogenannte *isometrische Kontraktion* und die ist überhaupt keine. Der Muskel bleibt nämlich statisch und bewegt sich nicht. Wenn wir uns im Liegestütz halten, ist das statische Muskelarbeit. Das heißt, die Muskeln arbeiten, aber es entsteht keine Bewegung. In unserem Alltagsleben haben Muskeln zwei Angewohnheiten, die uns zu schaffen machen: Entweder trainieren wir sie übermäßig. Dann werden sie kürzer. Oder wir beanspruchen sie überhaupt nicht. Dann verkümmern sie. Das ist beides nicht gut. Verkürzte Muskeln führen zu Steifheit und einem eingeschränkten Bewegungsradius. Verkümmerte Muskulatur führt zu erhöhtem Verschleiß und zu Ausweichbewegungen.

In meinem Yoga-Workout arbeiten wir mit all diesen Bewegungs- und Haltemustern. Wir arbeiten allerdings mehr mit der innen liegenden Muskulatur, denn die ist für unsere Haltung und Gesundheit wichtiger als dicke Muskelpakete.

SEHNEN

Sehnen übertragen Kräfte vom Muskel auf das Skelett und wieder zurück. Es gibt sie in lang und dünn, zum Beispiel an den Unterarmen bis zu den Fingern, oder in kurz, etwa am Gesäß oder am Brustkorb. Da sind sie zwar kaum auszumachen, aber doch da. Sehnen funktionieren ungefähr so wie ein Bowdenzug an der Fahrradbremse, der die Kraft vom Griff auf die Bremsbacken überträgt.

Eine gleichmäßige und sinnvolle Belastung der Sehnen führt zu verbesserter Durchblutung und höherer Elastizität und bewirkt, dass sie deutlich langsamer verschleißen.

BÄNDER

Bänder sind bindegewebeartige Strukturen, die von Knochen zu Knochen reichen und die Gelenke stabilisieren. Die bekanntesten Bänder befinden sich im Kniegelenk. Dort stehen die Knochen praktisch senkrecht aufeinander und das Gelenk wird hauptsächlich von Bändern in Form gehalten. Fast jeder hat schon mal von den Kreuzbändern gehört, meistens dann, wenn ein Kumpel sie sich gerissen hat – beim Fußballspielen oder Skifahren. Das ist eine schwere Verletzung. So was kann euch beim

Yoga nicht passieren. Im Gegenteil, mit unseren Übungen stärken wir die Bänder und erhöhen damit die Gelenkstabilität. Dann gibt's auch nicht mehr so leicht Verletzungen.

Fitness

Fitness verbinden wir meistens mit Sportlichkeit. Wenn wir jemanden als fit bezeichnen, glauben wir von ihm, er sei trainiert. Auch in anderen Bereichen kann jemand fit für etwas sein, zum Beispiel für eine Prüfung. Mit einem Fitnesstraining ist also meistens ein Optimierungsprogramm gemeint, ein Programm, das unsere Leistungsfähigkeit mit einer ganz bestimmten Absicht steigern will. Mehr Muskeln, Gewicht abbauen oder länger Fahrradfahren – so etwas in der Art.

Darum geht es uns hier aber nicht allein. Wir machen noch mehr. Unser Training führt natürlich auch zu einer Verbesserung unserer allgemeinen Sportlichkeit. Aber später, wenn wir auf dem Weg weiter fortgeschritten sind, treten diese Motive automatisch in den Hintergrund. Es ist uns einfach nicht mehr so wichtig, einen größeren Bizeps zu haben als andere. Die mentale Fokussierung und die Kenntnis des eigenen Körpers sind viel wertvoller. Das gilt auch für die geistige Ruhe, die einkehrt, wenn die täglich gleichen Gedanken, die in unserem Hirn kreisen, mal für einen Moment schweigen. Das ist es übrigens auch, was im Yoga unter »fortgeschritten« verstanden wird, nicht der Schwierigkeitsgrad der Yoga-Positionen. Es macht euch nicht zu besseren oder gesünderen Menschen, wenn ihr eure Beine hinter dem Kopf verknoten könnt. Nur zu gelenkigeren. Euer Körper weiß nach einigen Übungseinheiten ganz gut, wo seine Grenzen sind. Am einen Tag geht's so, am anderen so. Das ist es, was uns auf Dauer gesund macht und gesund erhält.

Wenn ich als Sicherheitsbegleiter mit Roger Cicero auf Tour bin, sind die Tage immer sehr lang, in der Regel 16 Stunden. Und so eine Tour dauert gerne mal 60 Tage am Stück. Ich stehe zwar meistens erst um zehn Uhr auf, aber dafür endet der Tag auch selten vor drei Uhr nachts. Trotzdem mache ich mit Roger jeden Tag 90 Minuten Yoga. Wirklich jeden. Die »Tour-Routine«, die ich extra dafür entwickelt habe, löst die Verspannungen, die vom vielen Sitzen in der Limo kommen, und fokussiert unseren Geist auf das, was der Tag bringen wird.

Gesundheit

Was ist eigentlich gesund? Nach der Definition der Weltgesundheitsorganisation (WHO) ist Gesundheit »ein Zustand des vollständigen körperlichen, geistigen und sozialen Wohlergehens, und nicht nur das Fehlen von Krankheiten oder Gebrechen«.

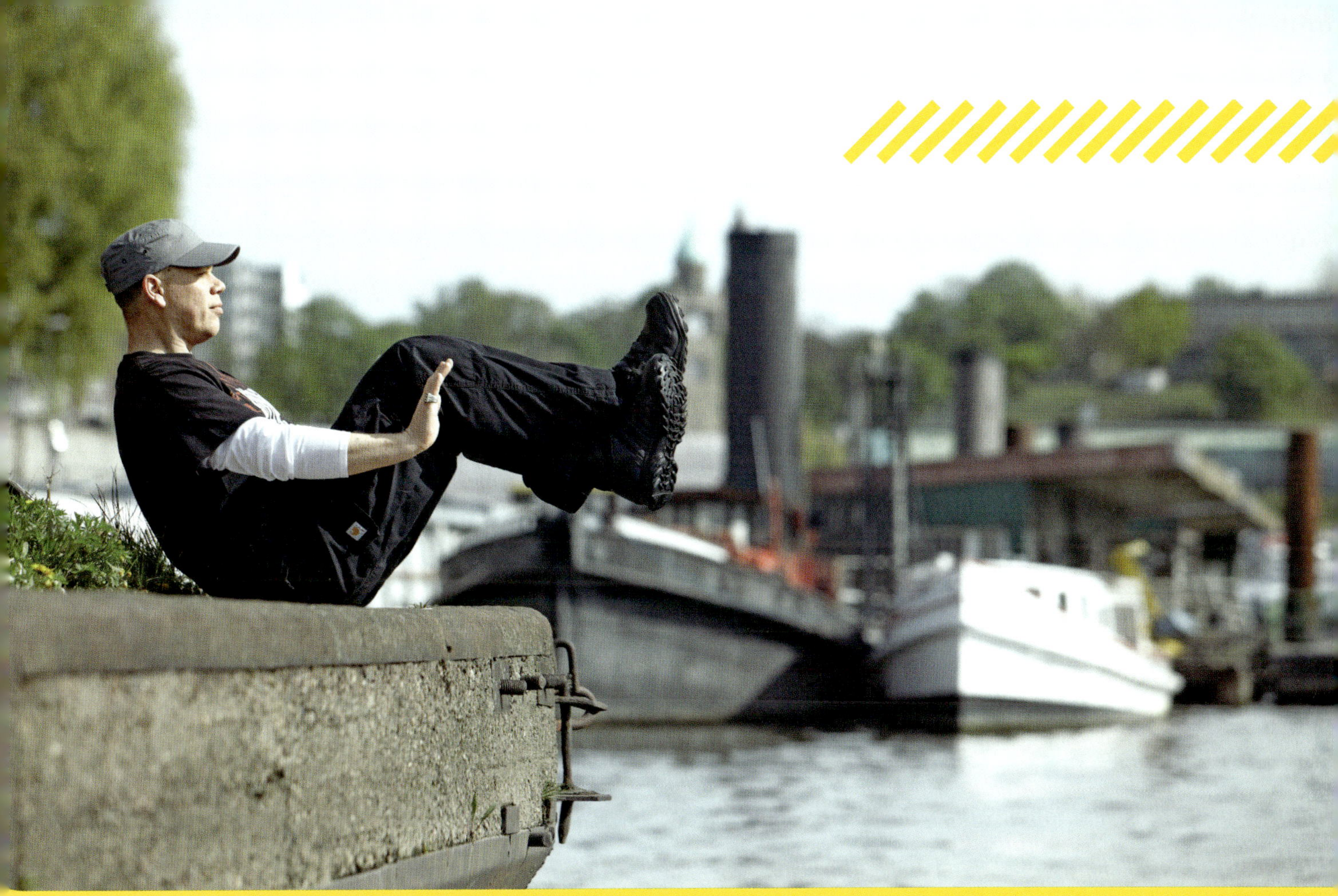

Ich hätte es nicht besser ausdrücken können. Deswegen unterschreibe ich diese Begriffsbestimmung zu 100 Prozent. Gesundheit ist etwas Ganzheitliches, viel mehr als ein Waschbrettbauch, hier und da ein Marathonlauf oder mit dem Fahrrad zur Arbeit fahren. Nach diesem Denkansatz funktioniert auch Yoga. Mit meinem Programm steigert ihr nicht nur eure Kraft und Flexibilität, sondern auch euer Wohlergehen. Wenn ihr regelmäßig praktiziert, verbessert ihr zusätzlich eure Atmung, die Sauerstoffversorgung eures Körpers, die Funktion seiner Organe, eure Potenz und euer seelisches und geistiges Gleichgewicht.

Mit meinem Yoga-Programm wirkt ihr den Folgen von Stress entgegen, und Stress habt ihr bestimmt alle in eurem Alltag. Gleichmäßige Atmung und die damit verbundene innere Einkehr hilft euch, Aggressionen abzubauen, das eigene Verhalten zu reflektieren und vielleicht sogar das Zusammenleben mit euren Mitmenschen positiver zu gestalten. Das schafft ihr nicht auf dem Stepper im Fitnessstudio, den iPod im Ohr, Bloomberg TV vor euch im Fernsehen und den Blackberry neben dem Handtuch.

Ich weiß, das klingt alles ziemlich esoterisch, funktioniert aber genauso. Und ich hab's ja schon gesagt: Ihr müsst nicht dran glauben. Es klappt trotzdem.

PRAXIS

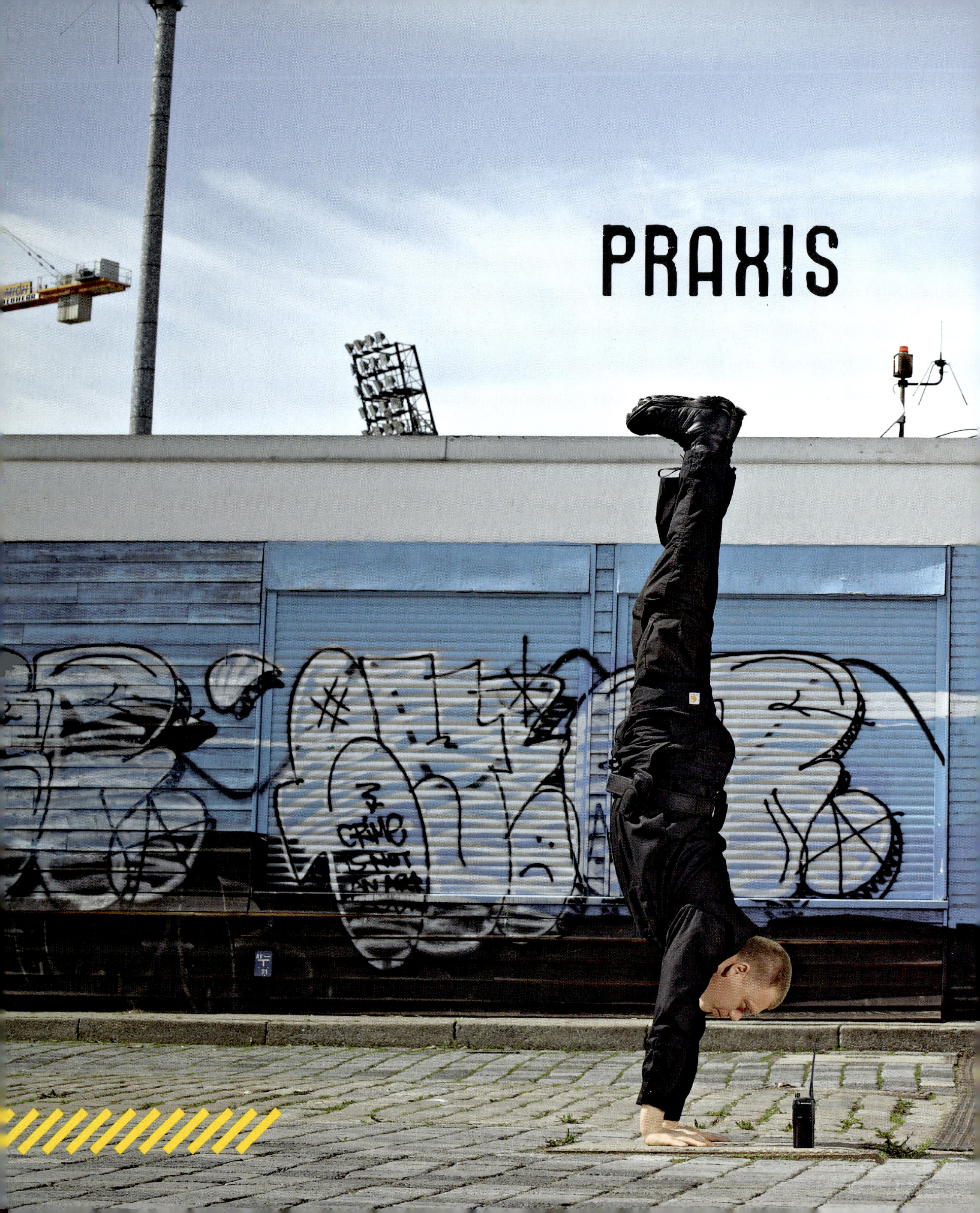

MASTER THE MOVE, MASTER THE MIND

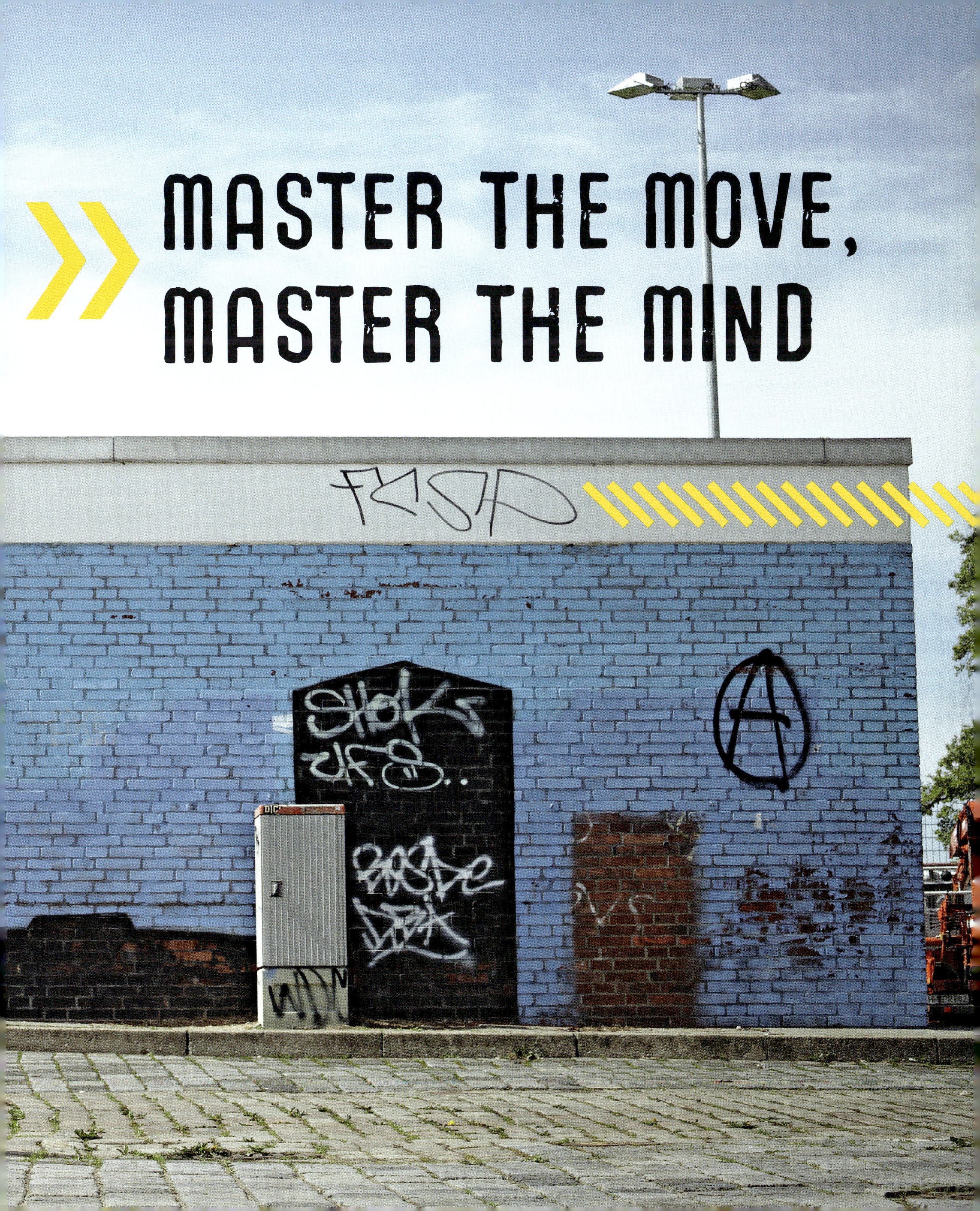

DIE GEBRAUCHSANWEISUNG

Nun ist es endlich soweit. Wir fangen an zu üben. Hier kommt die Gebrauchsanweisung. Wenn ihr, wie ich, normale Männer seid, habt ihr vielleicht noch nie in eurem ganzen Leben eine Gebrauchsanweisung gelesen. Auch die von euren neu angeschafften Spielzeugen nicht. Das macht nichts. Aber hier geht's um euren Körper, also macht mal eine Ausnahme.

Schafft euch Platz in eurer Bude, nehmt euch eine Yoga-Matte und holt euch ein Handtuch. Ihr habt keine Yoga- oder Gymnastikmatte am Start? Macht nichts. Es geht auch ohne. Versucht einen möglichst ruhigen Platz zu finden, an dem ihr ungestört seid.

DIE ÜBUNGEN

Zuerst werde ich euch die grundlegenden Übungen einzeln vorstellen. Im Yoga heißen die Positionen Asanas. Einigen davon habe ich meine eigenen Namen gegeben. Schaut sie euch in Ruhe an, bevor ihr sie ausprobiert. Um Verletzungen zu vermeiden wird auch immer erklärt, wie man aus der Haltung wieder herauskommt. Das ist sehr wichtig. 80 Prozent aller Verletzungen im Yoga passieren, weil dies nicht beachtet wird. In der Haltung selbst besteht nur ein geringes Verletzungsrisiko. Prinzipiell verlasst ihr jede Yoga-Haltung so, wie ihr reingekommen seid, nur umgekehrt und genauso langsam und achtsam.

Der restliche Übungsteil ist in verschiedene Sequenzen aufgeteilt, die jeweils in sich abgeschlossen sind. Ihr könnt diese Angebote wie einen Baukasten benutzen. Je nachdem, wie viel Zeit und Lust ihr habt, macht ihr einzelne Teile daraus oder alle hintereinander. Ich empfehle euch, immer die ganze Sequenz zu machen, dann habt ihr ein ausgewogenes Programm. Wenn ihr später weiter fortgeschritten seid und das Workout mehrmals gemacht habt, könnt ihr die Anzahl der Wiederholungen in den einzelnen Sequenzen auch gerne erhöhen. Achtet aber darauf, euch nicht zu überfordern. Wenn ihr merkt, dass die Qualität der Ausführung nachlässt, schaltet lieber einen Gang runter und macht die Übungen korrekt.

WIE OFT SOLLTE MAN TRAINIEREN?

Es gibt sehr viele unterschiedliche Empfehlungen, wie oft ihr pro Woche trainieren solltet. Ich rate euch folgendes: Trainiert doch einfach so oft ihr wollt. Ich trainiere an fünf Tagen pro Woche, manchmal auch an sechs. Und wenn ich mal keine Lust habe, das kommt vor, mache ich eben nur eine kurze Session, 20 Minuten ungefähr. Aber ich versuche, mich so oft wie möglich auf die Matte zu begeben, auch und gerade dann, wenn die Nacht davor etwas kürzer und feuchter war. Das ist das A und O für euren Erfolg. Übt einfach so oft ihr könnt.

Grundlegende Tipps zu meinen Yoga-Positionen

ATMEN

Ich habe diese Positionen nicht erfunden. Es gibt sie seit Tausenden von Jahren. Die Zusammenstellung ist aber auf Männer aus meinem Kulturkreis zugeschnitten. Prinzipiell erzeugen Yoga-Positionen Stabilität, Kraft und Leichtigkeit. Der Gradmesser, ob ihr noch Leichtigkeit in der Übung habt oder nicht, ist die Atmung. Wenn ihr wie eine Dampflok schnauft, ist es mit der Leichtigkeit vorbei. Schaltet dann einen Gang zurück, bis ihr wieder ruhig und gleichmäßig atmen könnt. Je mehr ihr übt, desto klarer wird euch dieser Zusammenhang werden. Haltet den Atem niemals an.

AKTIVIEREN

Ab und zu spreche ich vom »Aktivieren«, davon, dass ein Muskel »aktiv« ist. Damit meine ich eine leichte Anspannung, gerade eben spürbar, also ungefähr die Mitte zwischen entspannt und verkrampft. Das bedeutet nicht, dass man alle Kraft und Anstrengung auf diesen einen Punkt konzentrieren muss. In den Positionen ist immer der ganze Körper gefordert. Wir erzeugen in allen Yoga-Asanas eine muskuläre Grundspannung (nicht Grundverspannung!) von den Zehen bis zum Kopf. Dadurch entsteht sowohl die nötige Stabilität (vgl. Kapitel 3, »Gerade Haltung«) als auch eine Ausdehnung im Körper. Es geht immer, auch in den komplexeren Asanas, darum, Raum zu schaffen, indem wir zum Beispiel den Kopf von den Fußsohlen wegstrecken. Schafft euch also den Platz in euch.

SCHMERZEN ALS WARNSIGNAL

Wenn euch etwas wehtut, geht aus der Position heraus. Das ist eigentlich eine Selbstverständlichkeit, aber in meinen Kursen und auch bei anderen Sportarten sehe ich oft das Gegenteil. Gerade Männer denken: »Die Übung soll ja gut sein und wenn sie schmerzt, bringt sie erst recht viel. Also los.« So funktioniert es hier aber nicht. Wenn ihr Schmerzen habt, fahrt die Intensität der Übung herunter oder modifiziert sie etwas. Auf jeden Fall ist es verkehrt, wenn es wehtut. Falls es nicht besser wird, geht zum Arzt oder Physiotherapeuten. Wenn euer Wagen nicht mehr läuft, bringt ihr ihn ja auch in die Werkstatt und fahrt nicht noch Rennen damit.

GRUNDLEGENDES ZUR AUSFÜHRUNG DER YOGA-POSITIONEN IM WORKOUT

»»» Bei allen akuten oder chronischen Krankheiten und Beschwerden müsst ihr einen Arzt konsultieren. Erst dann dürft ihr meine Workouts ausführen.

»»» Atmet während des Workouts nur durch die Nase, und zwar so langsam und gleichmäßig wie möglich.

»»» In allen stehenden Positionen sind die Beine aktiviert. Manchmal neigen wir dazu, mit überstreckten Beinen zu stehen. Dabei sind die Kniekehlen zu weit nach hinten gestreckt, das Becken nach vorn gekippt und die Oberschenkelmuskulatur inaktiv. Versucht stattdessen, Hüfte, Knie und Fußknöchel immer senkrecht übereinander zu bringen, die vordere Oberschenkelmuskulatur leicht zu aktivieren und die Kniescheiben leicht nach oben zu ziehen. So sind eure Beine gerade.

»»» Dehnungen sanft und vorsichtig ausführen. Bleibt mit eurem Bewusstsein in der Übung. Eure Energie folgt dem Denken. Fühlt, wo sich etwas dehnt und wie der ganze Körper reagiert. *Nicht wippen!*

»»» Macht keine ruckartigen Bewegungen, sondern fließende.

»»» Versucht Freude beim Üben zu empfinden. Wenn ihr mal keine Böcke habt, und solche Tage werden kommen, freut euch an eurer Disziplin.

»»» Beim Yoga-Üben geht es nicht so sehr darum, bestimmte Ziele zu erreichen, etwa: »In sechs Monaten will ich Spagat können.« Der Weg ist das Ziel, also achtet darauf, nicht zu »pushen«.

NEUN GRUNDLEGENDE ASANAS

> Nimm an, was nützlich ist. Lass weg was unnütz ist. Und füge das hinzu, was dein Eigenes ist.
>
> *Bruce Lee,*
> chinesischer Kampfsportler und Philosoph

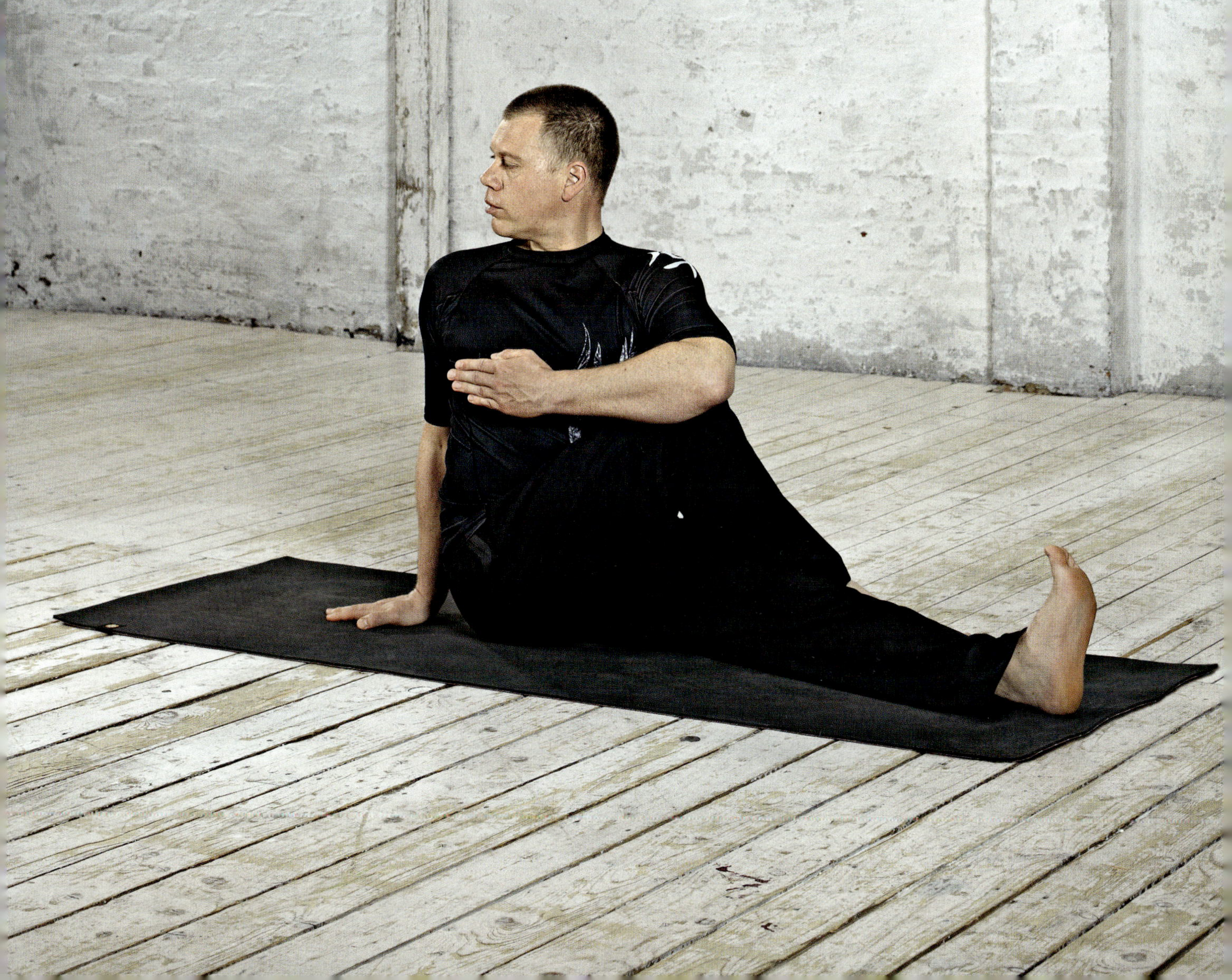

1. Berghaltung *(Stehende Haltung)*

Die Berghaltung ist die Grundhaltung für alle stehenden Positionen. Sie richtet euch auf, macht euch stabil, ruhig und stark. Ein stabiler Stand ist die Voraussetzung für eine aufrechte Haltung im Leben wie auf der Matte (vgl. Kapitel 3, »Gerade Haltung«). Stabilität entsteht aus Kraft und Flexibilität und erlaubt euch eine Fokussierung auf die wirklich wichtigen Dinge. Diese Position wird zum Ausdruck eurer inneren Stärke und Festigkeit. Ihr seid standfest, auch in schwierigen Zeiten und könnt euch selbst und euren Prinzipien treu bleiben. Für etwas geradezustehen heißt, die Verantwortung für die Folgen zu tragen. All diese Eigenschaften trainiert ihr mit dieser Position. Ihr kommuniziert Stärke gleichzeitig nach innen und nach außen. Die Unterschiede zum normalen Stehen sind gar nicht so groß. Die Berghaltung ist zu einem großen Teil eine Sache der Aufmerksamkeit. Denn wenn ihr sie nachlässig ausführt, werdet ihr das sofort merken. Die Berghaltung verbindet auf diese Weise Geist und Körper.

Ihr werdet feststellen, dass sich ihre Merkmale in fast allen anderen stehenden Positionen des Workouts wiederfinden. Deswegen ist die Berghaltung so wichtig und steht ganz am Anfang.

AUSFÜHRUNG/TECHNIK

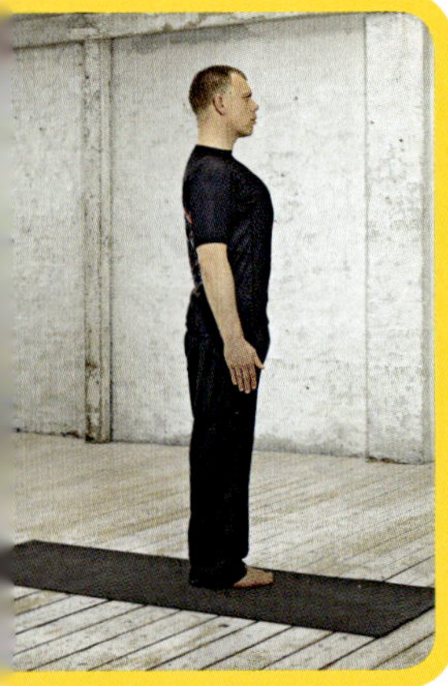

Stellt euch an den vorderen Rand der Matte. Nehmt die Innenseiten der Füße zusammen und spreizt die Zehen auseinander. Verteilt das Gewicht beidseitig auf die ganze Fußsohle. Presst die Ballen der großen Zehen (nicht die Zehen selbst) in den Boden. Aktiviert so die Fußmuskulatur. Platt-, Knick-, Spreiz- und Senkfüße sind nicht unweigerlich Schicksal. Mit dem Aufbau der Fußmuskulatur arbeitet ihr in jedem Fall daran, die Füße wieder gesund funktionieren zu lassen.

Dreht jetzt die Oberschenkel zueinander, lasst die Knie gerade nach vorn zeigen und spannt die vorderen Oberschenkelmuskeln leicht an. Drückt die Knie aber auf keinen Fall nach hinten durch, sondern lasst das Bein gerade. Falls die vorderen Oberschenkelmuskeln verkürzt sind, kippt ihr jetzt leicht ins Hohlkreuz. Deswegen ist es sinnvoll, das Steißbein einzuziehen und die vorderen Hüftknochen etwas anzuheben.

Euer Becken steht jetzt parallel zum Boden. Die Oberschenkel sind aktiv. Zieht den Bauchnabel nach innen und hebt den Brustkorb. Streckt ihn aber nicht nach vorn, sondern stellt euch eher vor, dass euch jemand an den Schlüsselbeinen nach oben zieht. Senkt die Schulterblätter nach unten.

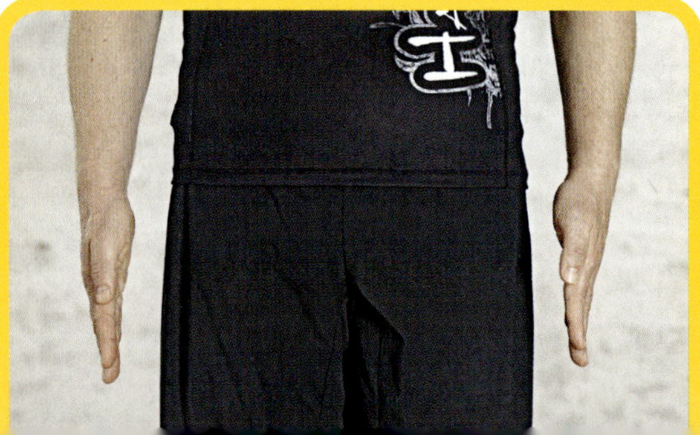

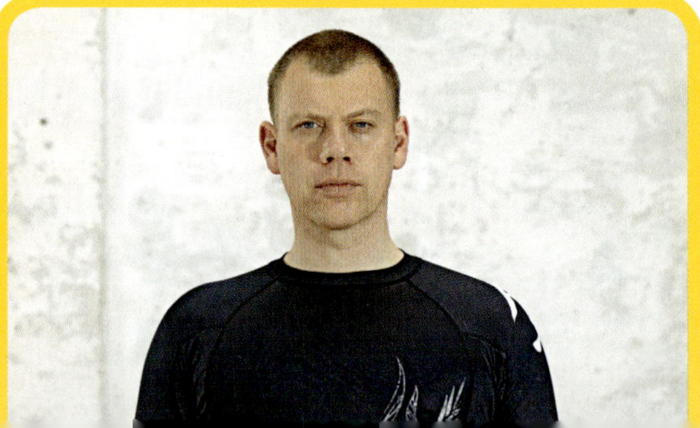

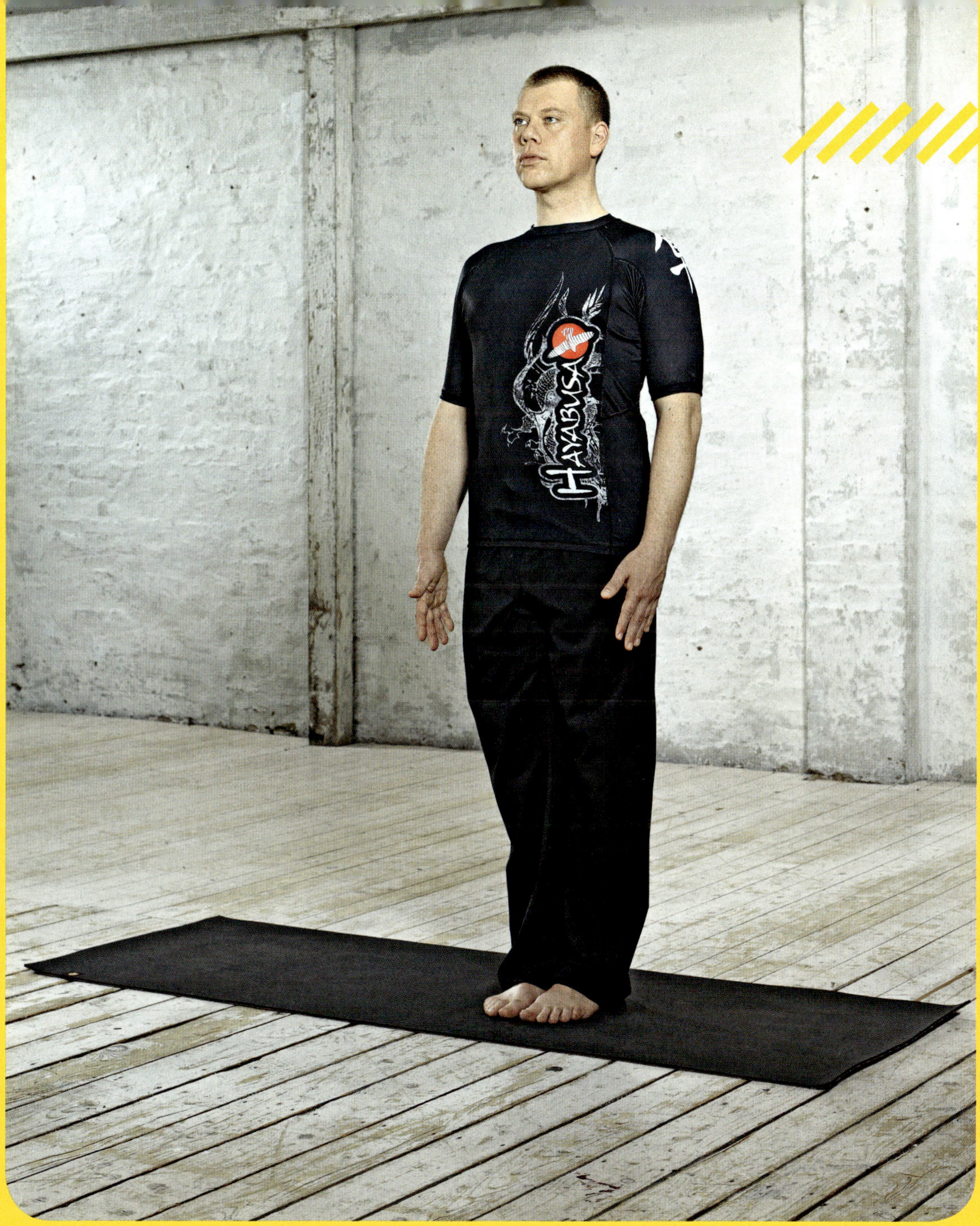

Die Hände befinden sich neben der Hüfte, die Finger sind leicht angespannt. Das Kinn ist parallel zum Fußboden und nicht nach vorn gestreckt. Die Augen sind offen und schauen gerade nach vorn. Stellt euch vor, dass sich eine gerade Achse durch euren ganzen Körper zieht. Sie beginnt in der Mitte zwischen den Fußsohlen, geht durch den Beckenboden und tritt am Scheitelpunkt eures Kopfes wieder aus. Oberkörper und Beine bewegen sich voneinander weg.

2. Herabschauender Hund *(Umkehrhaltung)*

In dieser statischen Position hängt der Kopf tiefer als das Herz. Deswegen ist es eine Umkehrhaltung. Umkehrhaltungen geben Energie und lösen Verspannungen. Sie helfen bei zu hohem Blutdruck und Erschöpfung. Im besten Sinne des Wortes wird hier Blut und Lebensenergie in den Kopf gepumpt. Mit dem herabschauenden Hund beugt ihr außerdem Steifheit in den Schultergelenken, Fußgelenken, Hüftgelenken und Kniegelenken vor. Besonders gut ist diese Haltung für Läufer, am besten vor und nach dem Joggen. Die gesamte Körperrückseite wird gedehnt und lang gezogen. Der Schultergürtel wird gekräftigt und der Brustbereich geöffnet.

Achtet in dieser Haltung darauf, die Hände nicht zu weit zurückzunehmen. Die Arme sind eine gerade Verlängerung des Oberkörpers. Von der Seite seht ihr aus wie ein Dreieck. Anfangs kann es vorkommen, dass ihr die Beine nicht ganz strecken könnt. Das macht aber nichts, lasst sie einfach leicht gebeugt. Diese Haltung könnt ihr jederzeit ausführen. Haltet sie auch gern etwas länger, bis zu drei Minuten.

AUSFÜHRUNG / TECHNIK

Stellt euch in die Bankposition (siehe linkes Foto). Lasst die Hände unter den Schultern, die Mittelfinger zeigen nach vorn. Stellt die Zehen auf. Die Füße stehen hüftbreit auseinander. Bewegt jetzt das Gesäß nach hinten und unten, über die Fersen. Ihr sitzt nun mit ausgestreckten Armen und den Händen auf dem Boden auf euren aufgestellten Fersen. Der Rücken ist jetzt ganz lang. Hebt die Knie zehn Zentimeter vom Boden weg und streckt langsam die Beine. Dadurch kommt das Gesäß nach oben und zieht leicht nach hinten. Bringt die Arme jetzt in eine Linie mit dem Oberkörper. Vielleicht müsst ihr die Beine dafür leicht beugen. Bringt in keinem Fall die Hände näher zu den Füßen. Die Füße stehen seit der Bankposition auf demselben Fleck, und das soll auch so sein.

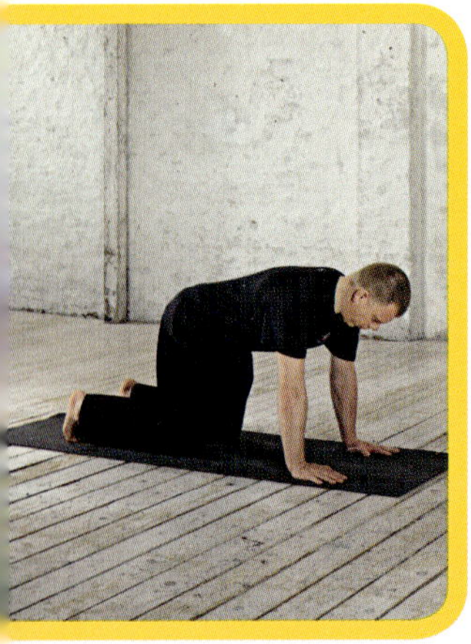

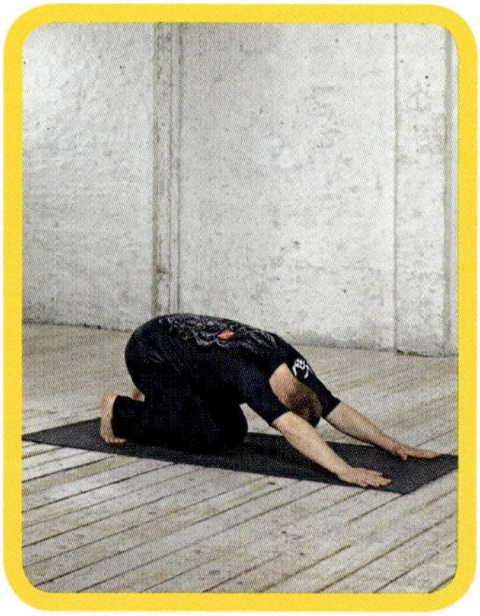

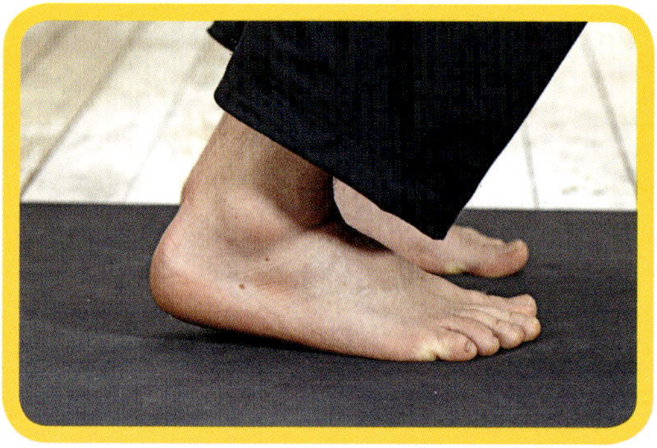

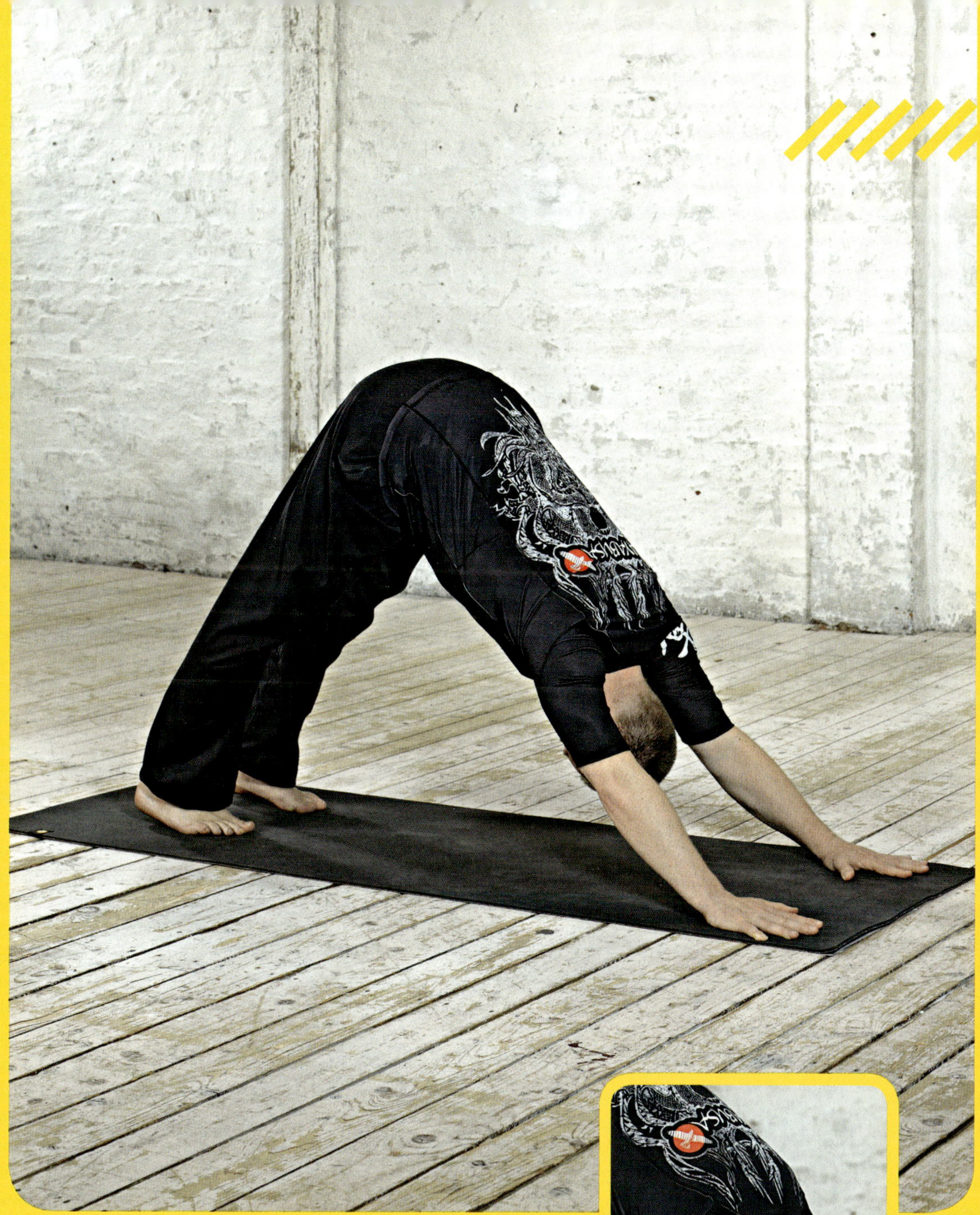

HALTUNG VERLASSEN

Knie zum Boden absenken, Bankposition.

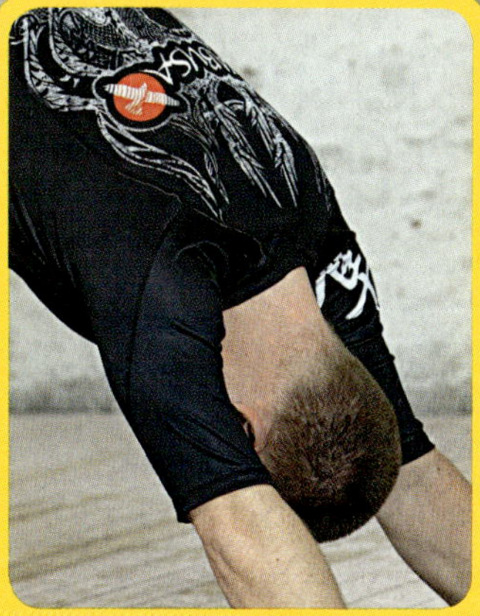

Schulterblätter ziehen auseinander, Nacken ist locker

3. Heuschrecke *(Rückwärtsbeuge)*

Die Heuschrecke gehört in die Kategorie der Rückwärtsbeugen. Mit ihr stärkt ihr vor allem die Rückenstrecker. Das sind Muskeln, die längs neben eurer Wirbelsäule zwischen Nacken und Kreuzbein verlaufen. Wenn ihr steht oder sitzt, benutzt ihr diese Muskeln, um euch aufrecht zu halten. Oder eben auch nicht. Mit zunehmendem Alter haben Wirbelsäule und Oberkörper eher die Tendenz, sich nach vorn zu beugen. Dem können kräftige Rückenstrecker entgegenwirken.

Anfangs werdet ihr hauptsächlich damit zu tun haben, Arme und Beine zu heben und oben zu halten. Die eigentliche Rückwärtsbeuge ist eher mild, denn das Augenmerk liegt in dieser Haltung mehr auf Ausdehnung. Bei jeder Rückwärtsbeuge versuchen wir, die Wirbelsäule zunächst in die Länge zu ziehen und erst dann zu beugen. Eine Stauchung im unteren Rücken wollen wir in jedem Fall vermeiden.

Die Heuschrecke stärkt aber nicht nur den Rücken, sie dehnt auch die Vorderseite der Wirbelsäule und weitet den Brustkorb. Wie die meisten Rückwärtsbeugen belebt sie den ganzen Körper. Aus eigener Erfahrung kann ich sagen, dass ich nach Rückwärtsbeugen besser gelaunt und wacher bin als vorher. Die Heuschrecke regt die Funktion des Darms an, und außerdem werden Leber, Nieren und Bauchspeicheldrüse massiert und stimuliert. Schüler, die mit Ischiasschmerzen und Schmerzen im unteren Rücken zu mir gekommen sind, haben mir bestätigt, das speziell diese Übung in Verbindung mit meinem Workout ihre Beschwerden geheilt oder zumindest gelindert hat.

AUSFÜHRUNG/TECHNIK

Die Heuschrecke beginnt schon beim Hinlegen. Legt euch auf den Bauch und bewegt die Rippen etwas vom Becken weg. Streckt die Arme neben dem Körper aus. Die Hände liegen neben den Hüften. Die Handflächen zeigen nach oben. Streckt die Beine und legt die Füße auf dem Boden ab.

Mit dem Einatmen hebt ihr zunächst das Kinn und dann auch die Schultern etwa 20 Zentimeter vom Boden weg. Versucht, die Gesäßmuskeln dabei entspannt zu lassen. Bringt die Schulterblätter zusammen und hebt den Kopf und die Brust noch weiter an. Bewegt jetzt die Arme und Beine vom Boden weg in die Luft. Lasst Arme und Beine dabei auf jeden Fall gestreckt. Knie und Schultern sind auf einer Höhe. Schaut nach vorn und stellt euch vor, dass der Scheitelpunkt des Kopfes nach oben gezogen wird. Achtet darauf, nicht den Kopf in den Nacken zu werfen, sondern die Halswirbelsäule zu strecken.

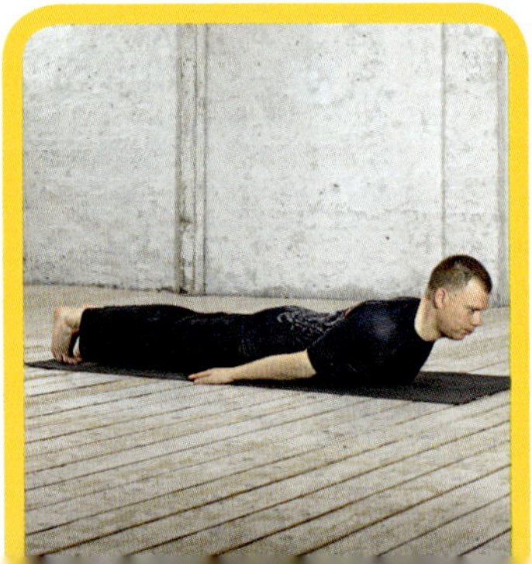

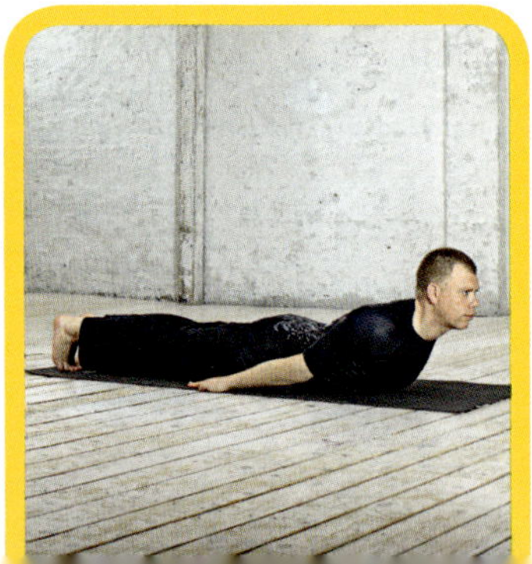

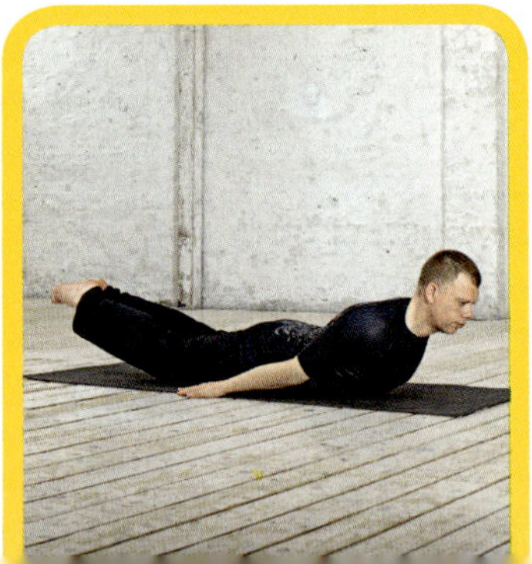

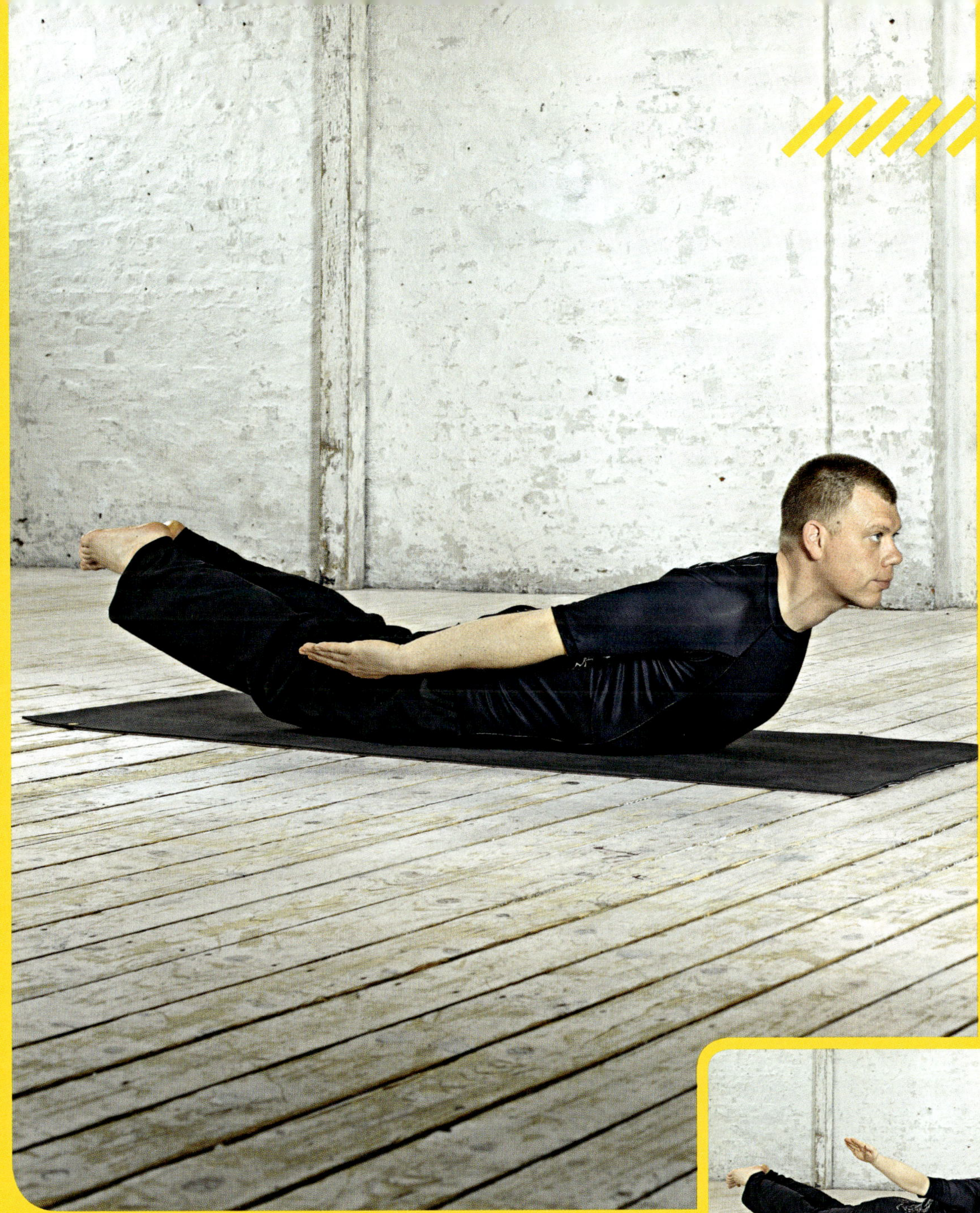

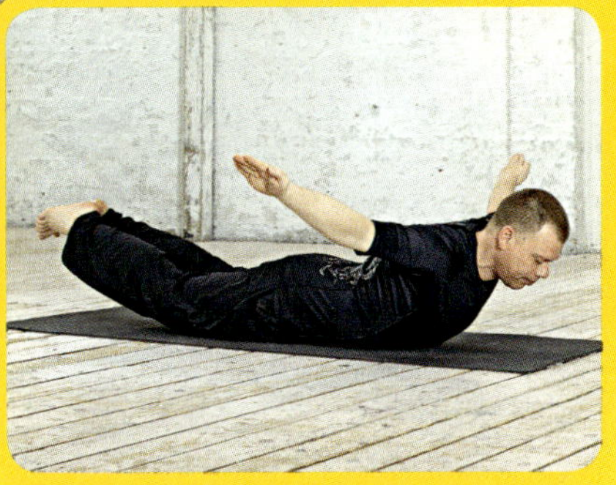

Variante: Arme seitlich ausstrecken

HALTUNG VERLASSEN

Mit dem Ausatmen werden Brustkorb und Beine kontrolliert auf dem Boden abgelegt.

4. Klappmesser *(Vorwärtsbeuge im Sitzen)*

In dieser sitzenden Vorwärtsbeuge dehnt ihr die gesamte Körperrückseite. Vorwärtsbeugen beruhigen den Geist und fördern die Entspannung, wirken aber gleichzeitig vitalisierend, denn sie regen die Verdauung an und massieren die Bauchorgane. Es kommt dabei nicht so sehr darauf an, wie weit ihr euch nach unten beugt, sondern wie viel Länge ihr beim Beugen in den unteren Rücken bekommt. Falls ihr nicht mit gestreckten Beinen aufrecht sitzen könnt, dürft ihr die Beine leicht anwinkeln.

Diese Haltung könnt ihr auch gern außerhalb der Yoga-Praxis trainieren. Setzt euch zu Hause beim Fernsehen einfach mal auf den Boden und nicht auf die Couch. Das ist der erste Schritt, um längere Zeit gerade auf dem Boden sitzen und dabei die Beine ausstrecken zu können. Die Vorwärtsbeuge kommt später ganz von allein. Ich sitze zu Hause fast nur noch auf dem Fußboden.

AUSFÜHRUNG/TECHNIK

Setzt euch gerade und aufrecht hin. Der Scheitelpunkt des Kopfes ist über dem Becken. Hebt den Brustkasten an und setzt die Handflächen unter den Schultern auf den Boden. Streckt die Beine und zieht die Zehen zu euch. Die Füße berühren sich.

Streckt euch mit dem Einatmen nach oben, zieht die Bauchdecke leicht nach innen und neigt euch mit dem Ausatmen vorwärts. Der Bauchnabel bewegt sich zu den Oberschenkeln. Mit jedem Einatmen in den Brustkorb wird der Rücken länger und länger, und mit jedem Ausatmen kommt ihr ein wenig weiter nach unten.

Die Hände greifen entweder die Füße oder liegen neben den Beinen mit den Handflächen auf dem Boden. Dabei könnt ihr auch ein Band als Hilfsmittel verwenden. Die Beine sind aktiv und die Kniekehlen drücken in den Boden. Der Nacken ist entspannt. Versucht nicht krampfhaft, den Kopf zu den Knien zu bewegen, sondern achtet lieber darauf, den ganzen Rücken möglichst gerade zu lassen. Zieht das Brustbein nach vorn, aktiviert die Bauchmuskeln.

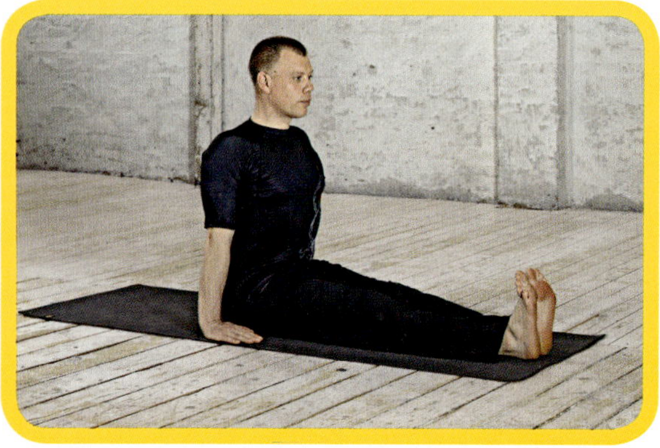

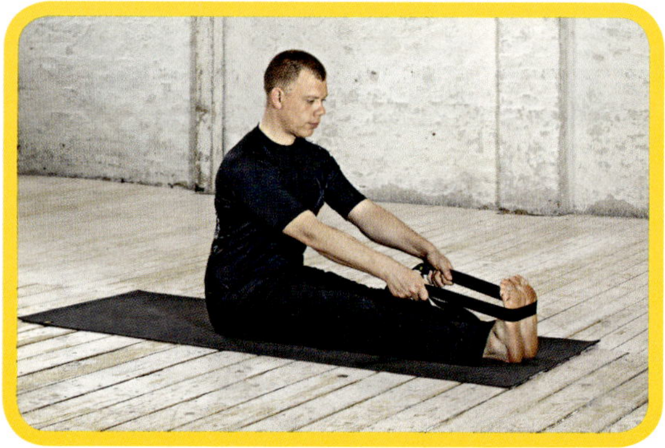

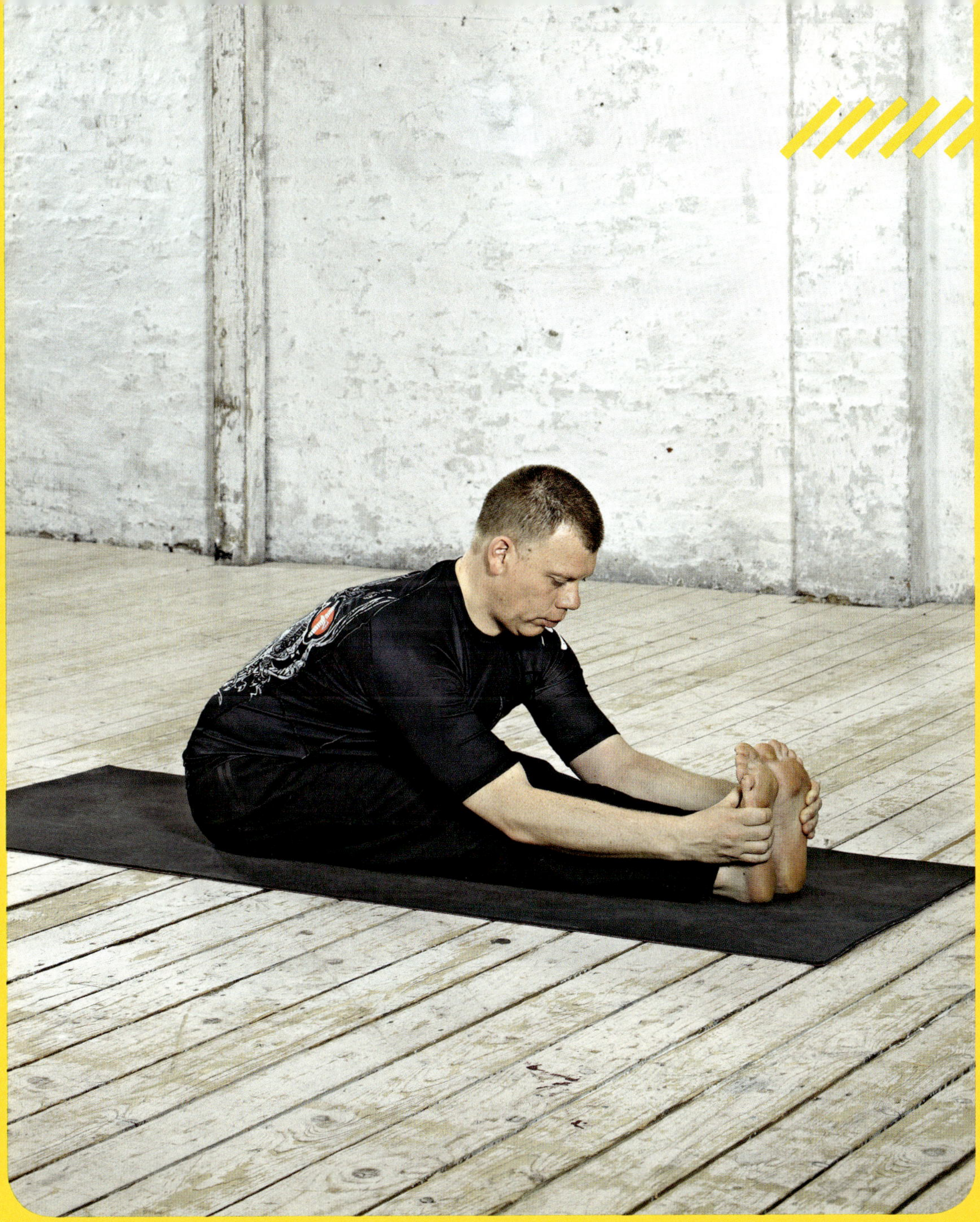

HALTUNG VERLASSEN

Richtet euch beim Einatmen mit Unterstützung der Hände langsam auf. Hier ist es besonders wichtig, keine ruckartigen Bewegungen zu machen.

5. Korkenzieher *(Sitzende Drehung)*

Drehungen *(Twists)* haben einen positiven Effekt auf die Flexibilität der Wirbelsäule und die Organfunktionen. Sie sind nicht besonders anstrengend, aber wichtig, und gerade Männern fallen sie meist schwer. In einem Twist wird die Rückenmuskulatur auf der einen Seite gedehnt und auf der gegenüberliegenden Seite gekräftigt. Das Ergebnis dieses Wechsels ist höchst vitalisierend. Die Verdauungsorgane werden massiert und können mehr Gifte ausscheiden. Nieren und Nebennieren werden ebenfalls massiert und angeregt, und das merkt man sofort. Es kann passieren, dass ihr gleich nach der Übung pinkeln gehen müsst. In Zusammenhang mit meinem abgerundeten Programm werdet ihr mit der Zeit auch feststellen, dass sich euer Bauchfett reduziert, falls ihr welches habt. Wenn ihr zu Hexenschuss und Ischias neigt, beugt diese Übung vor und kann sogar Linderung verschaffen, wenn die Schmerzen schon da sind.

AUSFÜHRUNG/TECHNIK

Setzt euch aufrecht hin. Der Scheitelpunkt des Kopfes liegt über eurem Becken und die Beine sind lang nach vorn ausgestreckt. Die Zehen sind angezogen.

Winkelt jetzt ein Bein an und stellt den Fuß an die Außenseite des anderen Knies. Atmet ein, richtet euch noch weiter auf und dreht euch mit dem Ausatmen zum Knie des aufgestellten Beins. Umarmt dieses Knie und dreht euch über die Schulter zurück. Die andere Hand ist auf dem Boden abgesetzt, der Arm darüber ist gerade und lang. Die Schulterblätter streben zusammen und nach unten. Beide Pobacken bleiben am Boden.

Mit jedem Einatmen richtet ihr euch auf, mit jedem Ausatmen dreht ihr ein bisschen weiter.

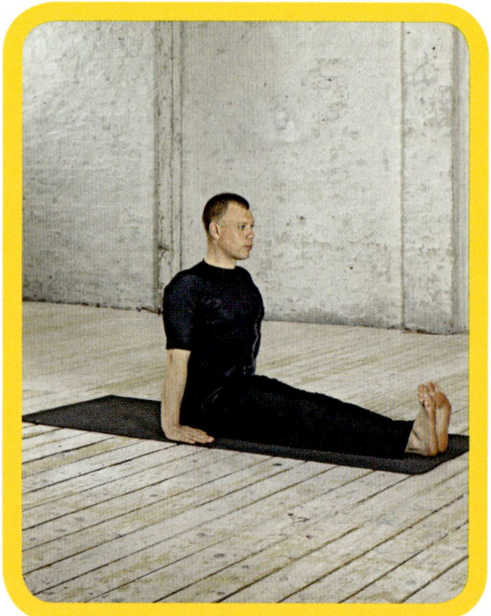

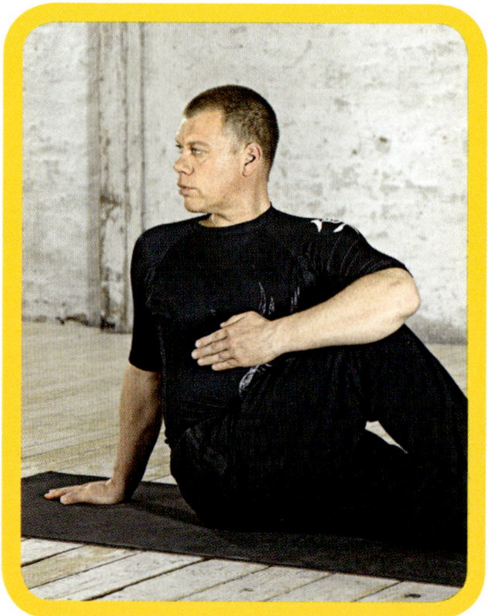

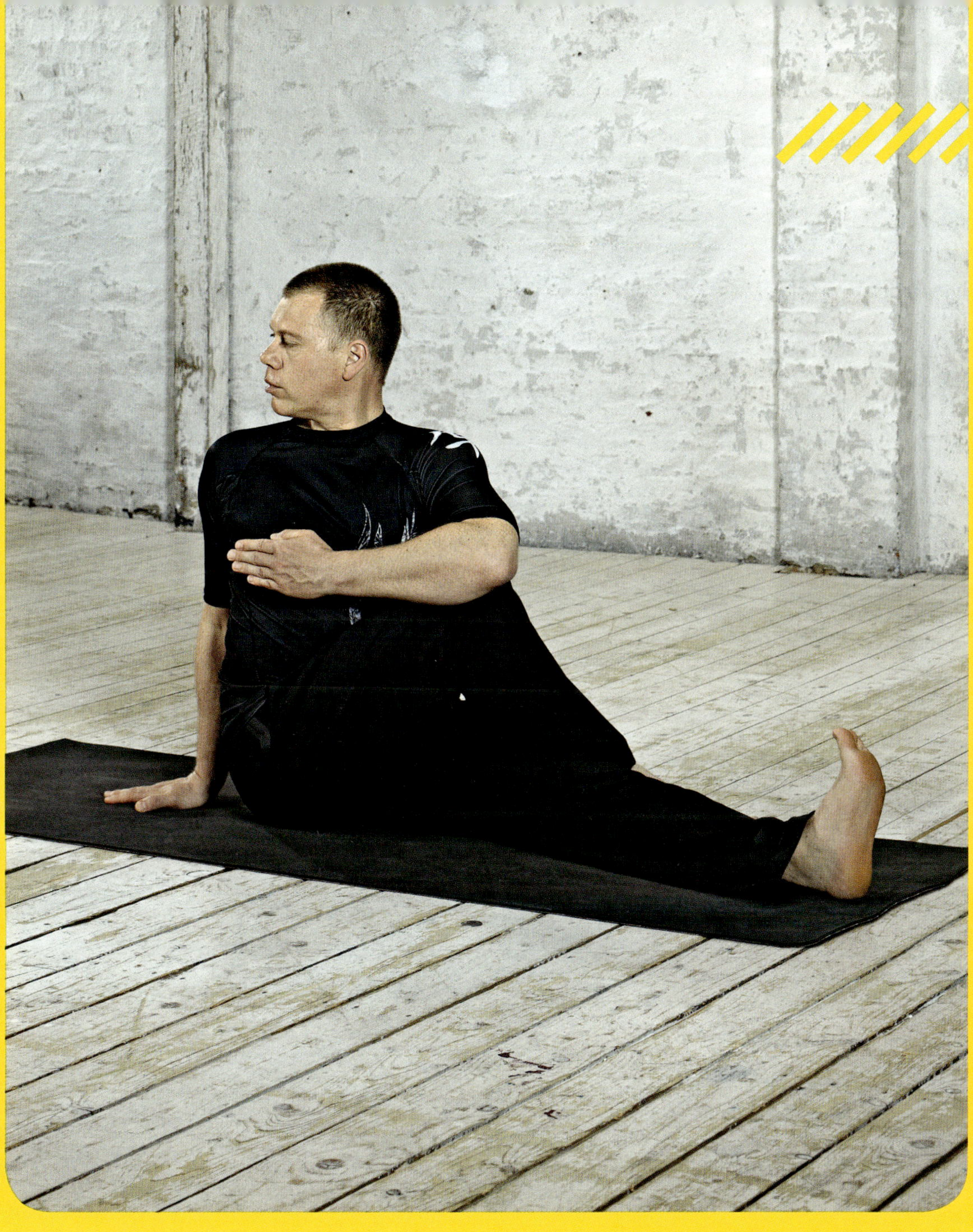

HALTUNG VERLASSEN

Mit dem Einatmen dreht ihr euch wieder nach vorn, lasst den Rücken dabei gerade.

6. Seitliche Flankendehnung

In dieser Haltung kräftigt ihr Oberschenkel, Knöchel und Knie. Die Körperseite wird auf ihrer gesamten Länge gedehnt. Das regt die Verdauung an. Die Haltung hilft aber auch bei Rückenbeschwerden. Zusätzlich schafft ihr euch Platz im Brustkorb, denn beim Einatmen weiten sich die Rippen. Weil die Muskulatur des gesamten Körpers beteiligt ist, ist diese Haltung sehr anstrengend und intensiv.

AUSFÜHRUNG/TECHNIK

Macht einen Ausfallschritt und dreht die Spitze des hinteren Fußes 90 Grad von euch weg. Streckt das hintere Bein und beugt das vordere im rechten Winkel. Der vordere Fuß steht genau unter dem Knie und der Oberschenkel parallel zum Fußboden. Setzt die vordere Hand auf der Innenseite des vorderen Fußes am Boden ab. Die Innenseite des gebeugten Knies drückt gegen die Schulter oder den Oberarm.

Streckt jetzt den oberen Arm aus und führt ihn über das Ohr nach vorn, bis er sich in einer Linie mit dem Oberkörper und dem hinteren Bein befindet. Richtet den Blick nach oben und öffnet die gesamte Seite, als wollten eure Brustwarzen zur Decke schauen. Drückt die untere Hand fest gegen den Boden. Von der Fußaußenkante des gestreckten Beins bis in die Fingerspitzen des oberen Arms herrscht eine leichte Anspannung.

Wenn euch die Haltung am Anfang nicht ganz gelingen will, legt ihr die untere Hand am besten auf eine Unterlage (zum Beispiel ein dickes Buch). Dann könnt ihr den Oberkörper etwas mehr aufrichten. Eine andere Alternative ist es, den Unterarm auf dem vorderen Oberschenkel abzulegen.

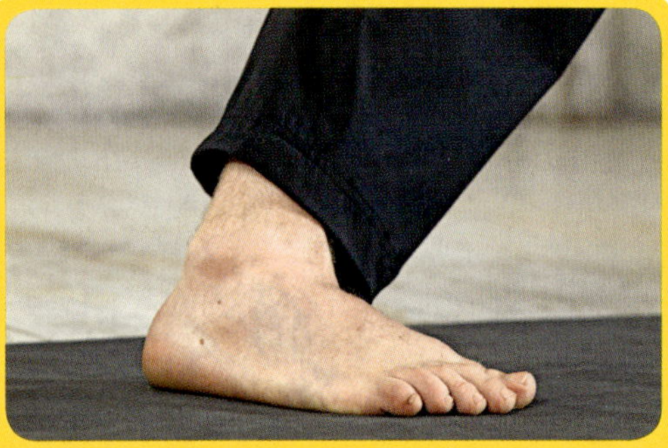

Fußaußenkante belasten

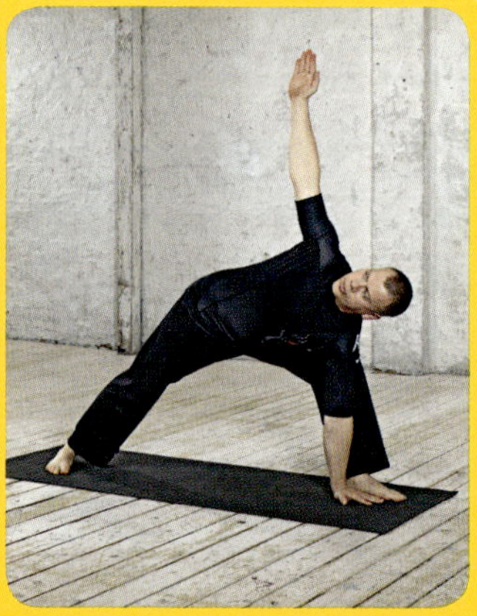

Variante: Arm nach oben strecken

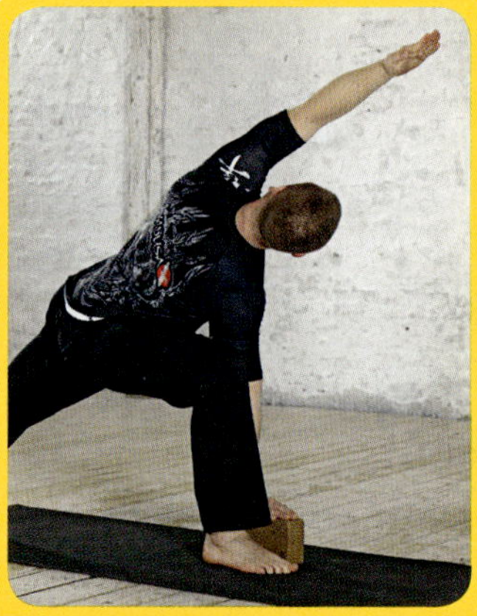

Schultern weg von den Ohren

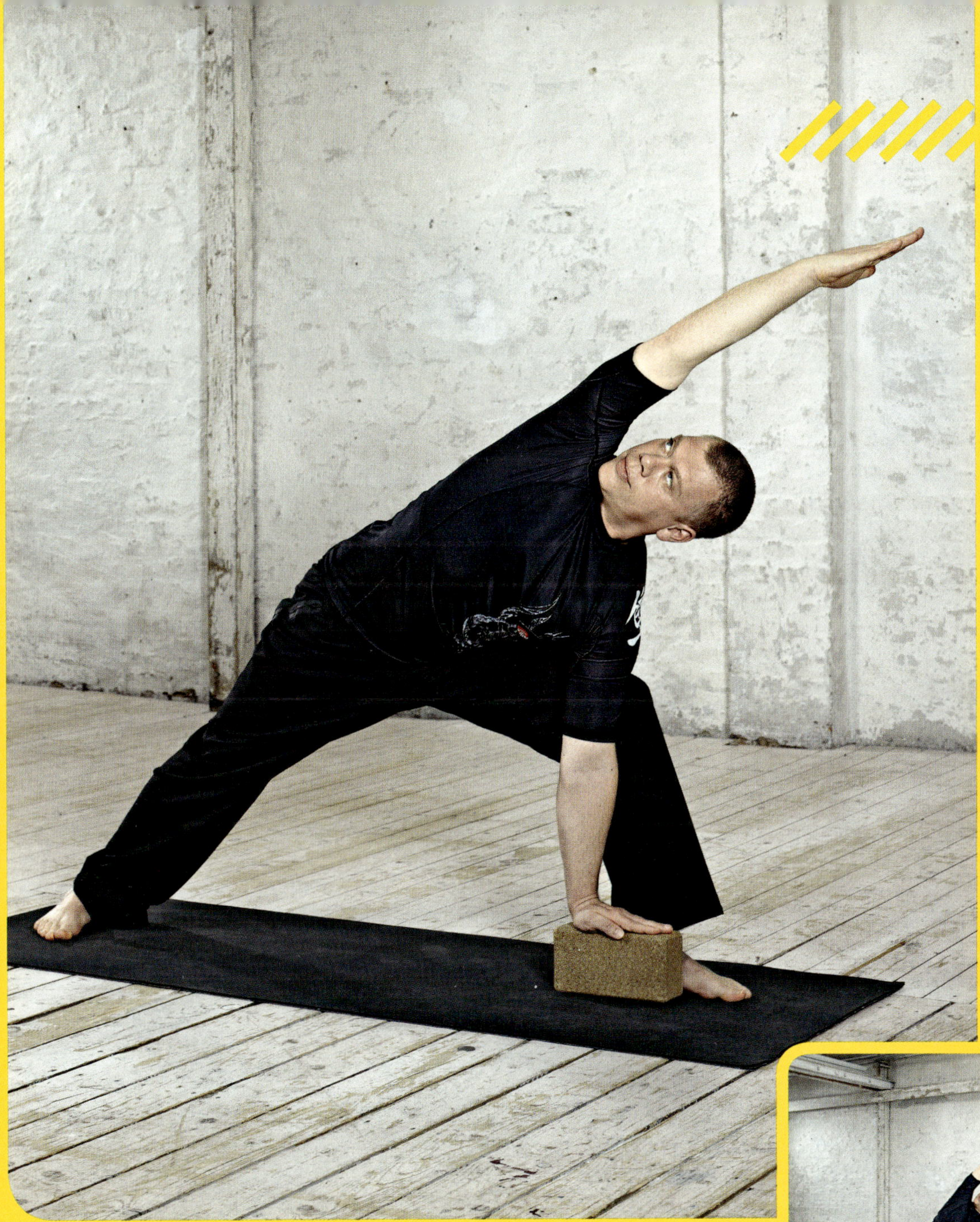

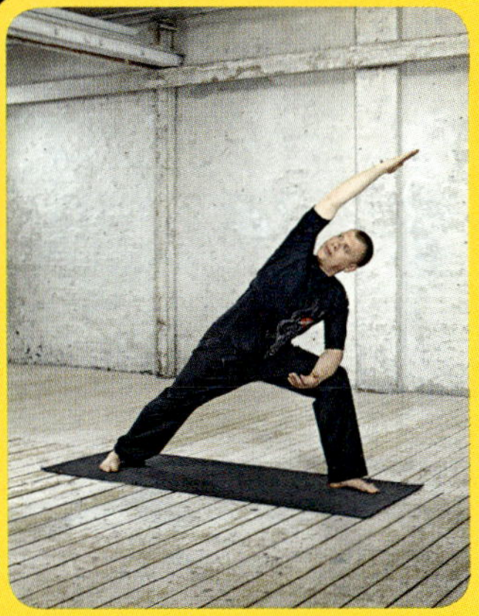

Variante: Unterarm auf Oberschenkel ablegen

HALTUNG VERLASSEN

Mit dem Ausatmen führt ihr den oberen Arm zum Boden und stellt das vordere Bein wieder zurück zum hinteren Fuß.

7. Krieger 3 *(Balancehaltung)*

Krieger 3 ist eine stolze Haltung, die eure gesamte Bauch- und Rumpfmuskulatur fordert und vor allem das Fußgelenk und den Fuß des Standbeines kräftigt. Wie wichtig das ist, steht in Kapitel 3 (»Gerade Haltung«). In Balancehaltungen kann man eines lernen, nämlich, dass alles zu wollen manchmal nichts hilft. Je mehr man sich verkrampft, desto schwieriger wird es, das Gleichgewicht zu halten, stabil zu stehen und sich im Kopf locker zu machen. Wenn ihr aus der Haltung fallt, versucht ihr es eben einfach noch einmal.

Krieger 3 ist eine sehr starke und belebende Position. Durch die Fokussierung auf das Gleichgewicht sorgt sie für eine gewisse Ausgeglichenheit. Ziel ist es, die Leichtigkeit in der Anstrengung zu finden.

AUSFÜHRUNG / TECHNIK

Stellt euch mit geschlossenen Füßen hin, beugt euch nach vorn und führt die Hände zum Boden. Wenn ihr nicht unten ankommt, beugt die Knie ein wenig oder legt euch etwas unter die Hände.

Hebt dann ein Bein nach hinten an und streckt es durch. Die Zehen und die Kniescheibe des gehobenen Beines zeigen nach unten, das Becken ist parallel zum Boden. Hebt jetzt die Zehen des Standfußes an, aktiviert so das Fußgewölbe zwischen den Ballen der Zehen und der Ferse und setzt die Zehen wieder ab.

Streckt jetzt das Standbein langsam gerade durch. Das andere Bein bleibt parallel zum Fußboden angehoben und gestreckt.

Macht jetzt den Oberkörper lang und hebt ihn ebenfalls parallel zum Boden. Die Fingerspitzen zeigen nach hinten, Handflächen nach oben, die Schulterblätter wandern etwas zusammen.

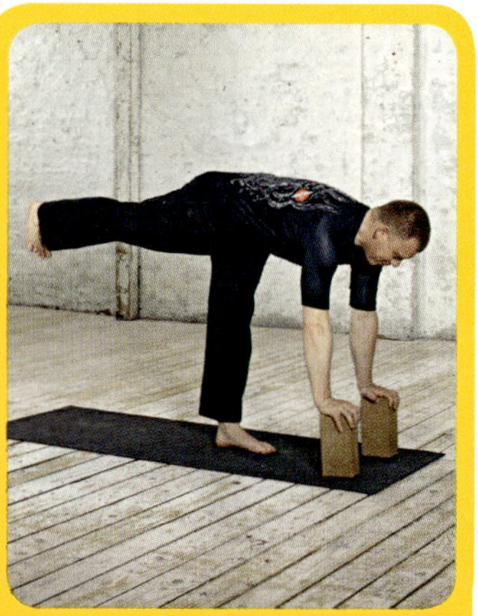

Variante mit Hilfsmitteln

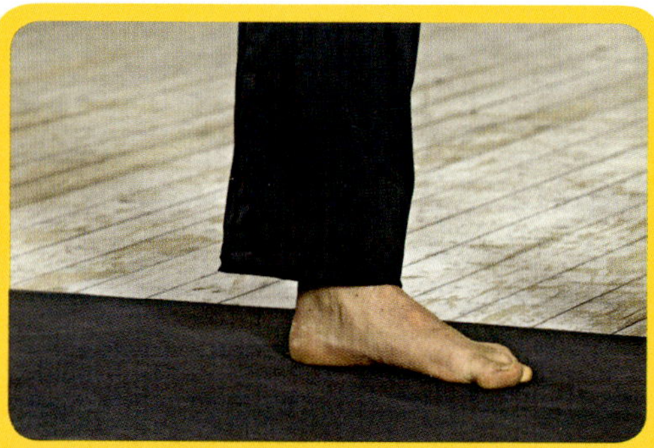

Standbein gestreckt, Fußsohle stabil

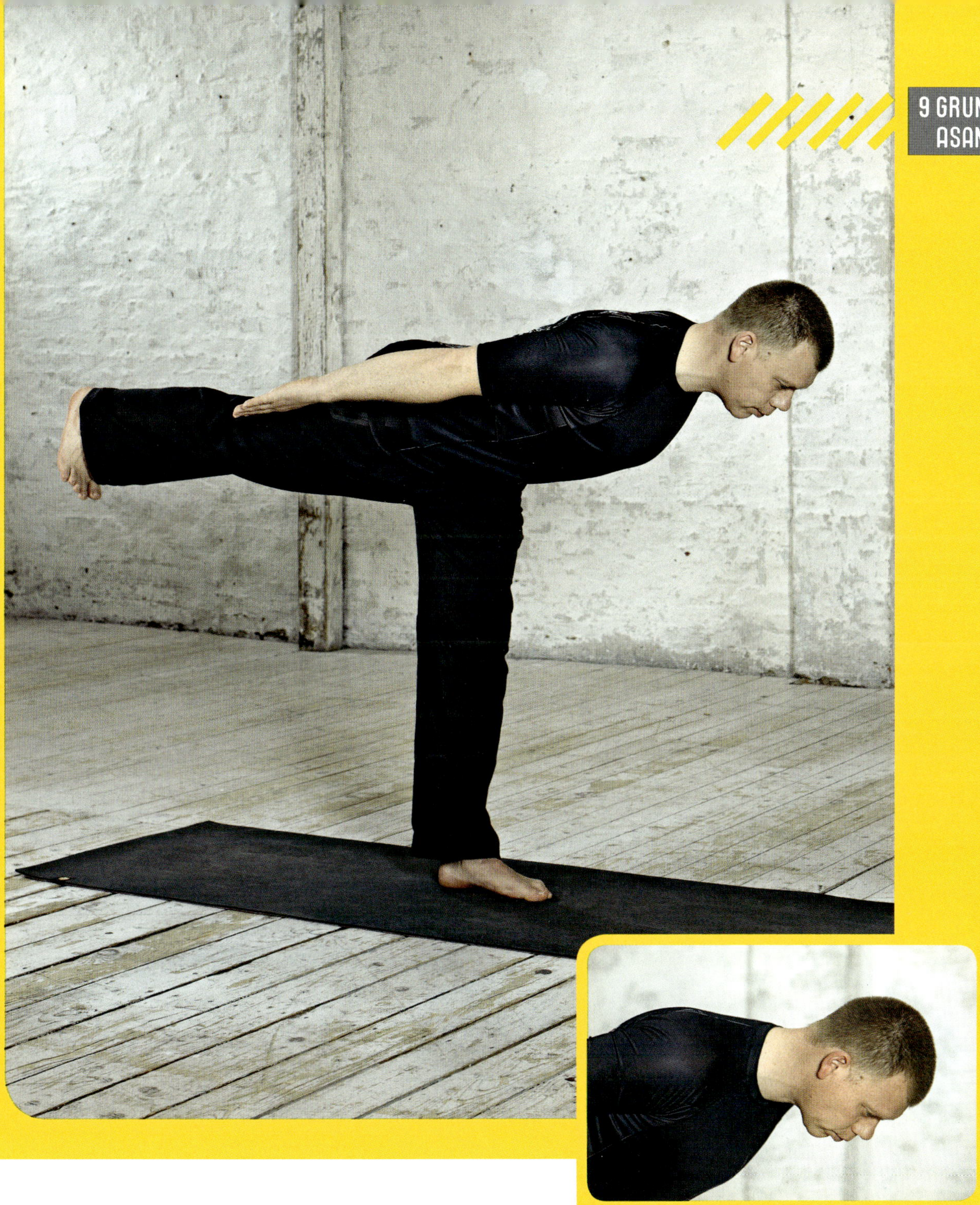

Schultern weg von den Ohren

HALTUNG VERLASSEN

Senkt mit dem Ausatmen das gestreckte Bein und die Hände kontrolliert zum Boden. Beugt das Standbein dabei leicht.

8. Deckung *(Liegestütz/Brett)*

Der Liegestütz ist die Mutter aller Kraftübungen. Er kräftigt nämlich alles und erzeugt eine ungeheure Körperspannung, ganz ohne extra Gewichte. Und wenn ihr Liegestützen korrekt ausführt, sind sie sehr anstrengend. Auch im klassischen Yoga gibt es Liegestütze, das habe ich mir nicht ausgedacht.

Der Liegestütz kräftigt die beiden großen Muskelarten, die innen liegende Haltemuskulatur und die außen liegende Reflexmuskulatur (vgl. Kapitel 4, »Muskeln, Fitness und Gesundheit«). Der Brustkorb wird geweitet, und ihr fühlt euch anschließend frischer und stärker. Das Herz-Kreislauf-System kommt in Fahrt und erhöht seine Leistung. Außerdem bekommt ihr durch Liegstütze einen breiten Oberkörper und starke Arme. Das kommt gut bei den Frauen an ☺.

AUSFÜHRUNG/TECHNIK

Stellt Hände und Füße auf den Boden. Die Beine sind hüftbreit auseinander. Die Arme sind gestreckt. Die Handflächen liegen auf dem Boden und die Finger sind so weit wie möglich gespreizt. Zieht den Bauch ein und bewegt die Schulterblätter auseinander. Dadurch wird der ganze Körper bretthart und steht unter Anspannung.

Mit dem Ausatmen schiebt ihr euch nun ganz leicht nach vorn in die Position »Deckung« und beugt die Arme, bis der Körper parallel zum Boden ist. Die Hände sind dabei eher unter den Ellenbogen als unter den Schultern. Die Innenseiten der Oberarme berühren den Brustkorb.

Mit dem Einatmen streckt ihr die Arme wieder.

Ihr könnt diese Haltung gern auch variieren. Macht die Liegstützen zum Beispiel auf den Fäusten oder Fingerspitzen. Oder nehmt die Hände weiter auseinander und die Ellenbogen nach außen.

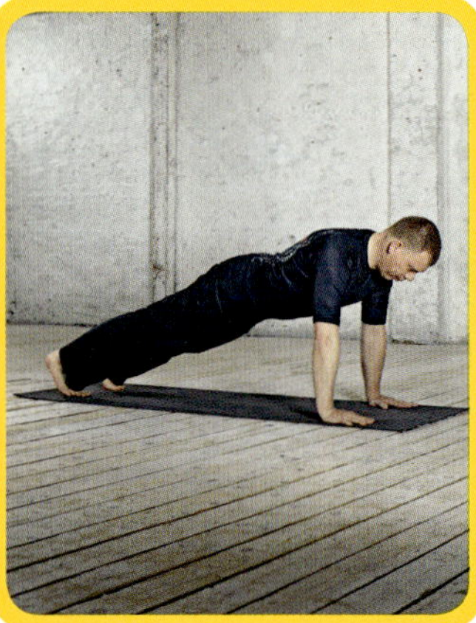

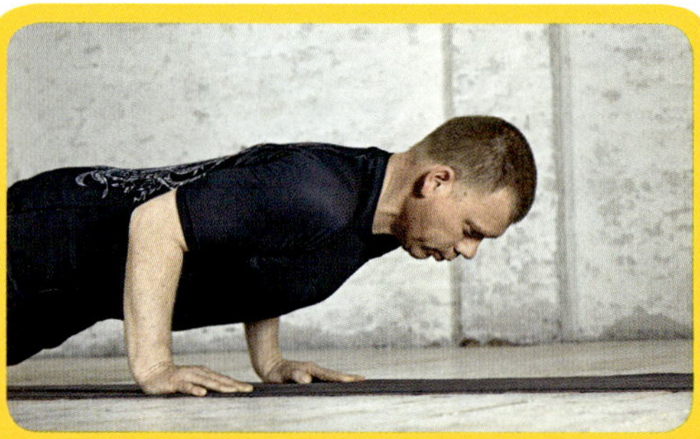

Handflächen unter die Ellenbogen

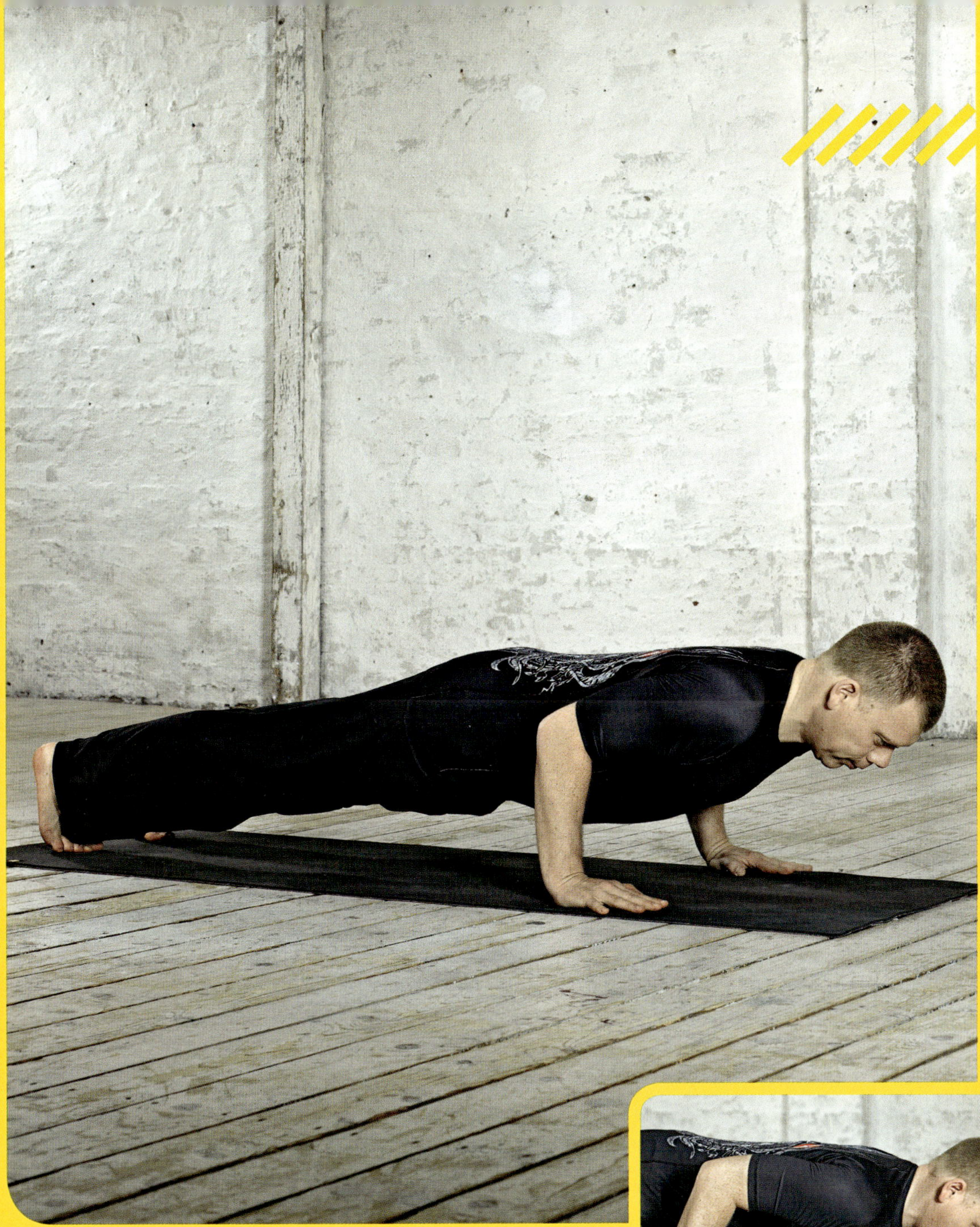

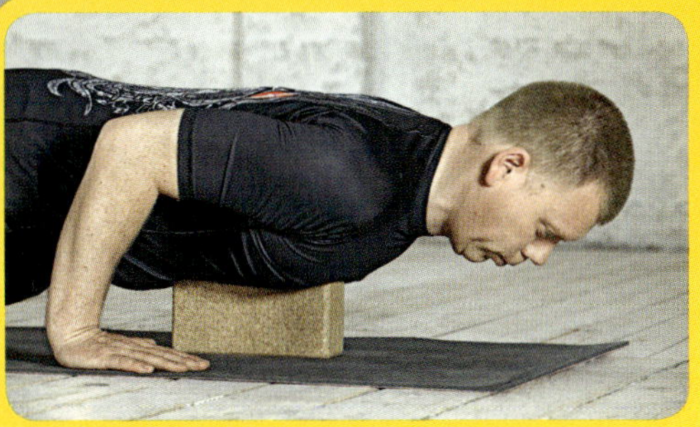

Variante mit Hilfsmittel unter dem Brustbein

HALTUNG VERLASSEN

Legt euch einfach auf den Bauch.

9. K.o.-Haltung *(Entspannung)*

Ja, ihr habt richtig gelesen. Es gibt tatsächlich eine K.o.-Haltung. In dieser Position, die das Ende eines jeden Yoga-Workouts bildet, liegt ihr bewegungslos da. Im Körper wird ein Entspannungsimpuls ausgelöst. Euer Körper repariert sich innerlich und eure Sinne ziehen sich hinter den geschlossenen Augenlidern nach innen zurück. Der Fokus liegt jetzt auf den Dingen, die in eurem Körper passieren. Am Anfang werdet ihr wahrscheinlich in dieser Position einschlafen. Mir ist das in den ersten fünf Jahren jedes Mal passiert. Das ist nicht so schlimm. Versucht aber auf Dauer, für die paar Minuten wach zu bleiben. Ihr lasst jetzt alles los und entspannt euren ganzen Körper.

AUSFÜHRUNG/TECHNIK

Legt euch auf den Rücken und streckt die Beine aus. Der Blick geht zur Decke und dann schließt ihr die Augen. Die Handflächen zeigen nach oben, die Arme liegen locker neben dem Körper. Die Füße fallen ganz natürlich auseinander. Bleibt etwa drei bis fünf Minuten in dieser Haltung.

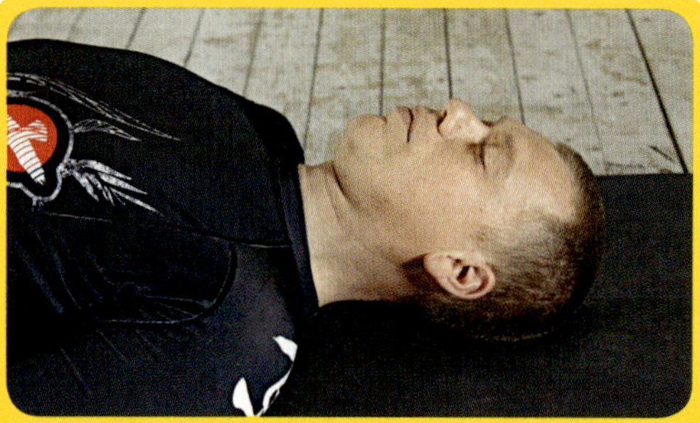

Schulterblätter am Boden, Nacken entspannt

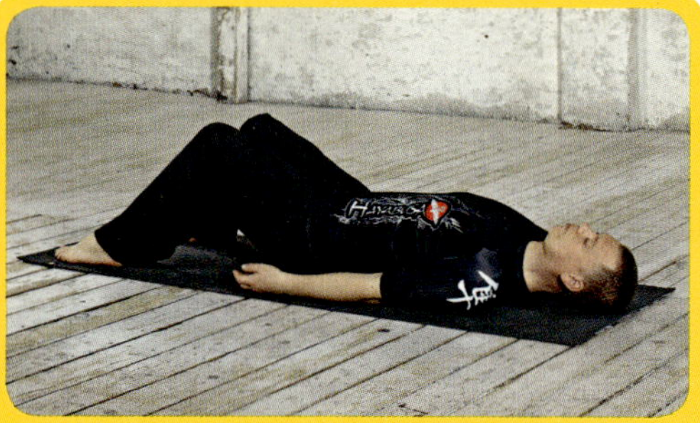

Bei Rückenschmerzen Beine aufstellen

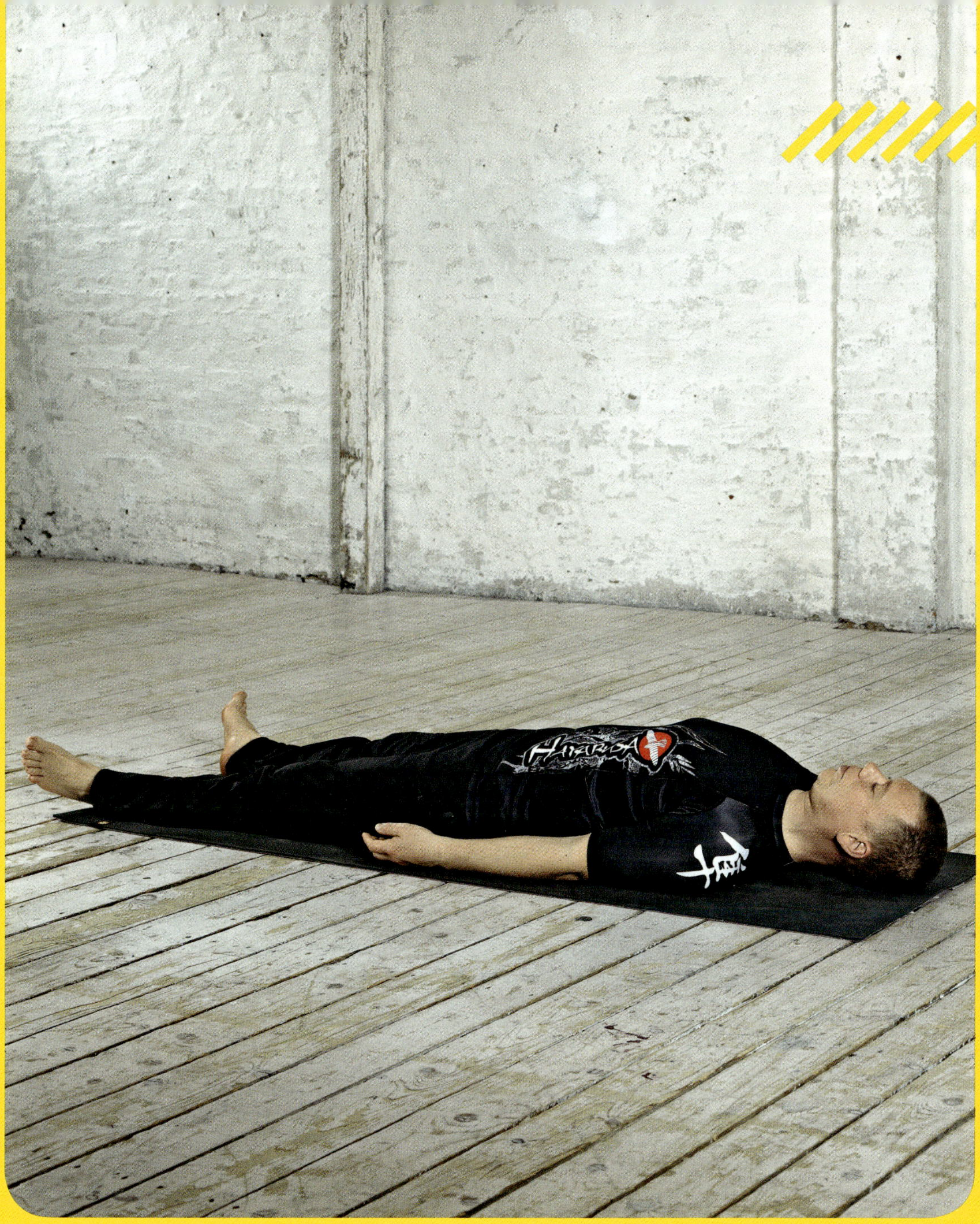

HALTUNG VERLASSEN

Rollt euch auf eine Seite, zieht die Knie ein wenig an. Kommt dann mit Unterstützung eurer Arme zum Sitzen.

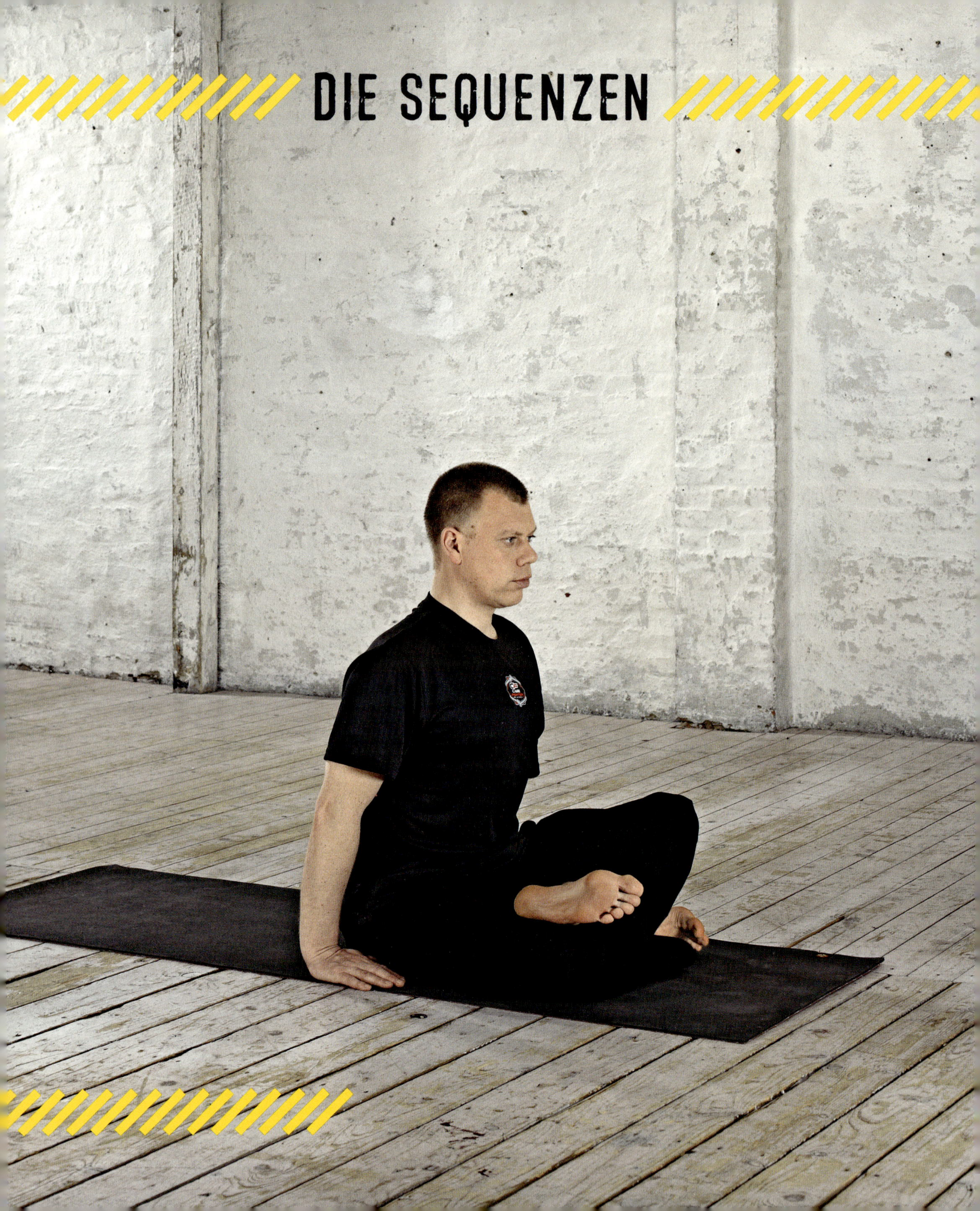

ÜBERSICHT DER EINZELNEN SEQUENZEN

1. Grundsequenz
2. Sonnengruß-Sequenz
3. Kriegersequenz
4. Sechserpack-und Schultersequenz
5. Hüftsequenz
6. Kampfsportsequenz mit Stock
7. Entspannung

1. Grundsequenz

Mit diesen Basisübungen beginnt ihr, den Körper und die Gelenke zu mobilisieren und den Energiefluss in eurem Körper anzuregen. Gleichzeitig könnt ihr den Fokus nach innen verlagern und euch entspannen. Es ist noch nicht besonders anstrengend, das kommt gleich. Die Grundsequenz beginnt am Boden und endet im Stehen. In der Position »Sicherheit« (1) legt ihr die Stirn auf die Matte. Damit wird die symbolische Verbindung zwischen dem Sitz eurer Intuition (dem Punkt zwischen den Augenbrauen) und der Erde hergestellt. Sammelt euch an diesem Punkt und versucht, den Alltag zu vergessen, um Bewusstsein und Fokus in eure Übungen zu bringen. Dasselbe tun übrigens Shaolin-Mönche, bevor sie mit ihren teils extremen Abhärtungsübungen beginnen.

WICHTIGE HINWEISE ZUR TECHNIK

In der Position »Schulterkreuz« (4) zeigen die Fingerspitzen nach außen. Es ist egal, ob die Handflächen nach oben oder nach unten zeigen. Wenn ihr in der Vorwärtsbeuge seid und eine Spannung im unteren Rücken spürt, beugt die Beine bitte so weit wie nötig. Achtet in der Aufwärtsbewegung zur »Berghaltung« (8–10) darauf, dass der Rücken möglichst gerade ist. Als Faustregel könnt ihr euch merken, dass sich zuerst der Blick hebt und der Oberkörper dann langsam folgt.

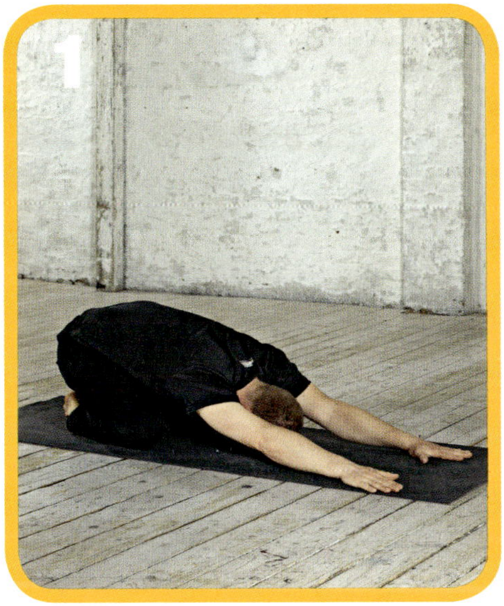

SICHERHEIT

1 bis 2 Minuten. Unterschenkel und Zehen ablegen, Arme lang nach vorn, Finger spreizen, Stirn auf die Matte, Knie so weit wie nötig öffnen.

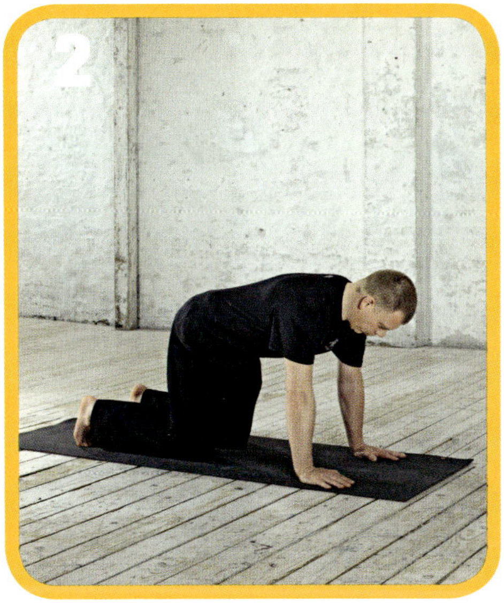

BANKPOSITION

Hände unter die Schultern, Finger spreizen, Knie unter die Hüften, Rücken gerade.

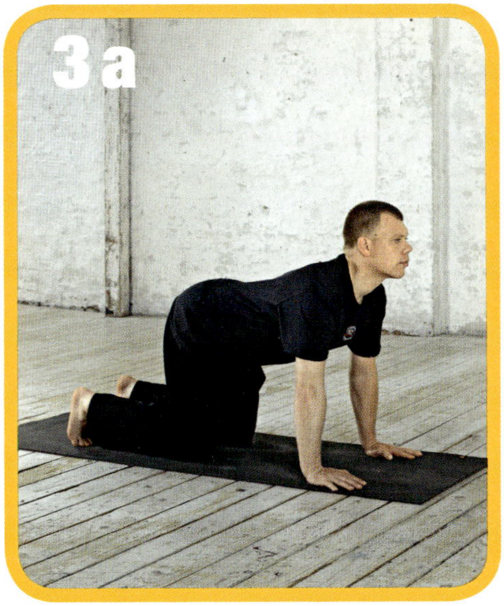

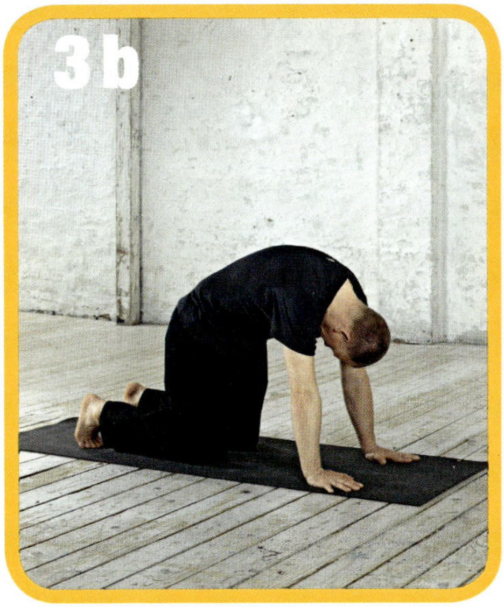

RÜCKEN WARMUP

Aus der Bankposition mit dem Einatmen Scheitelpunkt des Kopfes und Steißbein nach oben ziehen. Beim Ausatmen Kinn und Bauchnabel zusammenführen. Zehn Wiederholungen.

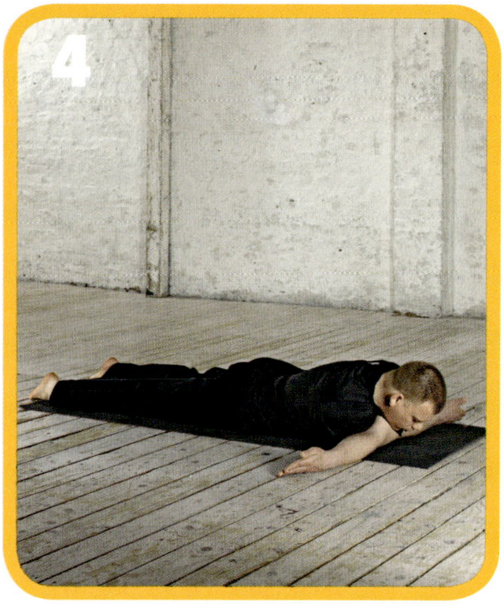

SCHULTERKREUZ

Auf den Bauch legen, die Oberarme vor der Brust kreuzen, Finger nach außen zeigen lassen. 1 bis 2 Minuten halten. Dann Arme wechseln. Wieder 1 bis 2 Minuten halten.

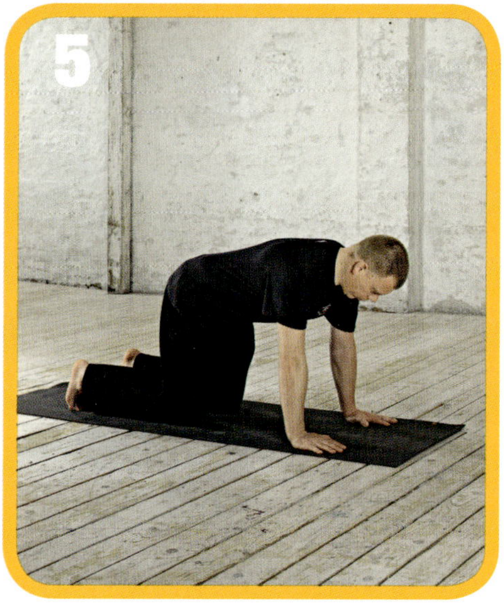

BANKPOSITION

Hände unter die Schultern, Finger spreizen, Knie unter die Hüften, Rücken gerade.

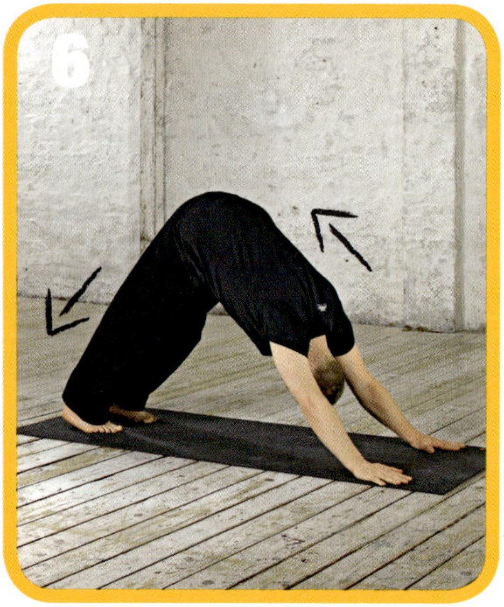

HERABSCHAUENDER HUND

Einatmen, Zehen aufstellen, Gesäß nach hinten, Knie vom Boden lösen und dann langsam die Beine strecken. Hände spreizen, Gesäß nach hinten und oben.

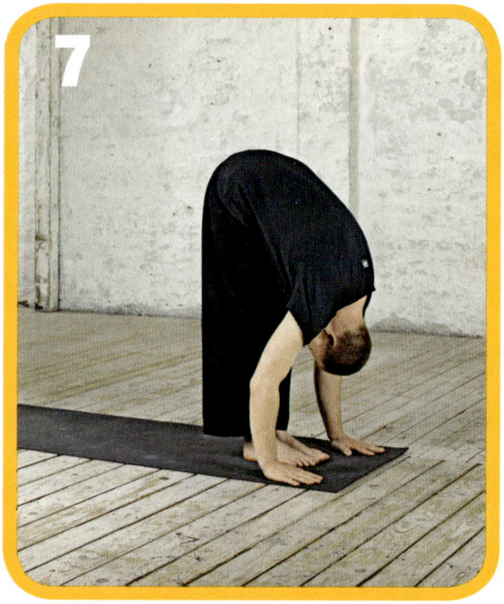

VORWÄRTSBEUGE

Einatmen, beide Füße nach vorn zwischen die Hände stellen. Ausatmen, nach vorn gebeugt gleiben, Beine strecken, Hände zum Boden.

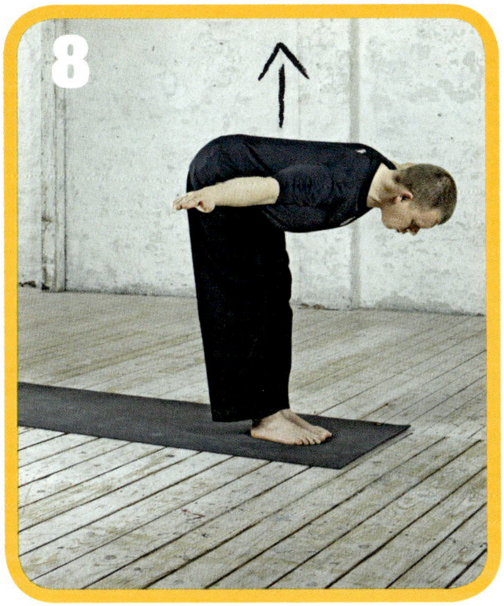

AUFRICHTEN

Einatmen, Arme zur Seite ausbreiten. Mit geradem Rücken langsam aufrichten, Arme nach oben führen.

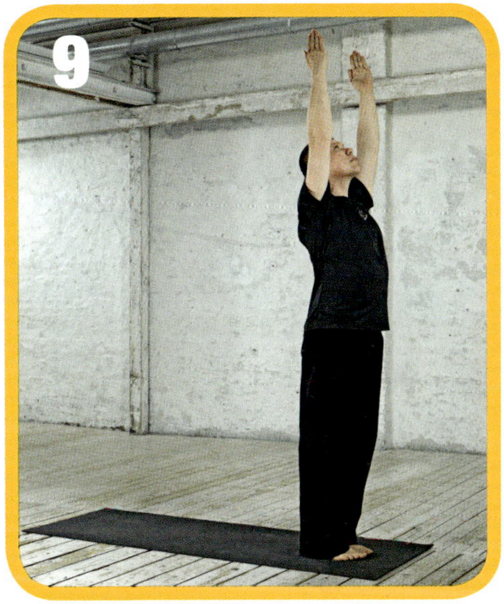

STRECKEN

Weiter einatmen, Arme sind gestreckt, Handflächen zeigen zueinander. Blick nach oben.

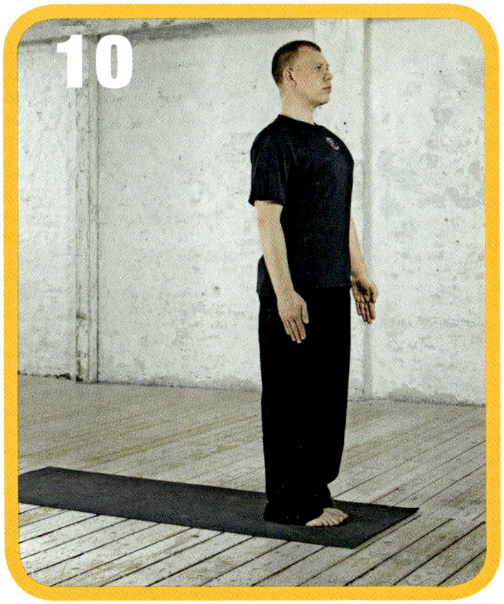

BERGHALTUNG

Ausatmen, Arme sinken lassen.

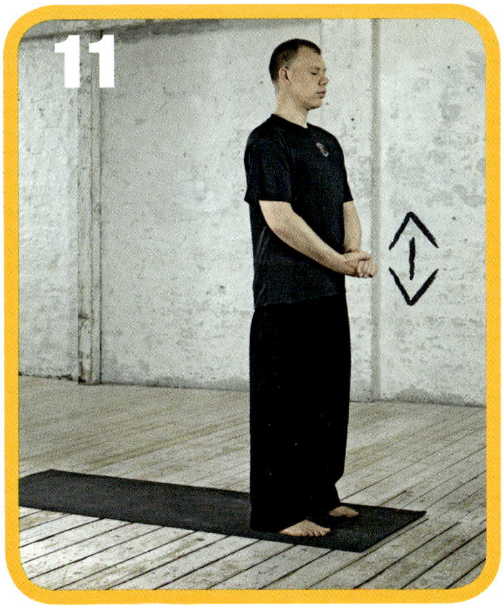

HARA AWAKENING

Handflächen schließen, Luftkissen zwischen den Händen bilden, Hände vor dem Körperzentrum (Hara) leicht auf- und abbewegen. 1 bis 2 Minuten.

Auf einen Blick: Die Grundsequenz

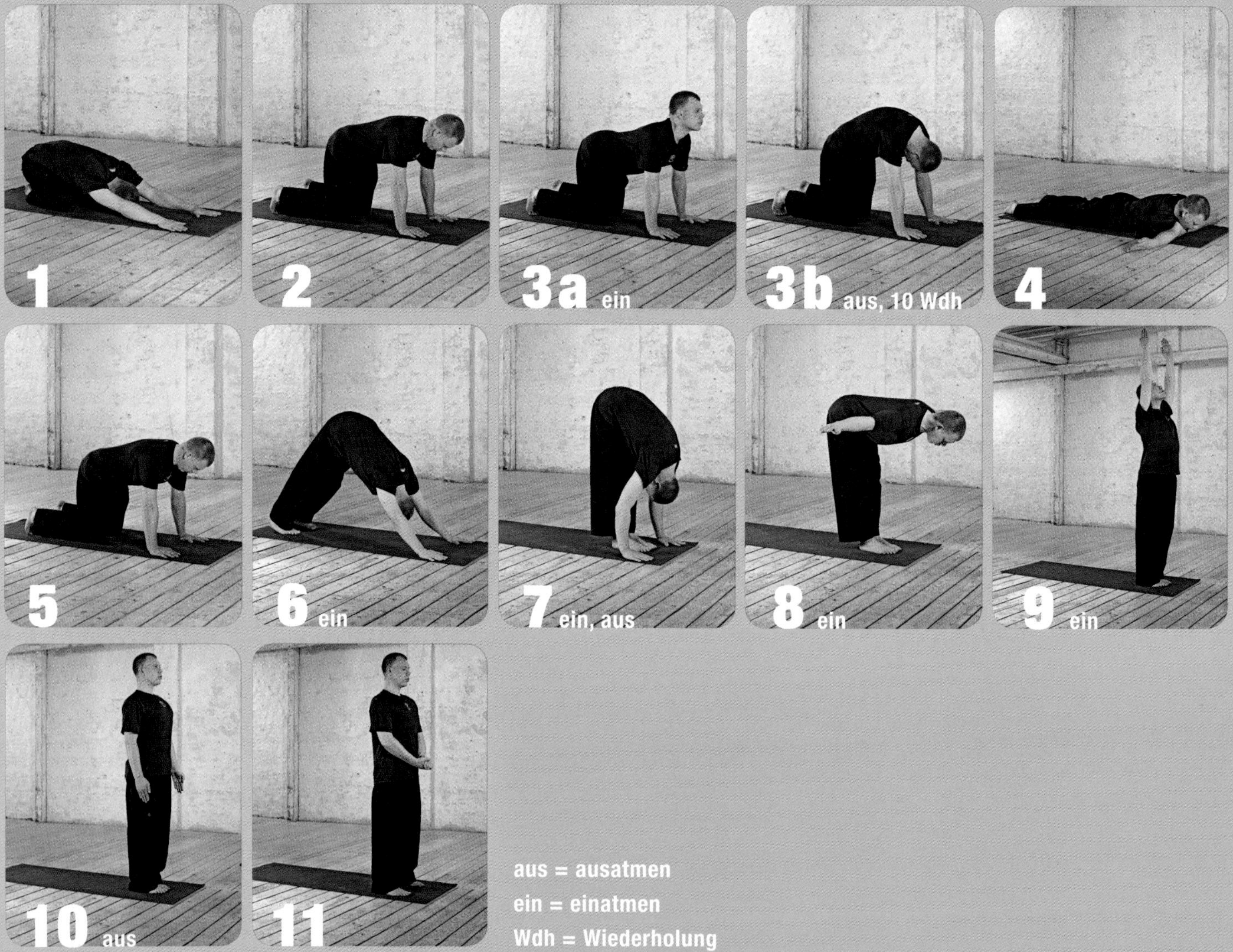

aus = ausatmen
ein = einatmen
Wdh = Wiederholung

2. Sonnengruß-Sequenz

Der Sonnengruß ist ein in sich geschlossenes Workout. Er sorgt dafür, dass euch warm wird und ihr so langsam in Bewegung kommt. Er kräftigt den gesamten Körper und macht ihn geschmeidig. Wie bei jedem guten Aufwärmtraining werden hier fast alle Bewegungen des späteren Workouts vorweggenommen und mit geringer Intensität ausgeführt. Es gibt sehr viele verschiedene Formen des Sonnengrußes. Das hier ist meine Variante für Männer. Kraft in Schultern und Armen habt ihr wahrscheinlich schon. Wenn nicht, bekommt ihr sie mit dieser Sonnengruß-Sequenz. Ihr könnt sie so oft wiederholen, wie ihr wollt. In meiner Lehrerausbildung haben wir 108 dieser Sequenzen am Stück gemacht. Ist auch nicht schlecht, zum Aufwärmen reichen aber drei Wiederholungen.

Der Sonnengruß ist eine Art Ritual, mit dem man sich auf die beginnende Yoga-Praxis einstimmt. Wenn ihr ihn erst einmal auswendig drauhabt, werdet ihr merken, dass man das Ganze fast meditativ ausführen kann. Es entspricht in etwa den festgelegten Formen im Kampfsport. In Japan heißen diese vorgeschriebenen Folgen *Kata*. Damit schaltet ihr störende Gedanken aus, die ihr aus eurem Alltag mitgebracht habt, und kommt ganz zu euch selbst.

Der Sonnengruß heißt so, weil man diese Bewegungssequenz als Verbeugung vor der Sonne sehen kann. Egal, ob ihr die Sonne nun grüßen wollt oder nicht – eine Verbindung zwischen Himmel und Erde stellt ihr mit dieser Übungsfolge auf jeden Fall her.

Und falls ihr mal mit mir in einem Flugzeug sitzen solltet, wundert euch nicht. Ich mache den Sonnengruß nämlich auch auf langen Flügen.

WICHTIGE HINWEISE ZUR TECHNIK

Achtet bei der Position »Deckung« (7) darauf, dass die Arme dicht am Brustkasten anliegen und dass sich der Körper parallel zum Fußboden befindet. Wenn ihr diese Position nicht halten könnt, lasst die Knie zum Boden sinken und stützt sie dort ab. Atmet in jedem Fall ruhig und gleichmäßig und lasst die Bewegungen mit jedem Atemzug beginnen und am Ende eines jeden Atemzuges in der Endposition ankommen.

Wenn ihr Probleme im unteren Rücken habt, seid vorsichtig bei den Übergängen. Legt euch in der Position »Deckung« (7) lieber auf den Boden. Macht den »Heraufschauenden Hund« (8) nicht ganz so wie abgebildet, sondern hebt Kinn und Brust nur so weit an, wie es eben geht. Macht dann weiter mit dem »Brett« (10). Falls ihr in der Position »Herabschauender Hund« (11) die Beine nicht strecken könnt, haltet sie leicht gebeugt.

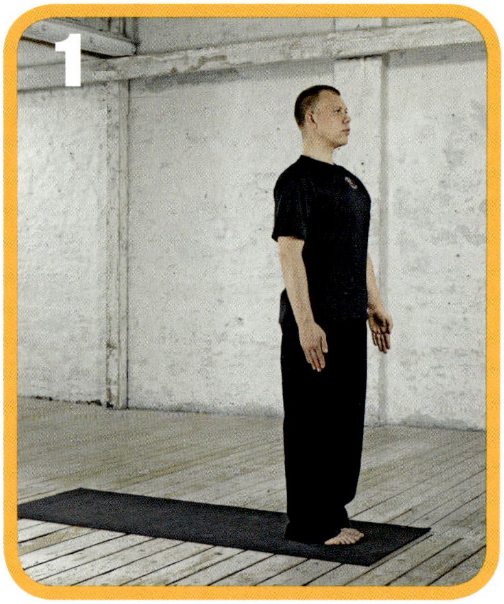

BERGHALTUNG
Gerade hinstellen, Spannung in den Fußsohlen, Arme neben dem Körper, Brustkasten angehoben, Kinn parallel zum Boden, ausatmen.

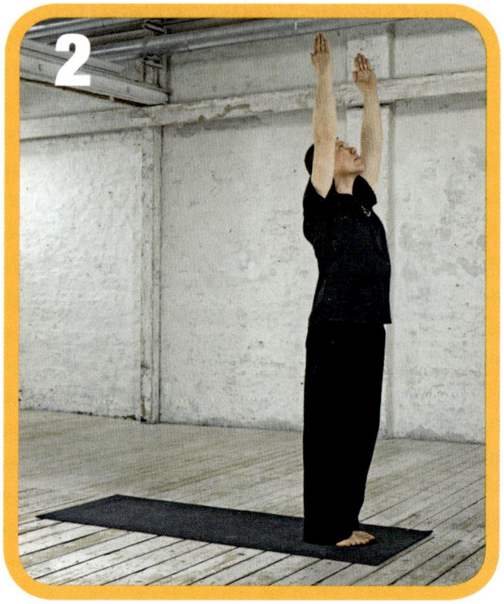

BERGHALTUNG (ARME OBEN)
Einatmen, Arme nach oben, die Handflächen zeigen zueinander.

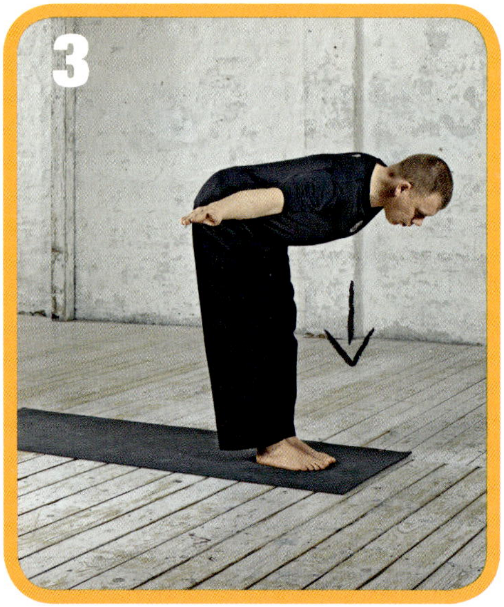

ÜBERGANG
Ausatmen, nach vorn beugen, Rücken gerade, Arme zur Seite strecken.

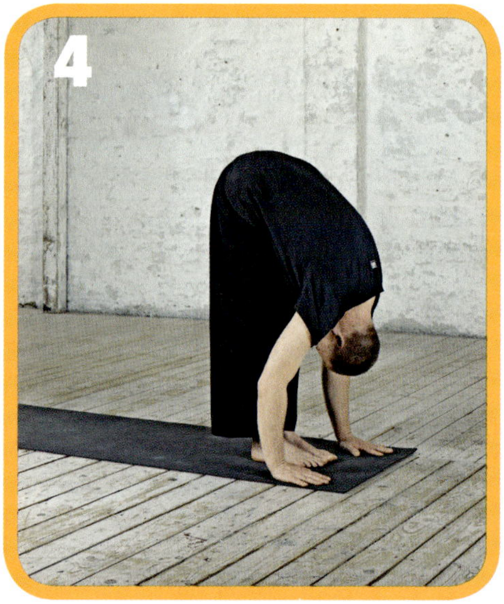

VORWÄRTSBEUGE
Weiter ausatmen, Oberkörper ganz beugen, Kinn Richtung Knie, Hände Richtung Boden.

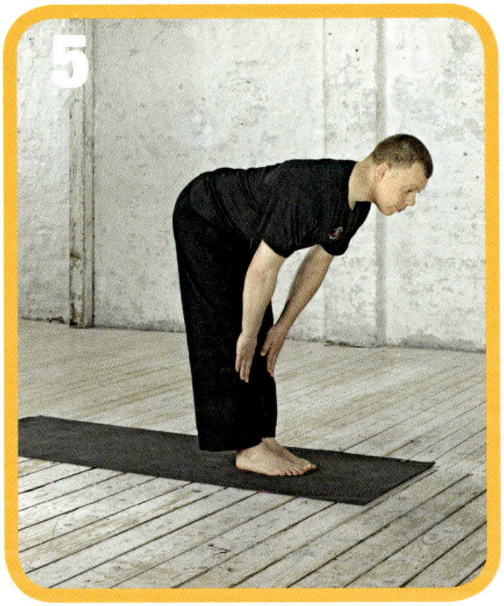

FLATBACK

Einatmen, Hände auf die Knie oder den Boden, Rücken gerade.

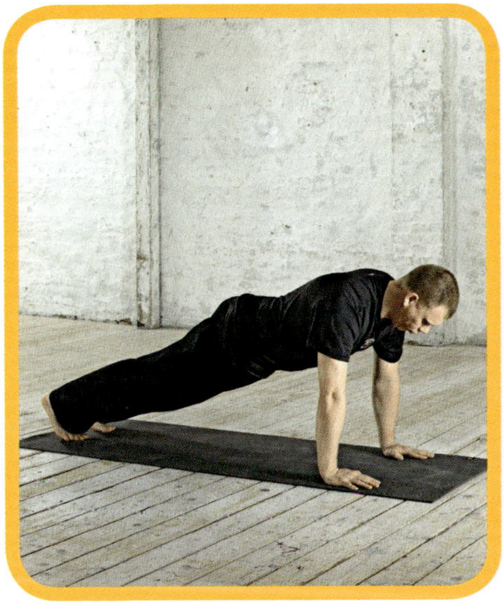

BRETT

Ausatmen, Beine zurücksetzen, Füße hüftbreit, Bauch nach innen ziehen, Rücken gerade.

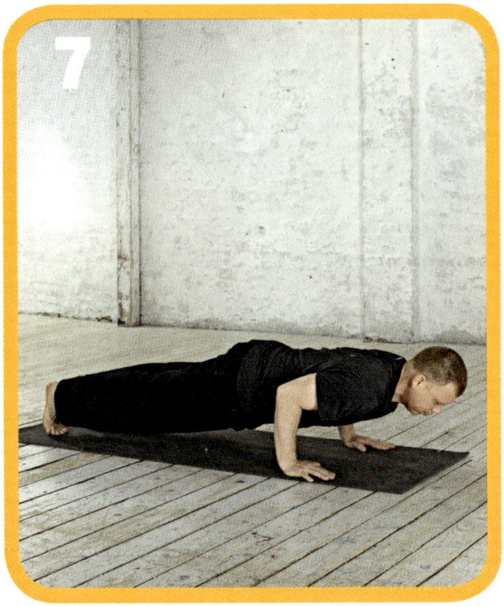

DECKUNG

Weiter ausatmen, alles so lassen, nur die Oberarme parallel zum Boden senken, die Ellenbogen bleiben dicht am Brustkasten. Wichtig: Spannung halten, das heißt, der gesamte Körper ist bretthart.

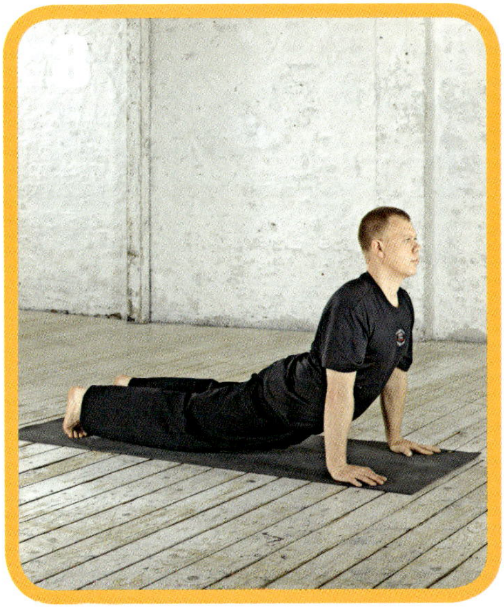

HERAUFSCHAUENDER HUND

Einatmen, Arme strecken, Brustkasten zwischen die Oberarme, Spannung in den Beinen, Blick nach vorn.

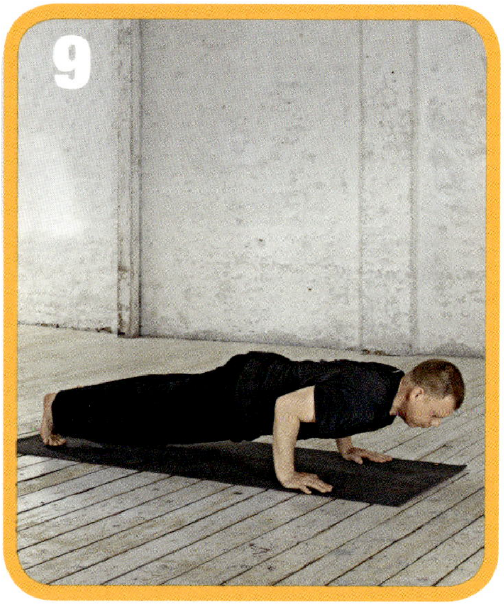

DECKUNG

Ausatmen, Arme parallel zum Boden senken, Körper bretthart.

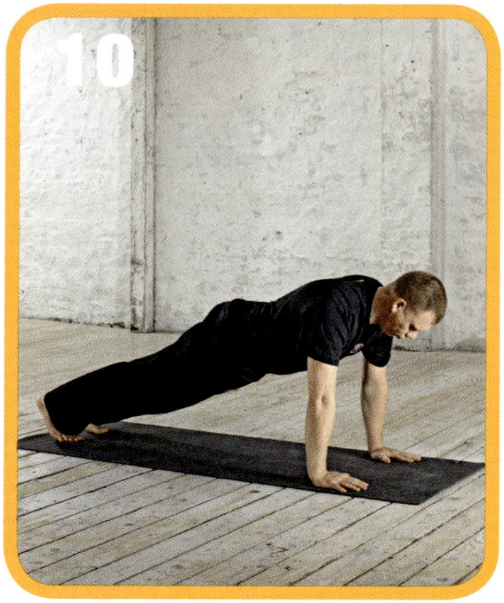

BRETT

Einatmen, Arme strecken.

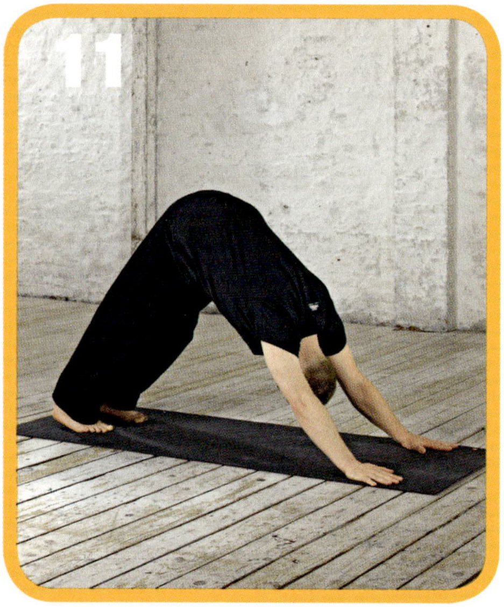

HERABSCHAUENDER HUND

Ausatmen, Gesäß zurück und nach oben schieben, Arme und Oberkörper in einer Linie, Beine gestreckt.

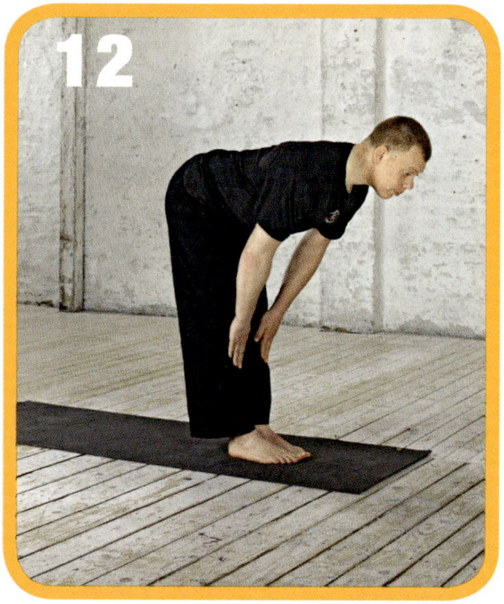

FLATBACK

Einatmen, beide Füße nach vorn zwischen die Hände, Hände am Boden oder auf den Knien, Rücken gerade.

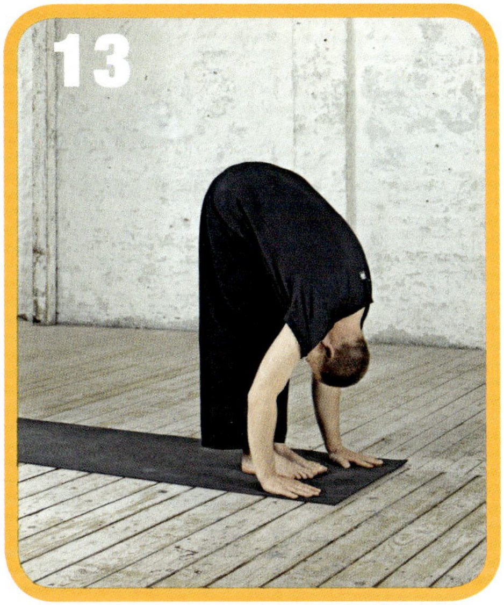

VORWÄRTSBEUGE

Ausatmen, Kinn zum Knie, Hände Richtung Boden.

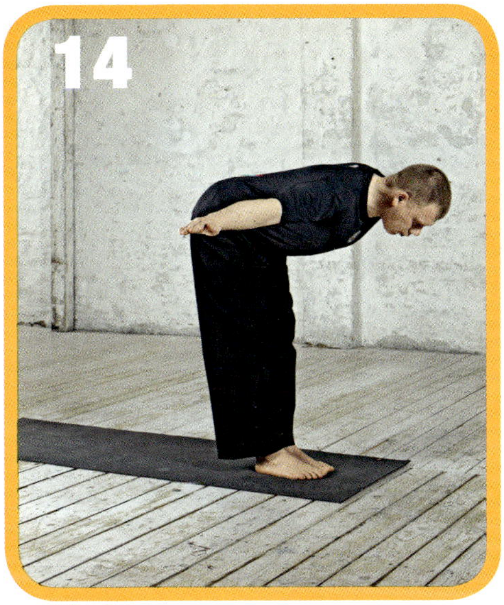

ÜBERGANG

Einatmen, Rücken bleibt gerade, Arme zur Seite führen, aufrichten.

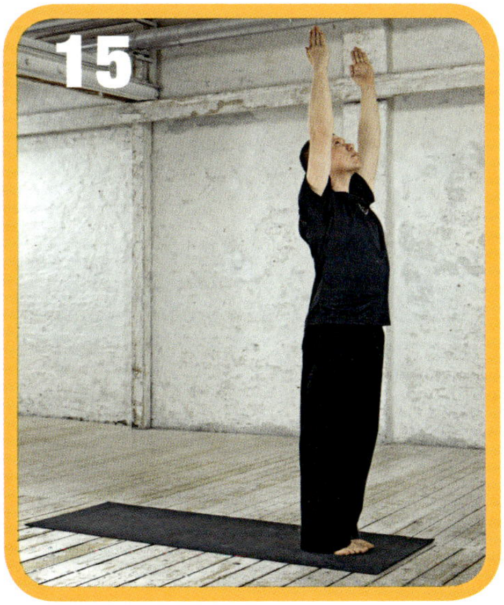

BERGHALTUNG (ARME OBEN)

Weiter einatmen, gerade aufrichten, Arme nach oben, Handflächen zeigen zueinander. Blick nach oben.

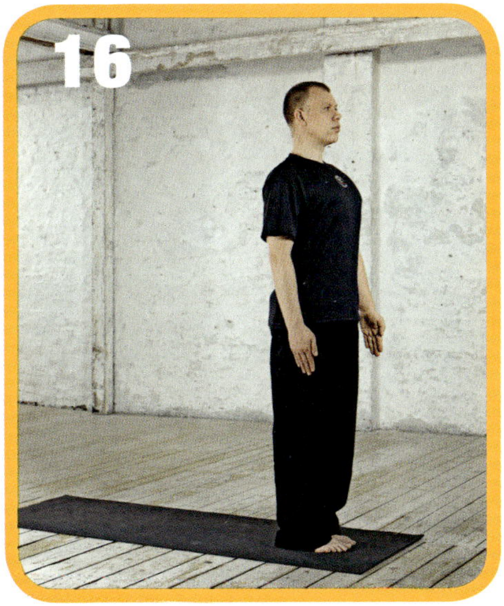

BERGHALTUNG

Ausatmen, Arme absenken, Hände neben dic Hüften.

Auf einen Blick: Die Sonnengruß-Sequenz

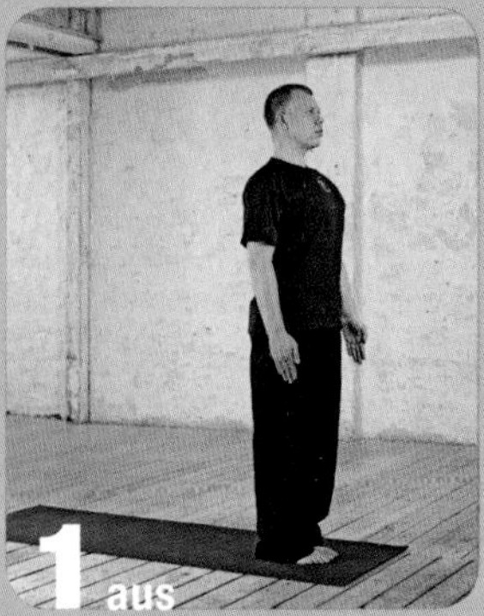

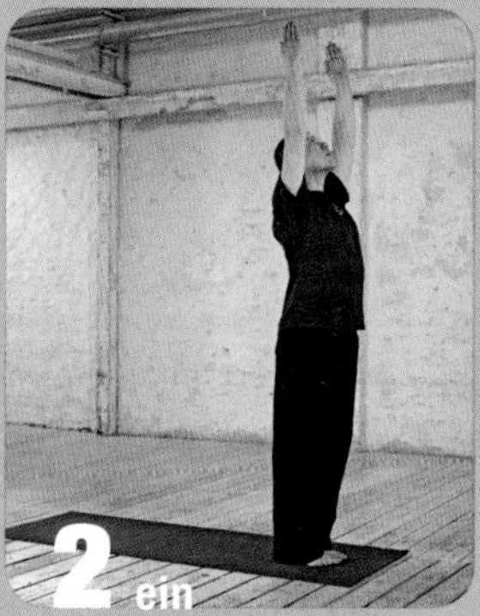

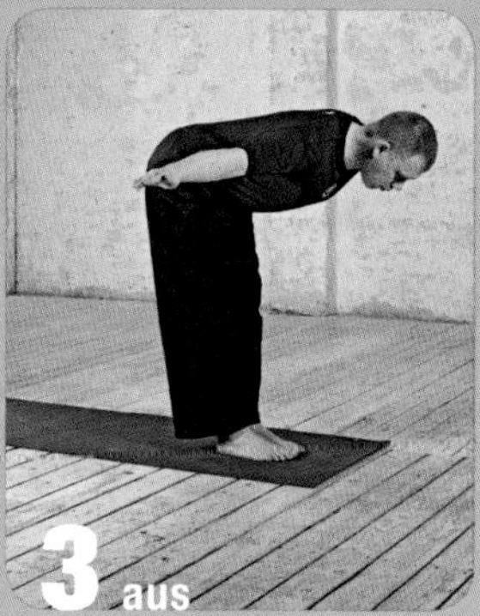

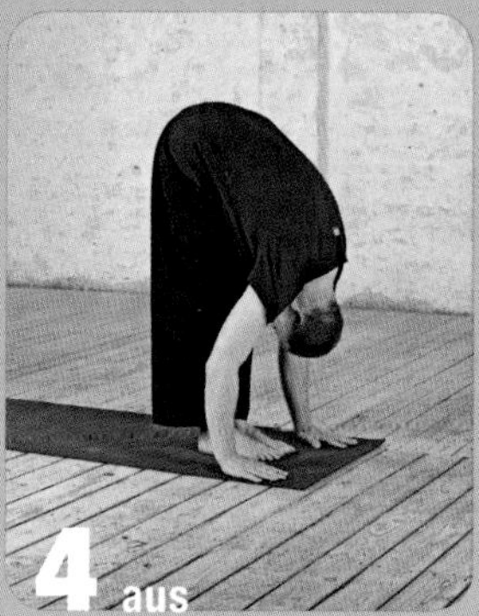

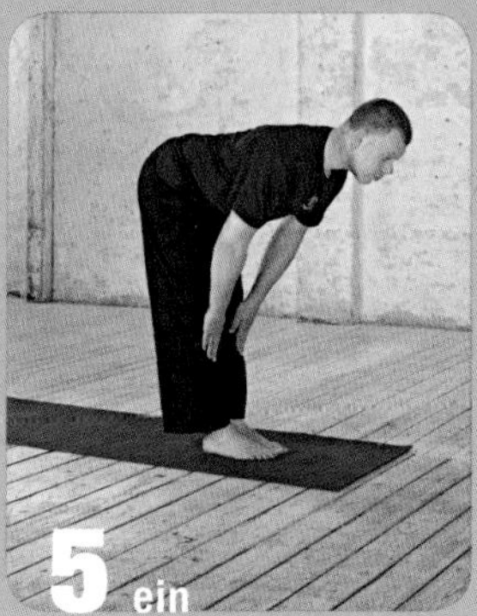

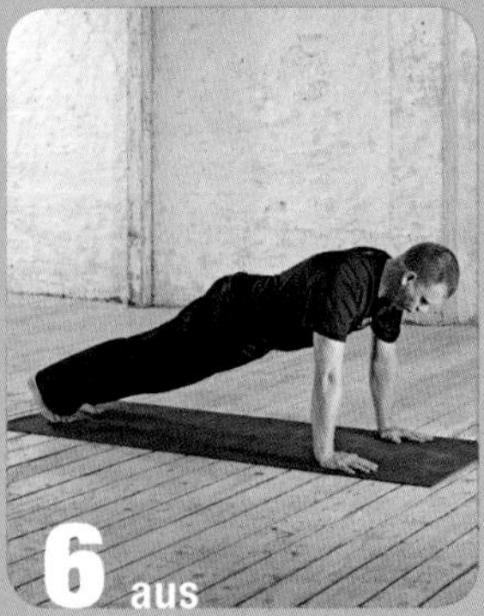

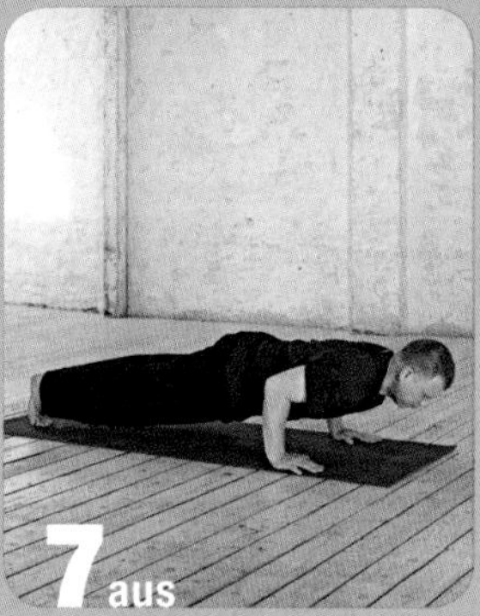

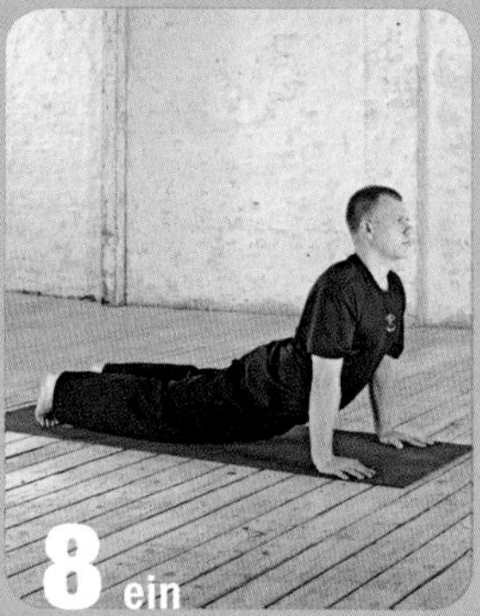

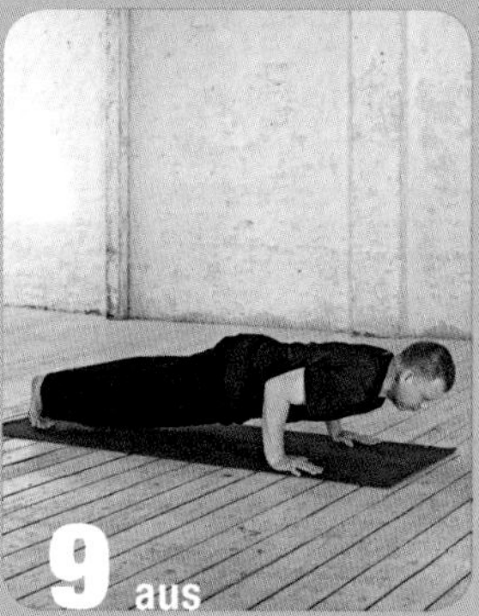

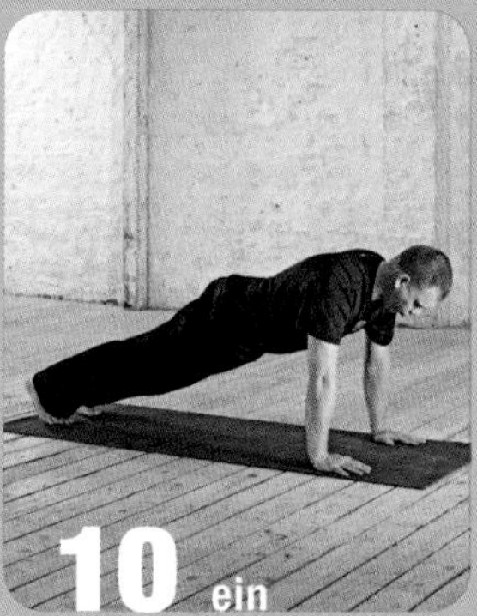

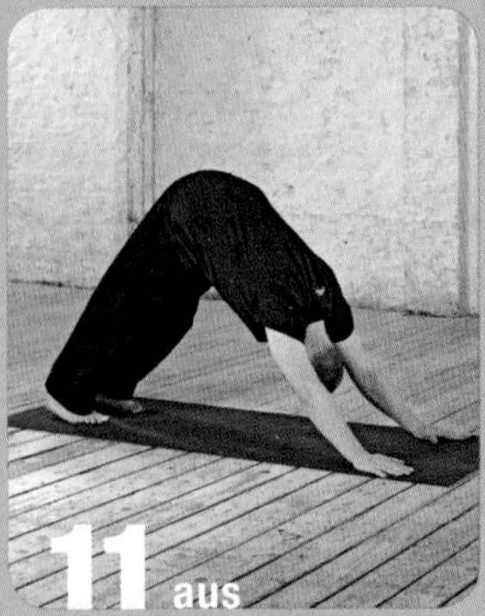

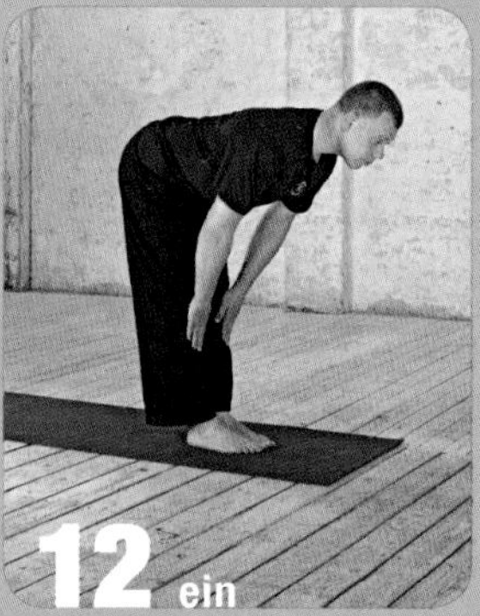

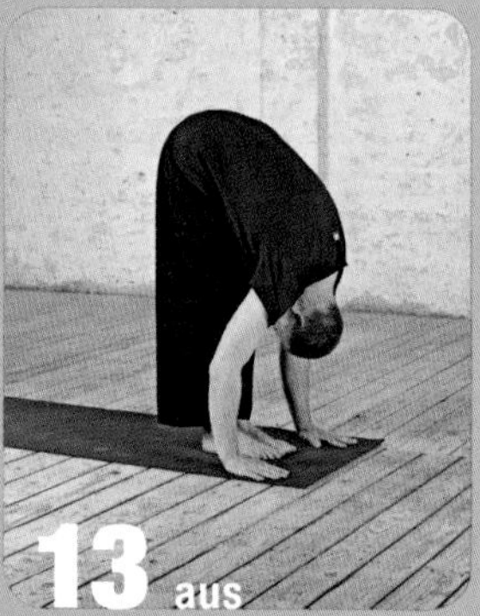

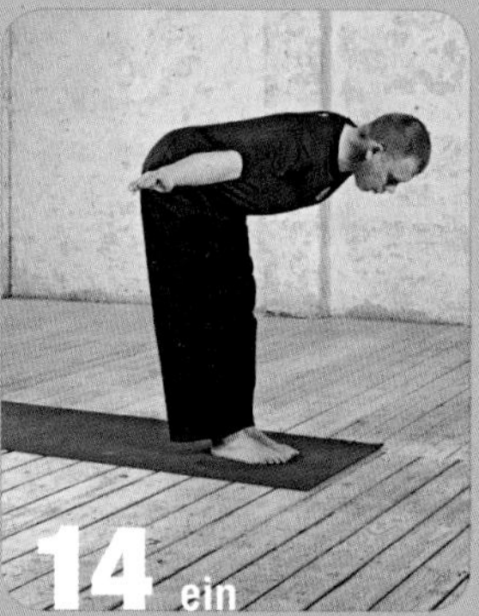

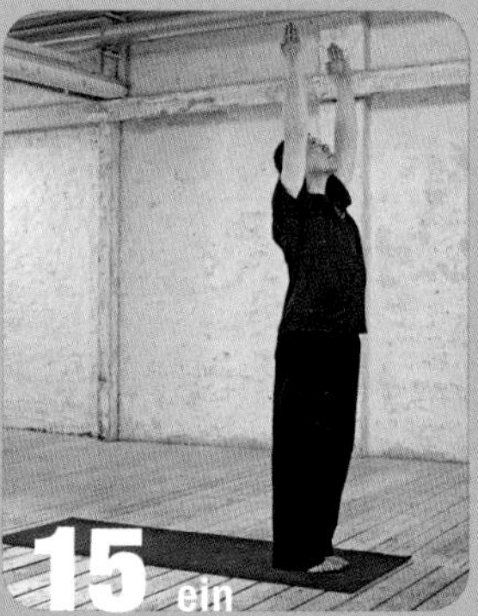

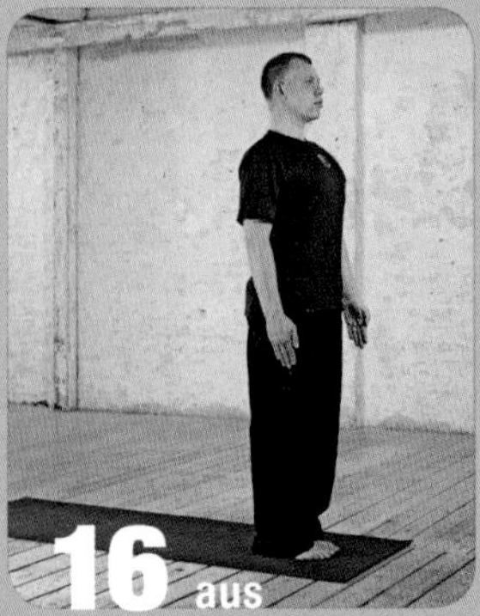

aus = ausatmen
ein = einatmen

3. Kriegersequenz

Die Kriegersequenz ist eine Abfolge stehender Haltungen. Sie sind anstrengend und fordernd. Führt sie so aus, dass ihr immer gleichmäßig und ruhig atmen könnt. Dies ist das oberste Ziel. Wenn ihr die Atemzüge nicht so lange halten könnt wie hier beschrieben, verkürzt sie ein wenig. Falls ihr aus der Haltung fallt – macht nichts. Geht dann einfach noch einmal hinein und macht weiter.

Diese Positionen wirken anregend auf eure Blutzirkulation und erweitern das Lungenvolumen, wenn ihr richtig atmet. Die Muskulatur eurer Beine und Füße wird gestärkt, ebenso wie alle Muskeln, die den Rumpf aufrichten.

WICHTIGE HINWEISE ZUR TECHNIK

Aktiviert immer eure Füße. Das Fußgewölbe soll sichtbar sein, das heißt, unter der Fußsohle ist ein kleiner Bogen zu sehen. Eure Beine sind immer leicht angespannt und stabil. Wenn ihr mit den Händen nicht auf den Boden kommt, legt oder stellt etwas darunter, zum Beispiel ein Buch oder einen Hocker.

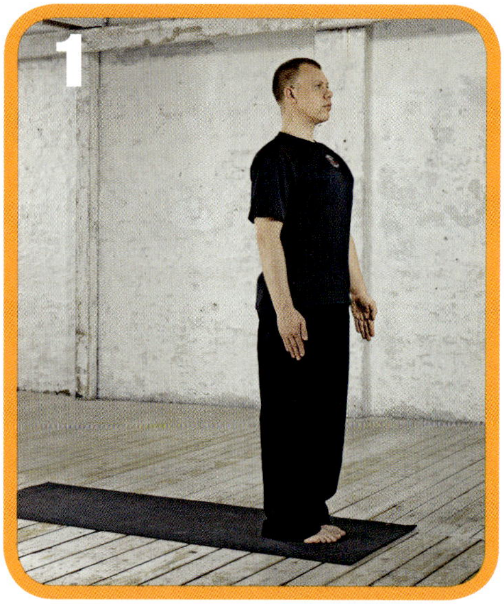

BERGHALTUNG

Gerade hinstellen, Spannung in der Fußsohle, Arme neben dem Körper, Brustkasten angehoben, Kinn parallel zum Boden, ausatmen.

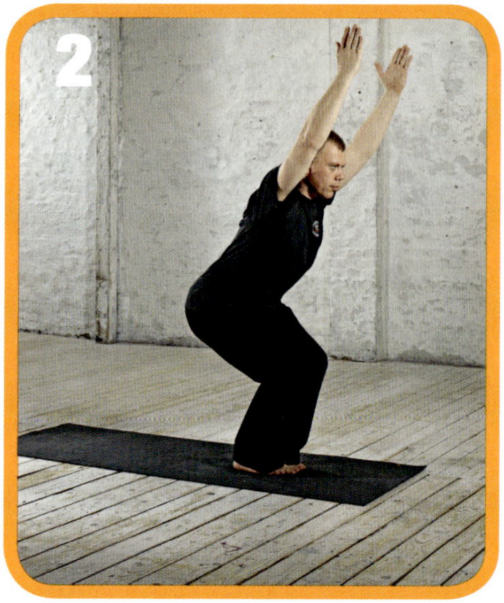

BLITZ

Einatmen, Beine beugen, Oberkörper steht im 90-Grad-Winkel zu Oberschenkeln, Handflächen zeigen zueinander.

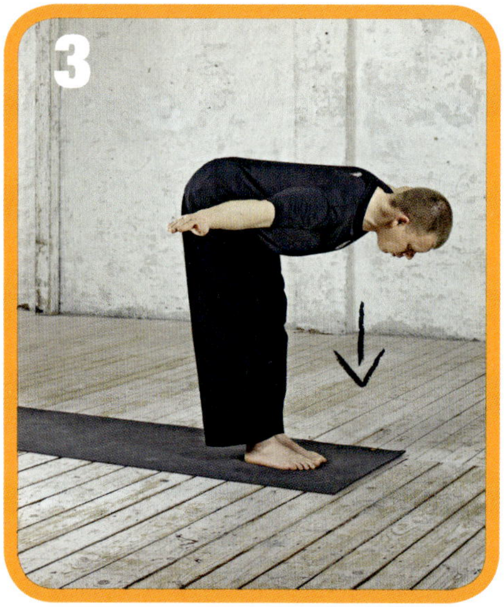

ÜBERGANG

Ausatmen, vorwärts beugen, Rücken gerade, Beine strecken sich, Arme zur Seite.

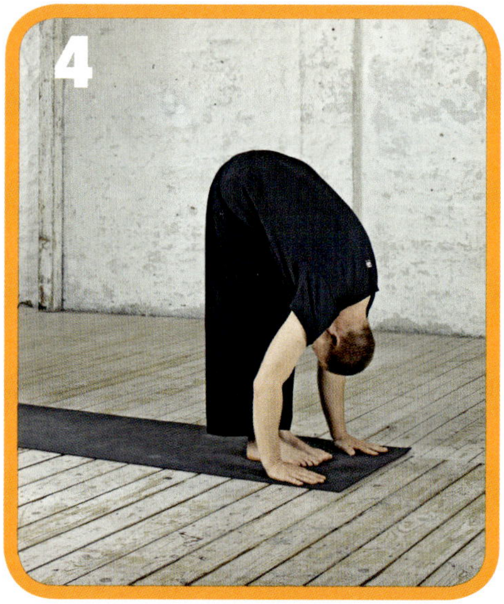

VORWÄRTSBEUGE

Weiter ausatmen, Oberkörper ganz beugen, Kinn Richtung Knie, Hände Richtung Boden.

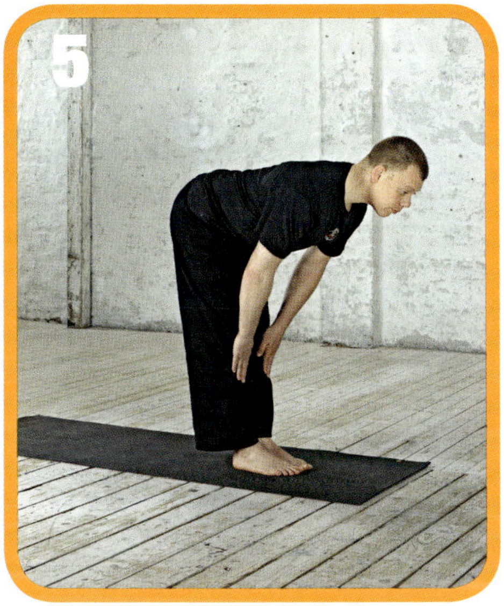

FLATBACK

Einatmen, Hände auf die Knie oder den Boden, Rücken gerade.

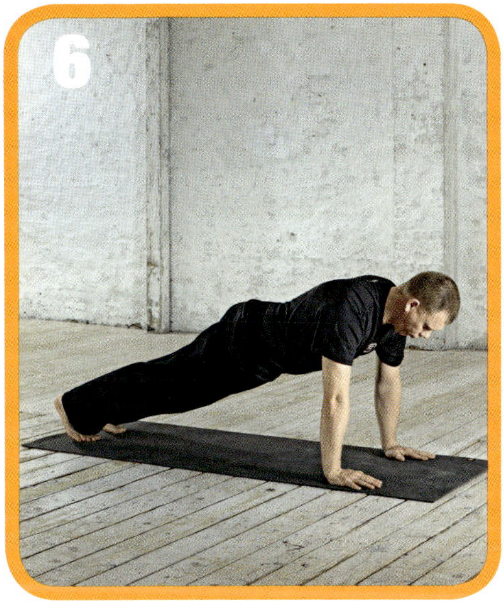

BRETT

Ausatmen, Beine zurücksetzen, Füße hüftbreit, Bauch nach innen ziehen, Rücken gerade.

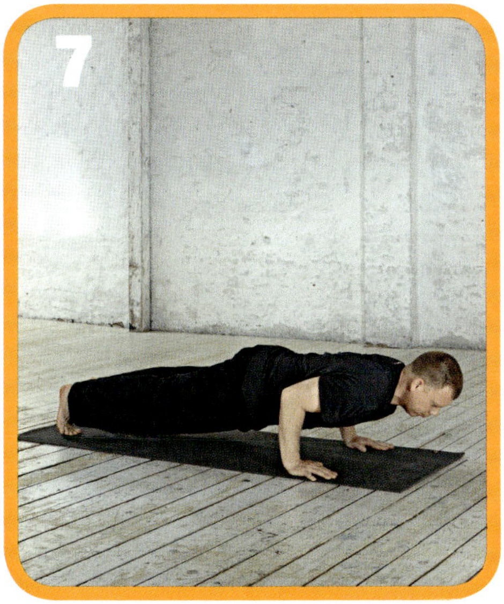

DECKUNG

Weiter ausatmen, alles so lassen, nur die Oberarmc parallel zum Boden senken, Ellenbogen dicht am Brustkasten, Körper bretthart.

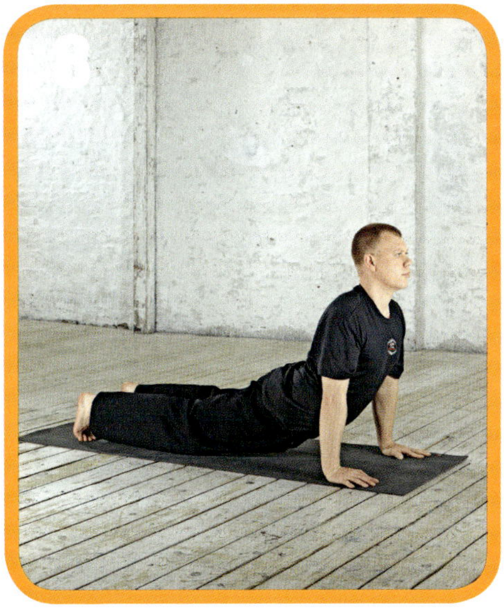

HERAUFSCHAUENDER HUND

Einatmen, Arme strecken, Brustkasten zwischen die Oberarme, Spannung in den Beinen, nach vorn schauen.

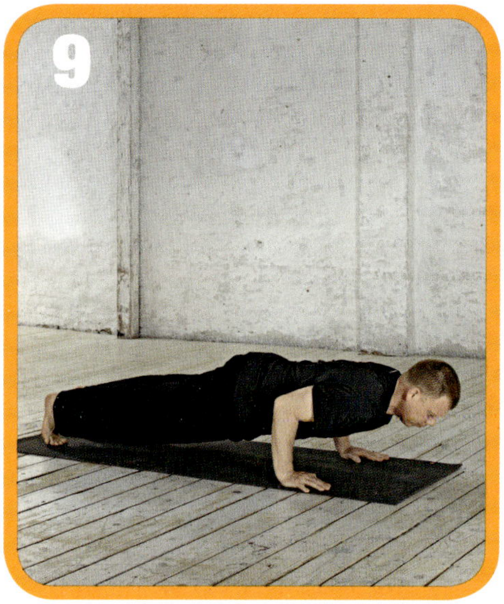

DECKUNG

Ausatmen, Arme parallel zum Boden senken, Körper bretthart.

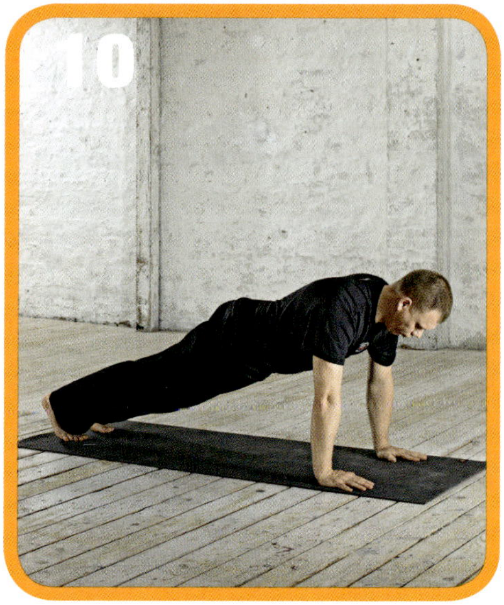

BRETT

Einatmen, Arme strecken.

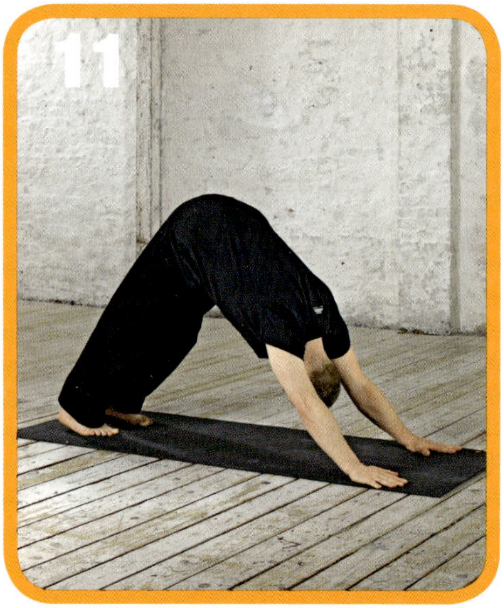

HERABSCHAUENDER HUND

Ausatmen, Gesäß zurück und nach oben schieben, Arme und Oberkörper in einer Linie, Beine gestreckt.

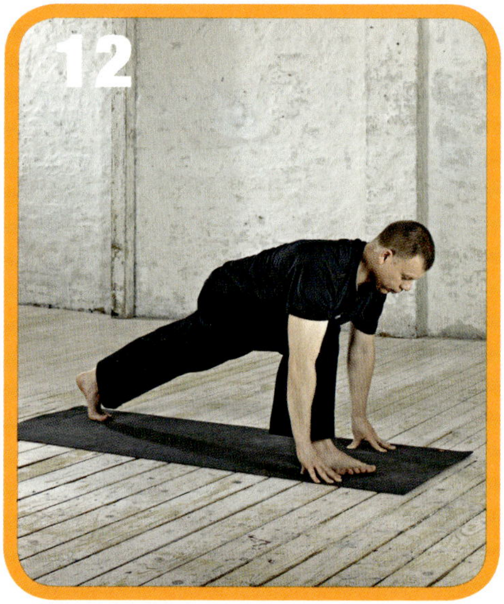

AUSFALLSCHRITT

Einatmen, rechter Fuß in einer Bewegung zwischen die Hände, hinteres Bein lang.

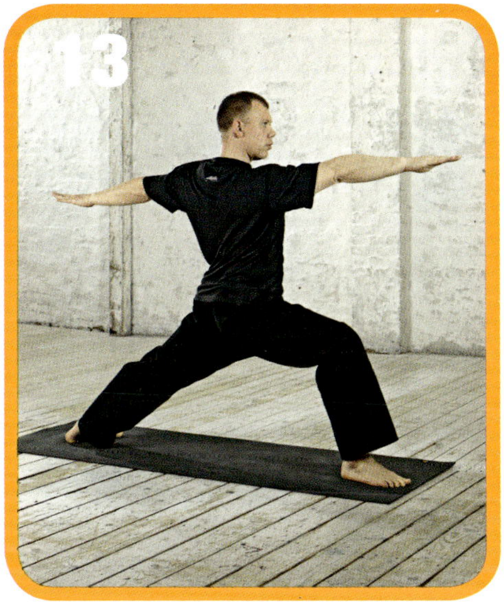

KRIEGER 2

Weiter einatmen, Oberkörper aufrichten, hintere Ferse abstellen, Arme streben auseinander, Blick geht nach vorn. Fünf Atemzüge lang halten.

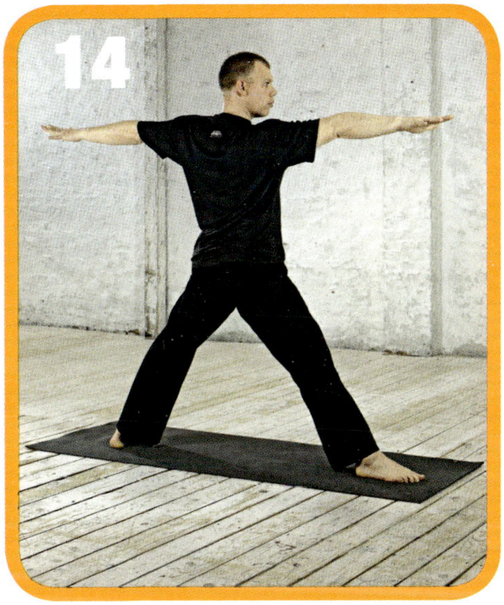

KRIEGER 2, GESTRECKTES BEIN

Einatmen, alles so lassen, rechtes Bein strecken.

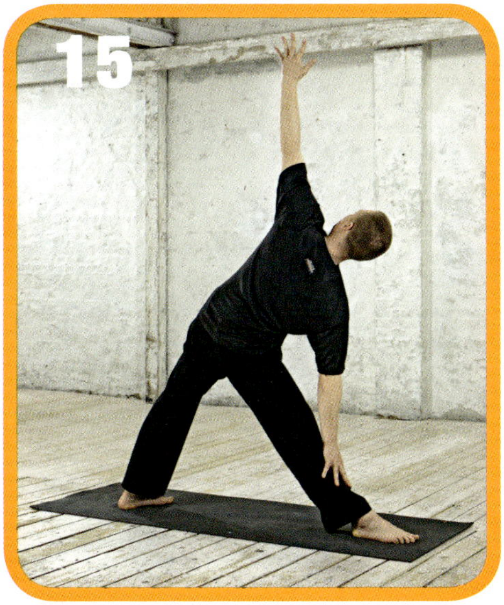

DREIECK

Ausatmen, rechte Hand auf dem Schienbein absetzen, linken Arm nach oben, über den linken Daumen nach oben schauen. Fünf Atemzüge lang halten.

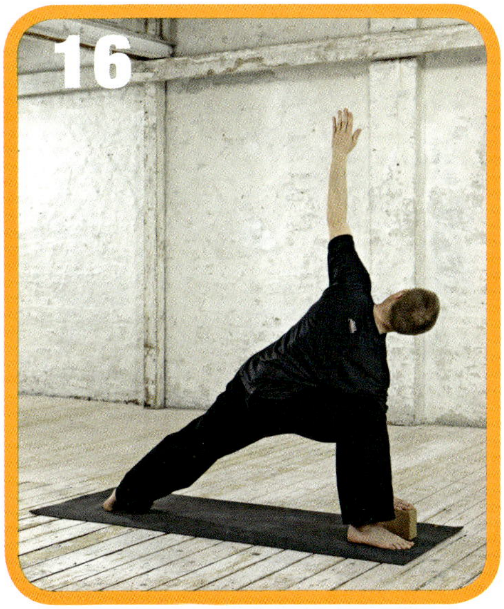

FLANKENDEHNUNG

Ausatmen, rechtes Bein beugen, rechte Hand an der Innenseite des rechten Fußes absetzen. Fünf Atemzüge lang halten.

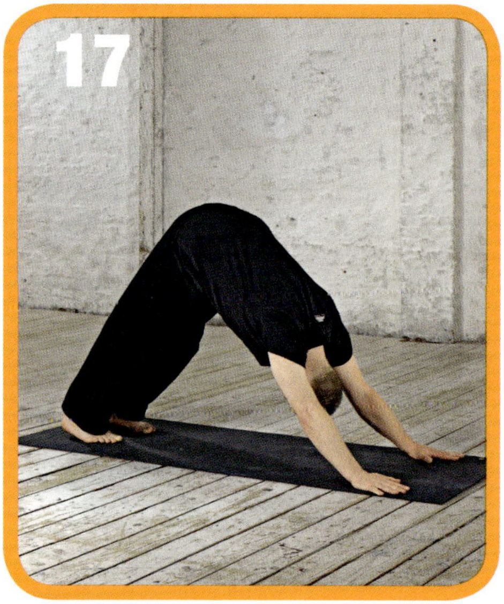

HERABSCHAUENDER HUND

Ausatmen, linke Hand am Boden absetzen, rechtes Bein neben das linke zurücksetzen, Gesäß nach hinten und oben. Fünf Atemzüge lang halten.

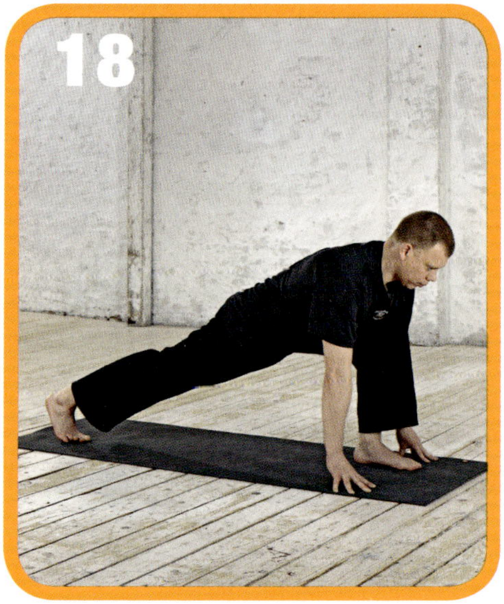

AUSFALLSCHRITT

Einatmen, linken Fuß in einer Bewegung zwischen die Hände, hinteres Bein lang.

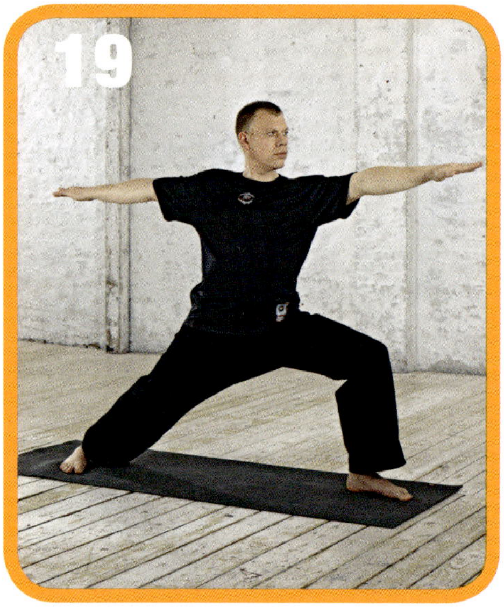

KRIEGER 2

Weiter einatmen, Oberkörper aufrichten, hintere Ferse abstellen, Arme streben auseinander, Blick geht nach vorn. Fünf Atemzüge lang halten.

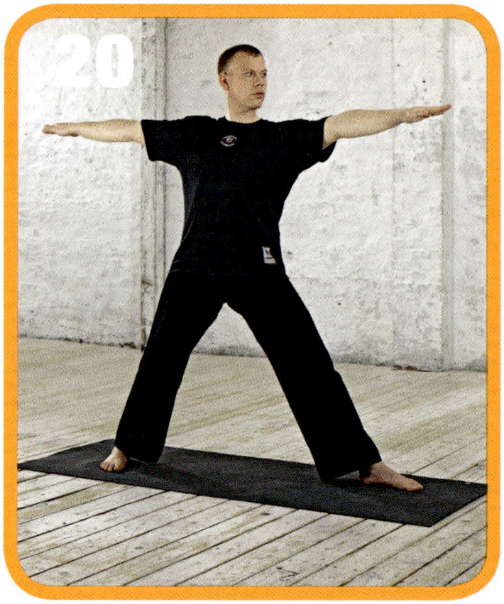

KRIEGER 2, GESTRECKTES BEIN

Einatmen, alles so lassen, linkes Bein strecken.

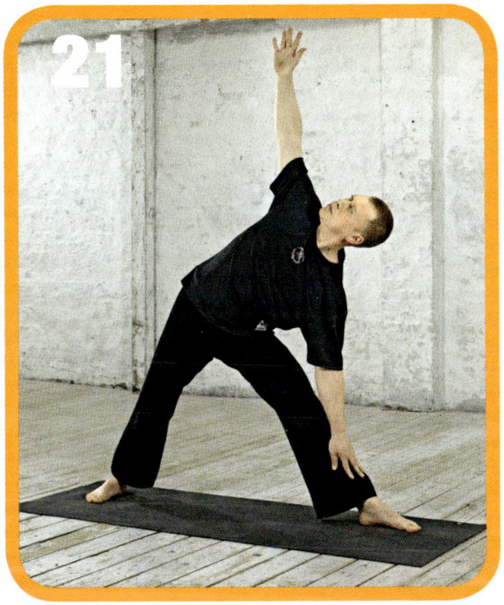

DREIECK

Ausatmen, linke Hand auf dem Schienbein absetzen, rechten Arm nach oben, über den rechten Daumen nach oben schauen. Fünf Atemzüge lang halten.

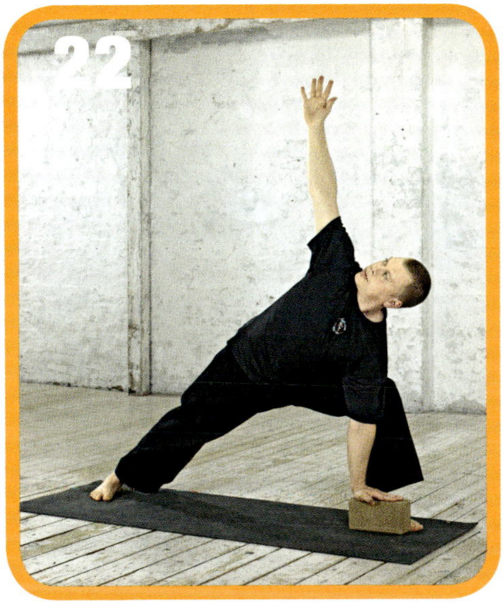

FLANKENDEHNUNG

Ausatmen, linkes Bein beugen, linke Hand an der Innenseite des linken Fußes absetzen. Fünf Atemzüge lang halten.

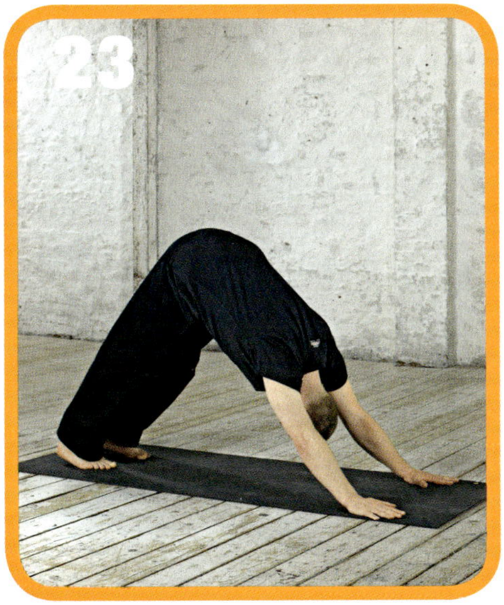

HERABSCHAUENDER HUND

Ausatmen, rechte Hand am Boden absetzen, linkes Bein neben das rechte zurücksetzen, Gesäß nach hinten und oben. Fünf Atemzüge lang halten.

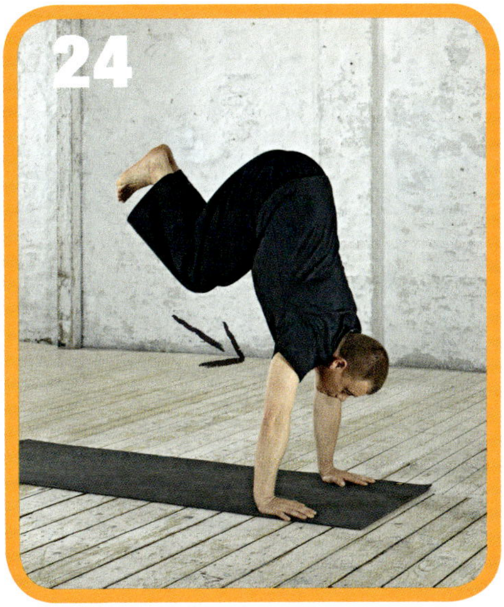

FLUG

Einatmen, mit geschlossenen Füßen nach vorn springen, Füße zwischen die Hände.

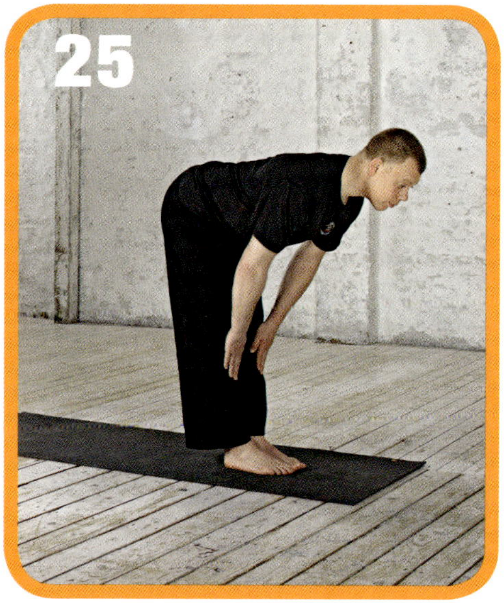

FLATBACK

Weiter einatmen, Hände auf die Knie oder den Boden, Rücken gerade.

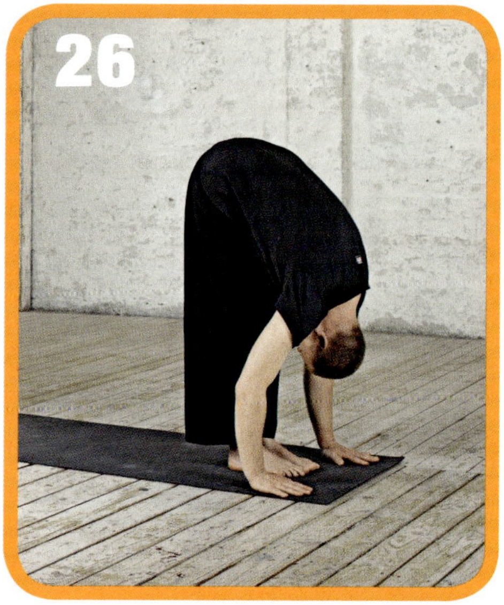

VORWÄRTSBEUGE

Ausatmen, Oberkörper nach unten beugen, Kinn Richtung Knie, Hände Richtung Boden.

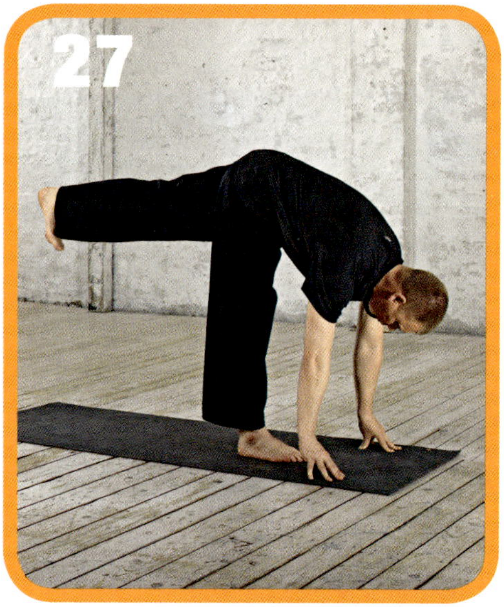

RÜCKWÄRTS-KICK

Einatmen, Oberkörper etwas aufrichten, Hände am Boden, linkes Bein anheben, Zehen sind angezogen. Drei Atemzüge lang halten.

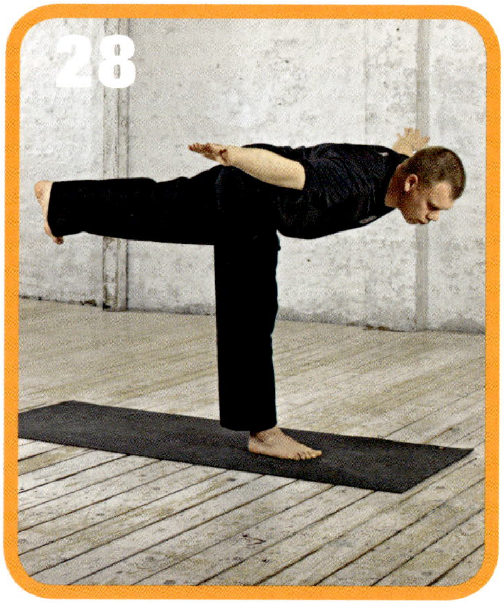

FLUGZEUG

Einatmen, Oberkörper parallel zum Boden anheben, Arme zur Seite strecken. Drei Atemzüge lang halten.

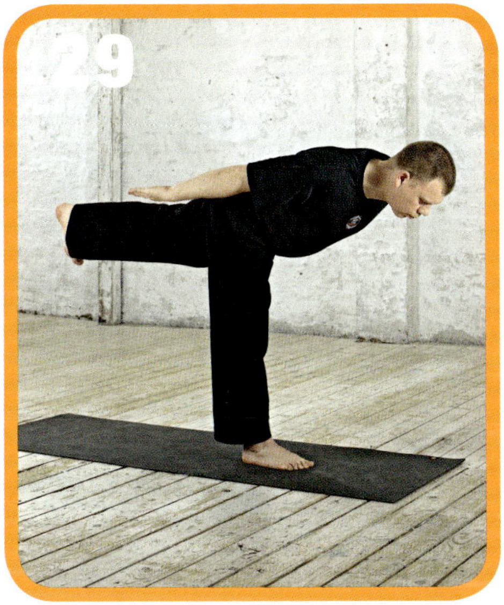

KRIEGER 3

Einatmen, Arme lang neben den Körper, Fingerspitzen zeigen nach hinten, Handflächen zeigen nach oben. Drei Atemzüge lang halten.

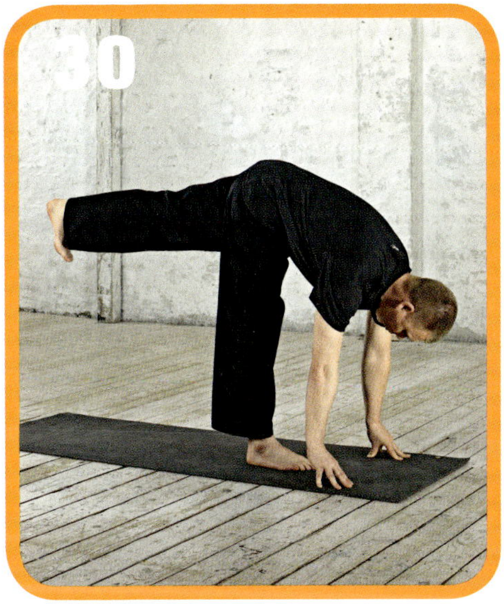

RÜCKWÄRTS-KICK

Ausatmen, nach vorn beugen, Hände zum Boden, linkes Bein bleibt angehoben.

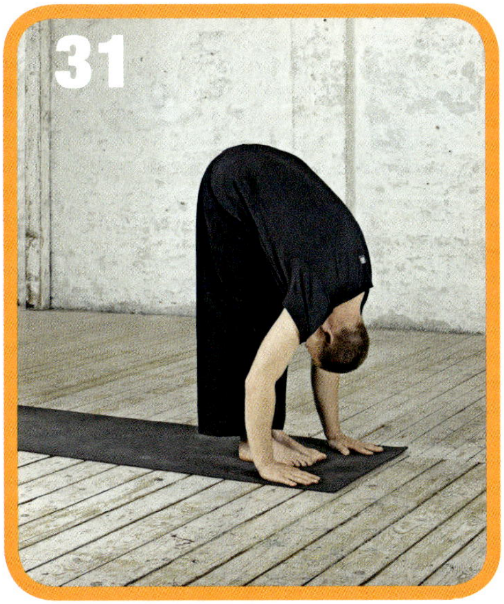

VORWÄRTSBEUGE

Nächste Ausatmung, linkes Bein absetzen, nach unten beugen. Drei Atemzüge lang halten.

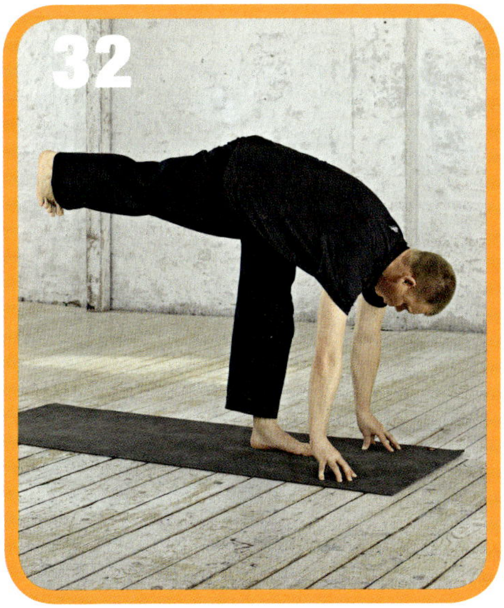

RÜCKWÄRTS-KICK

Einatmen, Oberkörper etwas aufrichten, Hände am Boden, rechtes Bein anheben, Zehen sind angezogen. Drei Atemzüge lang halten.

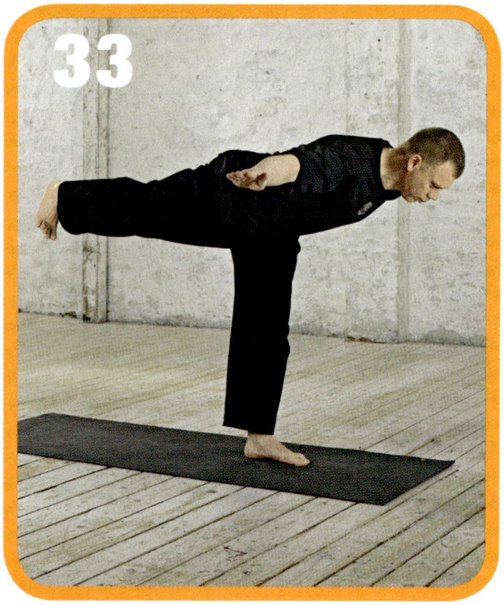

FLUGZEUG

Einatmen, Oberkörper parallel zum Boden anheben, Arme zur Seite strecken. Drei Atemzüge lang halten.

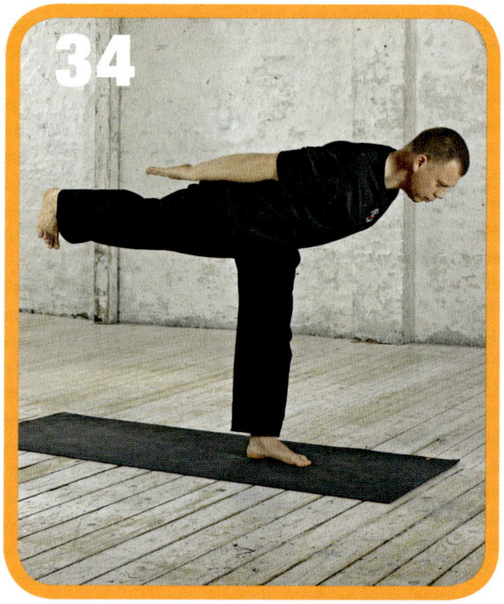

KRIEGER 3

Einatmen, Arme lang neben den Körper, Fingerspitzen zeigen nach hinten, Handflächen zeigen nach oben. Drei Atemzüge lang halten.

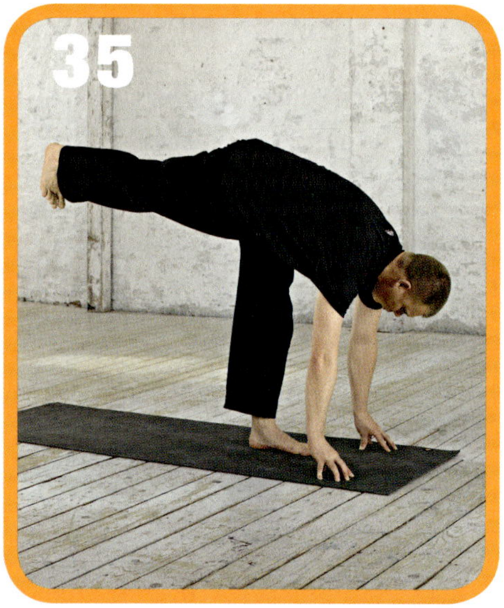

RÜCKWÄRTS-KICK

Ausatmen, nach vorn beugen, Hände zum Boden, rechtes Bein bleibt angehoben. Einatmen.

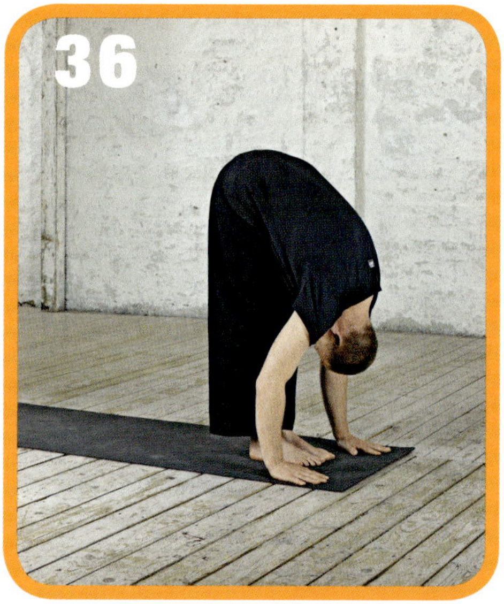

VORWÄRTSBEUGE

Ausatmen, rechtes Bein absetzen, nach unten beugen. Drei Atemzüge lang halten.

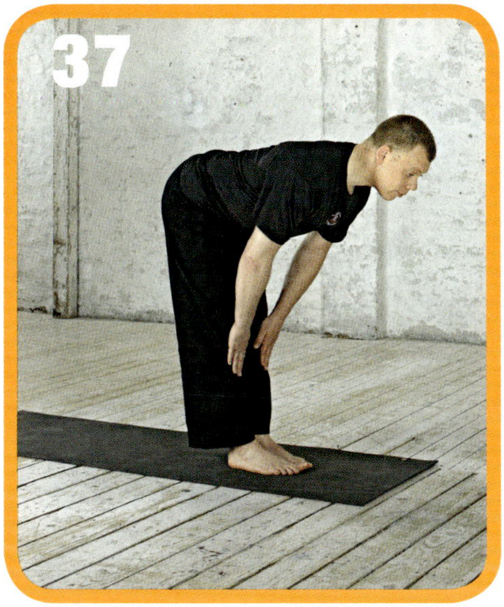

FLATBACK

Einatmen, Hände auf die Knie oder den Boden, Rücken gerade.

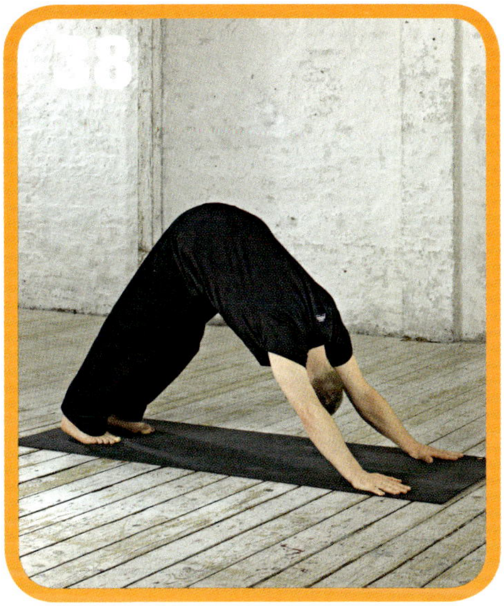

HERABSCHAUENDER HUND

Ausatmen, beide Beine zurücksetzen, Hände auf den Boden, Gesäß nach hinten und oben. Drei Atemzüge lang halten.

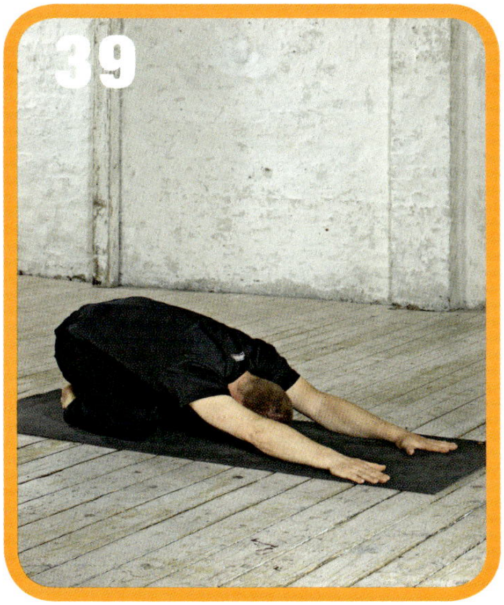

SICHERHEIT

Ausatmen, Unterschenkel und Zehen ablegen, Arme lang nach vorn, Finger spreizen, Stirn auf die Matte, Knie so weit wie nötig öffnen. Fünf Atemzüge lang halten.

Auf einen Blick: Die Krieger-Sequenz

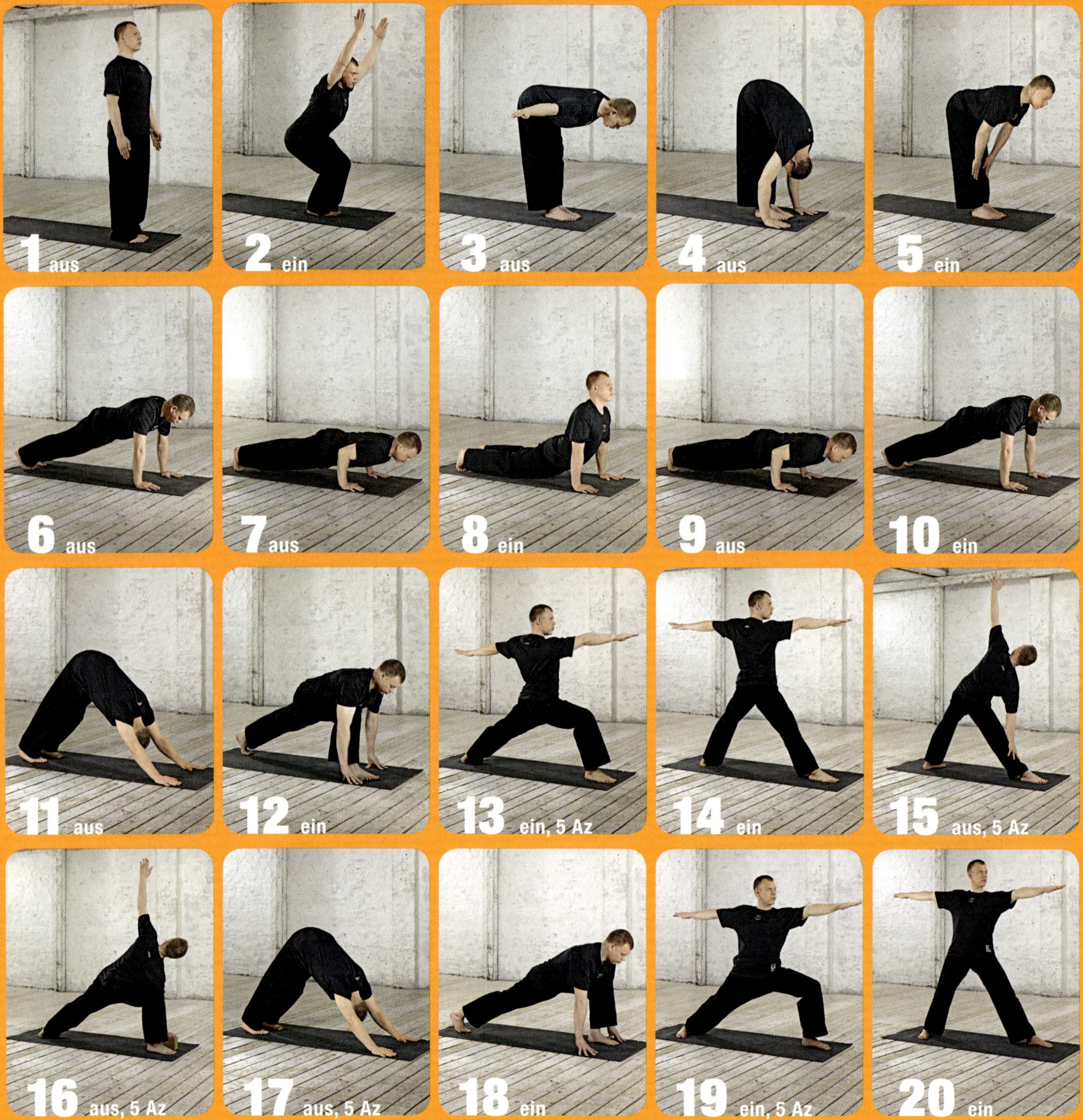

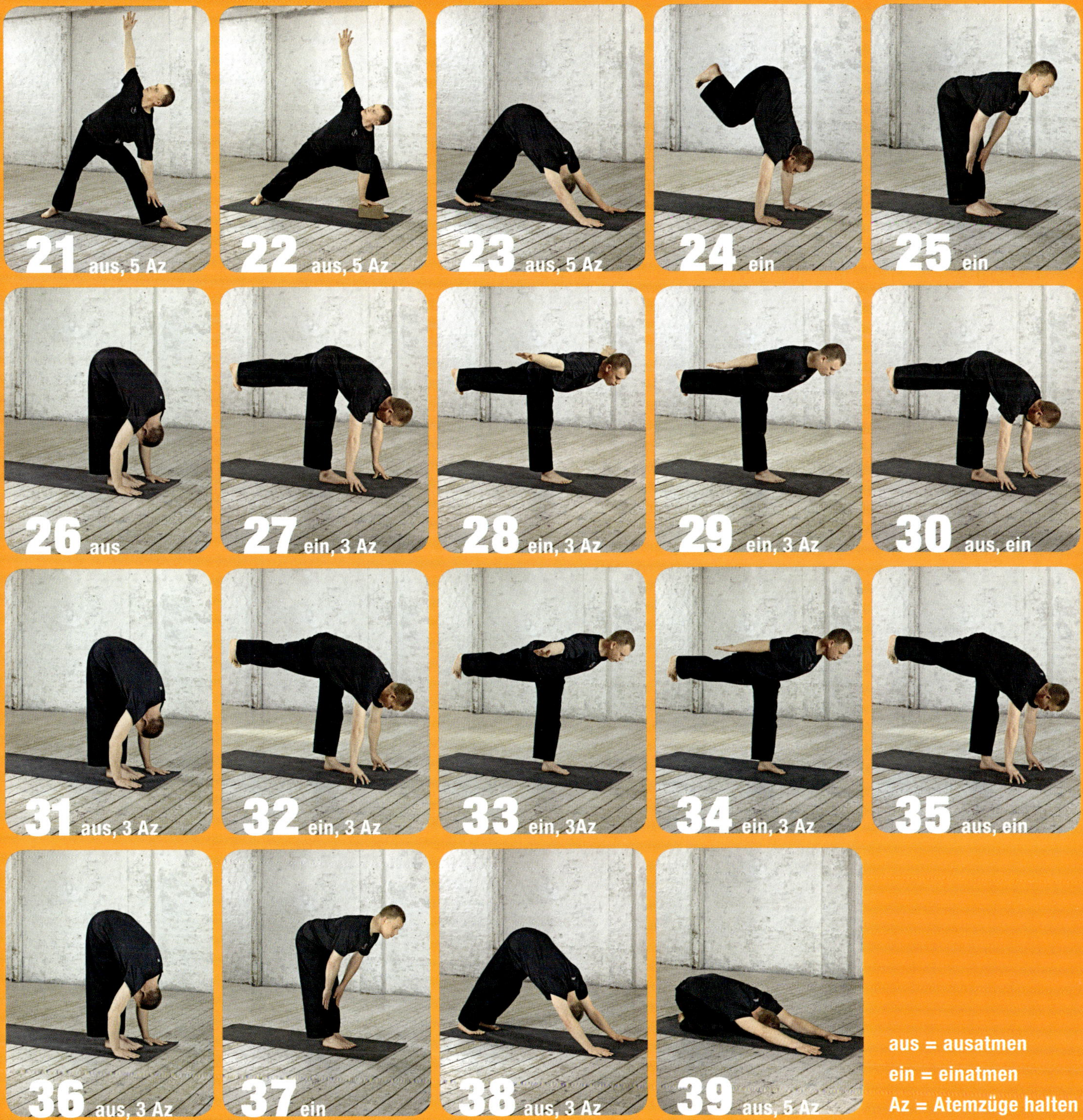

aus = ausatmen
ein = einatmen
Az = Atemzüge halten

4. Sechserpack- und Schultersequenz

Mit dieser Sequenz stärkt ihr Bauch und Schultern. Der Bereich zwischen dem unteren Rippenbogen und dem Becken ist bei Männern oft schwach. Deswegen ist diese Sequenz sehr wichtig. Es geht dabei nicht nur um starke Bauchmuskeln, sondern auch um die Rückenmuskeln und die äußere Rumpfmuskulatur. Die Kraft und Stärke, die ihr hier gewinnt, schützt euch vor Rücken- und Kopfschmerzen.

WICHTIGE HINWEISE ZUR TECHNIK

Falls ihr nicht mit gebeugten Beinen auf den ganzen Fußsohlen stehen könnt, ohne dabei umzufallen, hebt die Fersen vom Boden ab.

Versucht die Schultern bei allen Bewegungen von den Ohren weg zu bewegen. Das heißt, der Hals wird lang.

Die »Bauchaufzüge« (14) könnt ihr gern in einem etwas schnelleren Rhythmus ausführen.

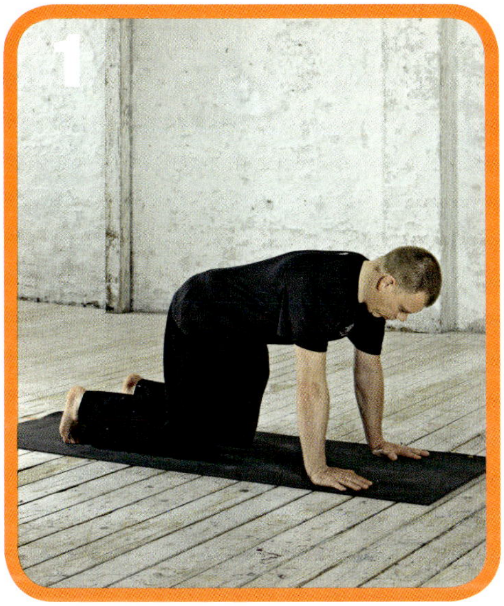

BANKPOSITION

Hände unter die Schultern, Finger spreizen, Knie unter die Hüften, Rücken gerade.

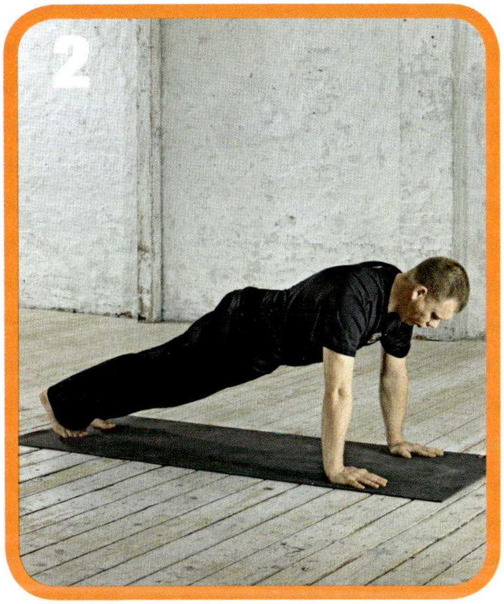

BRETT

Ausatmen, Beine zurücksetzen, Füße hüftbreit, Bauch nach innen ziehen, Rücken gerade.

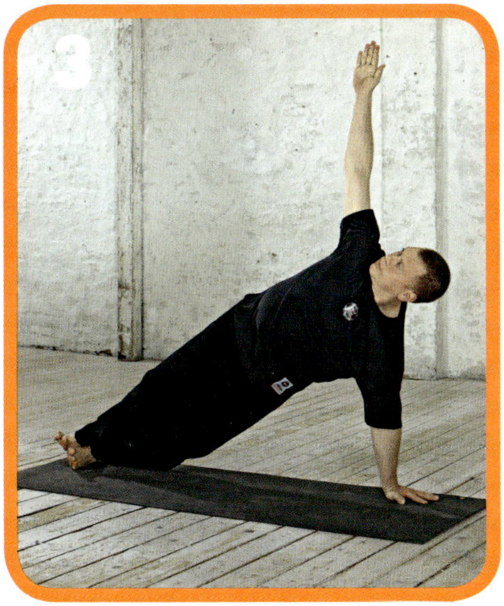

SEITLICHES BRETT

Einatmen, Fußinnenseiten zusammen, auf die Außenseite des linken Fußes drehen, rechten Arm anheben, rechte Hüfte nach oben. Drei Atemzüge lang halten.

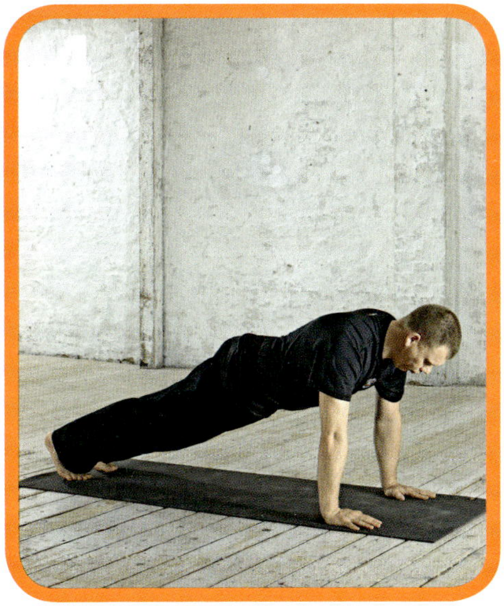

BRETT

Ausatmen, Beine zurücksetzen, Füße hüftbreit, Bauch nach innen ziehen, Rücken gerade.

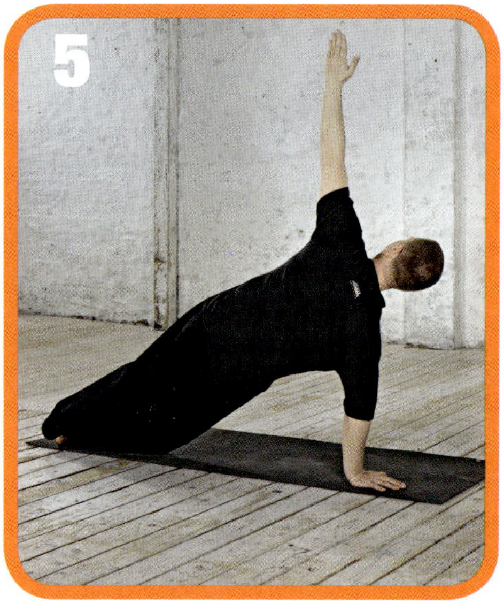

SEITLICHES BRETT

Einatmen, Fußinnenseiten zusammen, auf die Außenseite des rechten Fußes drehen, linken Arm anheben, linke Hüfte nach oben. Drei Atemzüge lang halten.

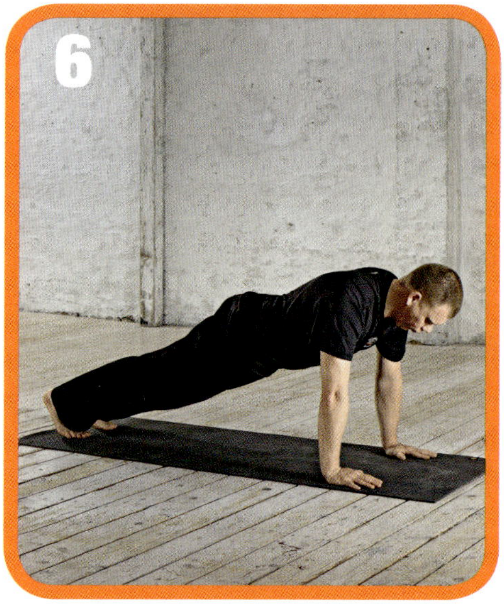

BRETT

Ausatmen, Beine zurücksetzen, Füße hüftbreit, Bauch nach innen ziehen, Rücken gerade, einatmen.

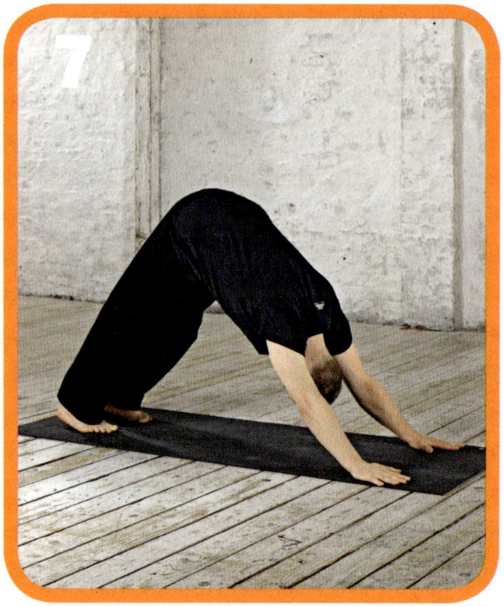

HERABSCHAUENDER HUND

Ausatmen, Gesäß nach hinten und nach oben schieben. Fünf Atemzüge lang halten.

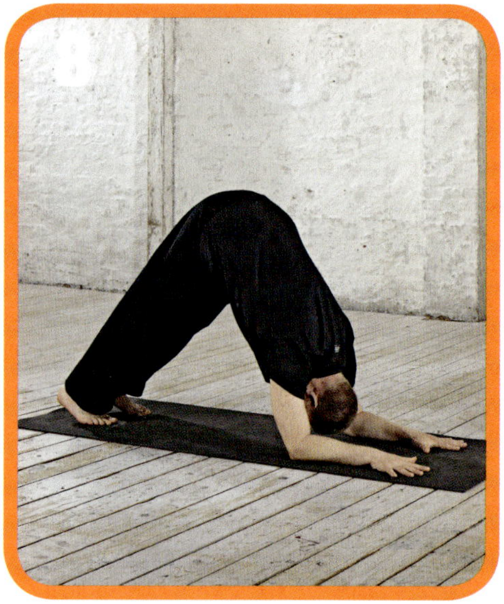

DELPHIN

Ausatmen, Ellenbogen und Unterarme auf dem Boden absetzen, Gesäß zieht weiter nach hinten und oben.

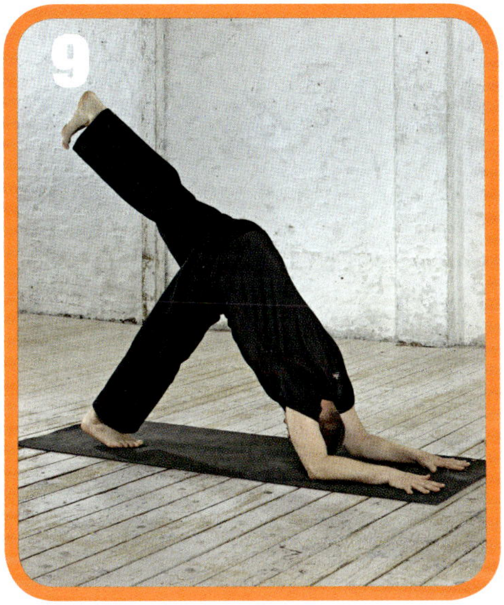

LINKES BEIN HEBEN

Einatmen, linkes Bein gestreckt vom Boden anheben, in eine Linie mit dem Oberkörper bringen. Drei Atemzüge lang halten, beim Ausatmen absetzen.

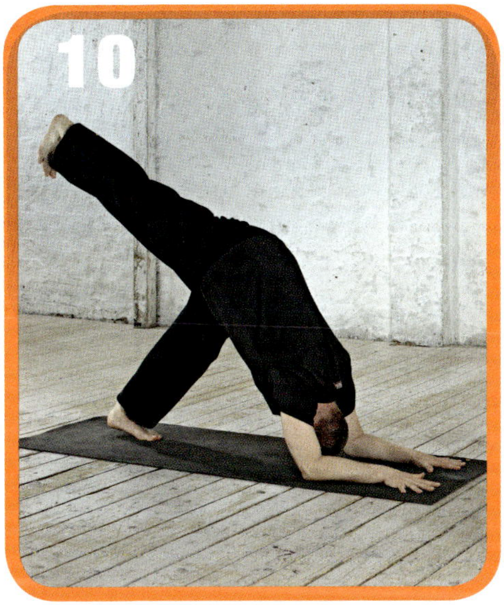

RECHTES BEIN HEBEN

Einatmen, rechtes Bein gestreckt vom Boden anheben, in eine Linie mit dem Oberkörper bringen. Drei Atemzüge lang halten, beim Ausatmen absetzen.

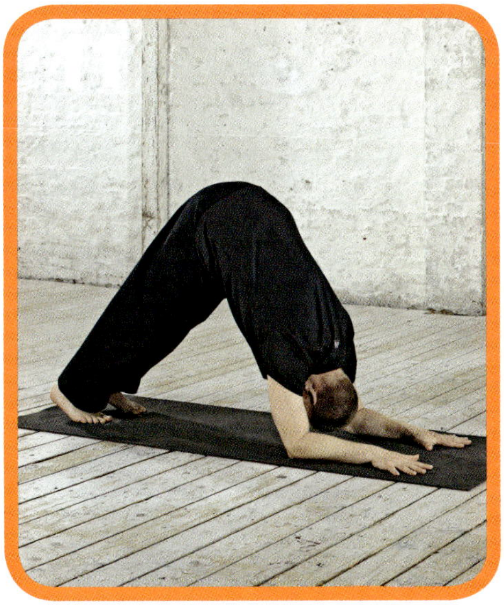

DELPHIN

Ausatmen, Ellenbogen und Unterarme auf dem Boden lassen, Gesäß zieht weiter nach hinten und oben.

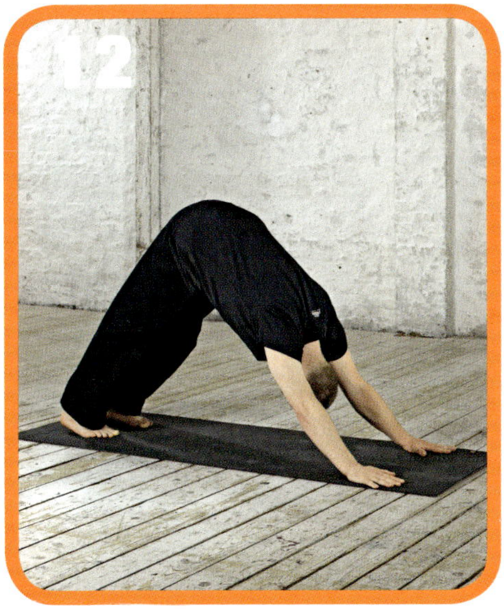

HERABSCHAUENDER HUND

Einatmen, beide Ellenbogen gleichzeitig vom Boden abheben, Arme strecken. Fünf Atemzüge lang halten.

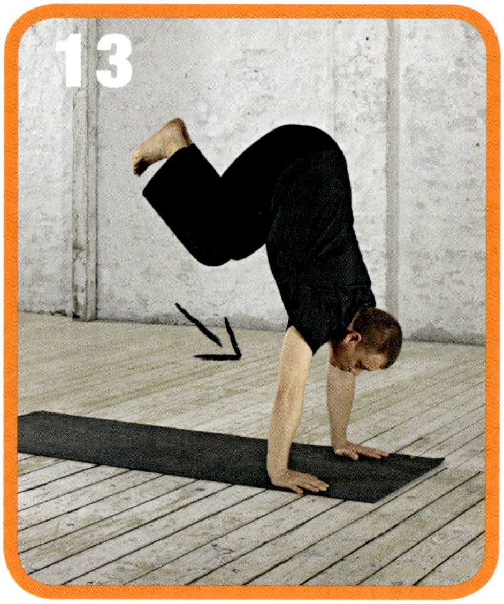

FLUG NACH VORN

Einatmen, mit geschlossenen Füßen nach vorn springen, Füße zwischen die Hände auf den Boden setzen.

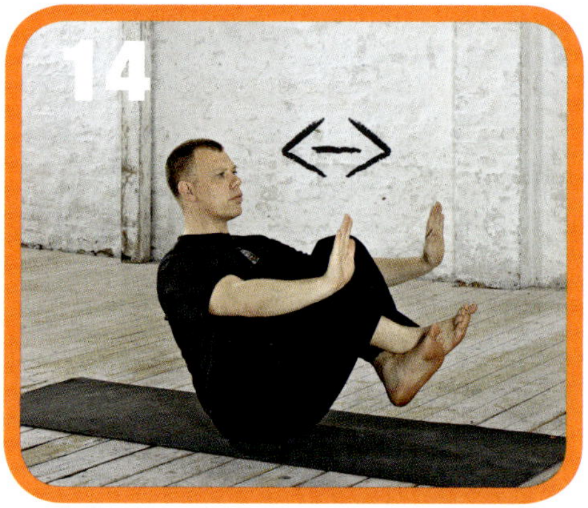

BAUCHAUFZÜGE IM SITZEN

Hinsetzen, Beine anwinkeln und Unterschenkel kreuzen, Arme lang, Handflächen nach vorn. Mit dem Ausatmen die Knie zu den Schultern heranziehen, einatmen, und wieder lösen, ohne die Füße am Boden abzusetzen. 15 Wiederholungen, dann Unterschenkel andersherum kreuzen und weitere 15 Wiederholungen.

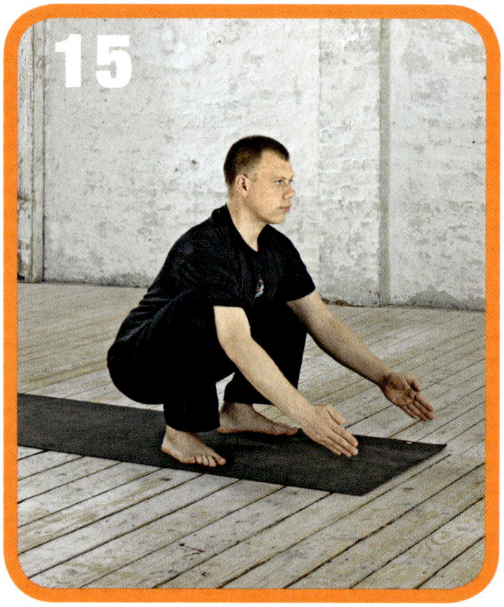

SQUAT

Einatmen, Fußsohlen auf dem Boden aufsetzen, die Zehen zeigen leicht auswärts. Das Gesäß vom Boden abheben.

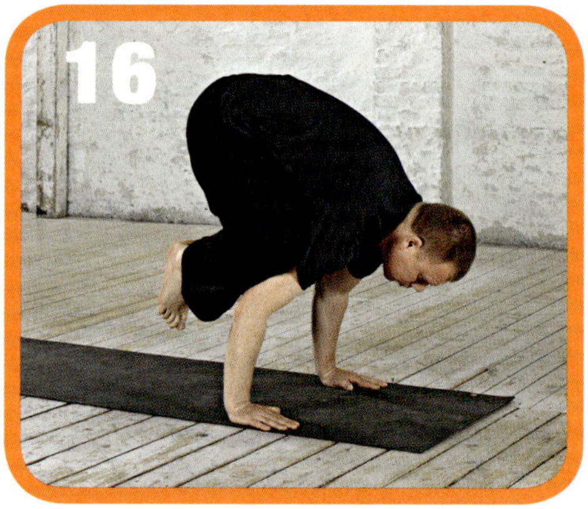

KRÄHE

Ausatmen, Körpergewicht nach vorn verlagern, Handflächen etwa 30 Zentimeter vor den großen Zehen absetzen. Weiter nach vorn neigen, Innenseiten der Knie auf den Oberarmen ablegen. Die großen Zehen berühren sich, Füße anheben. Drei Atemzüge lang halten.

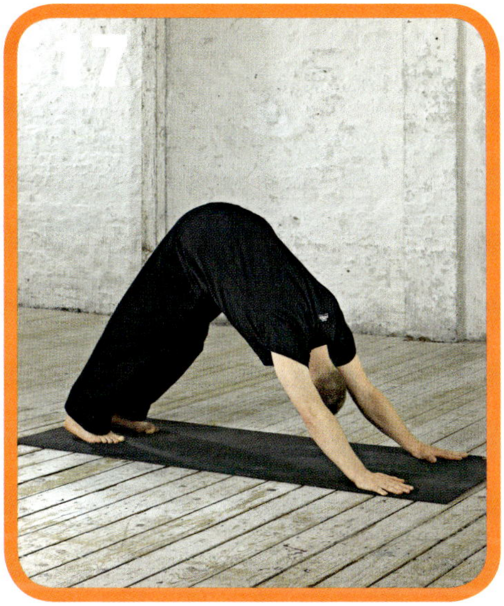

HERABSCHAUENDER HUND

Ausatmen, Füße wieder absetzen, einatmen, Gesäß nach hinten und oben schieben. Fünf Atemzüge lang halten.

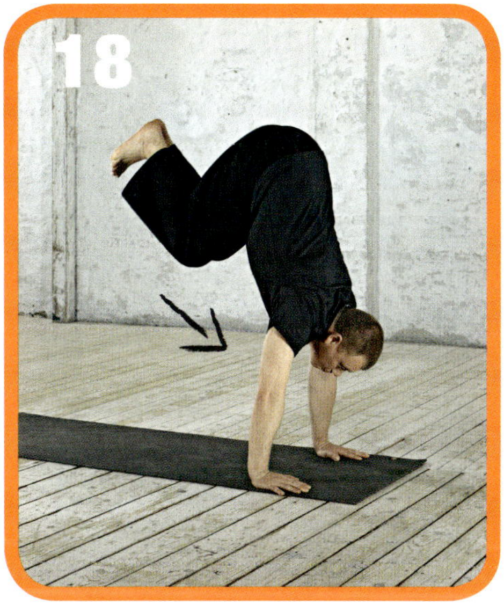

FLUG NACH VORN

Einatmen, mit geschlossenen Füßen nach vorn springen, Füße zwischen die Hände.

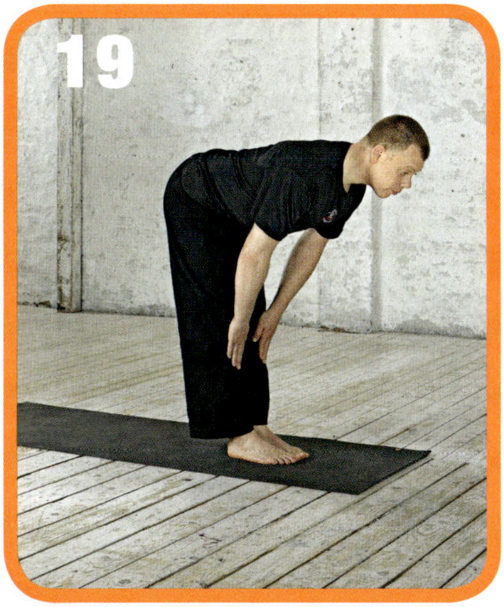

FLATBACK

Weiter einatmen, Hände auf die Knie oder den Boden, Rücken gerade.

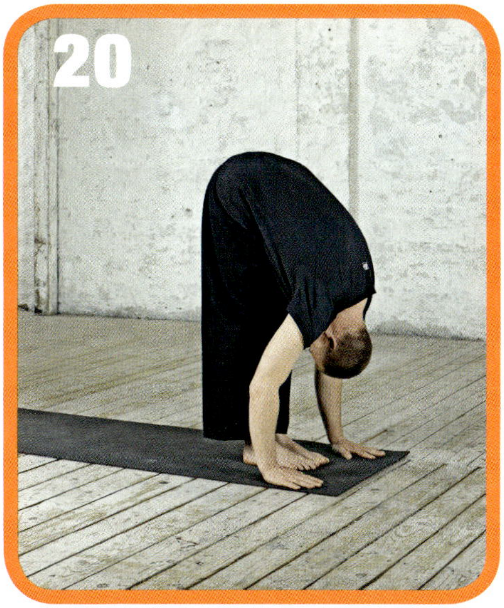

VORWÄRTSBEUGE

Ausatmen, Oberkörper nach unten beugen, Kinn Richtung Knie, Hände Richtung Boden.

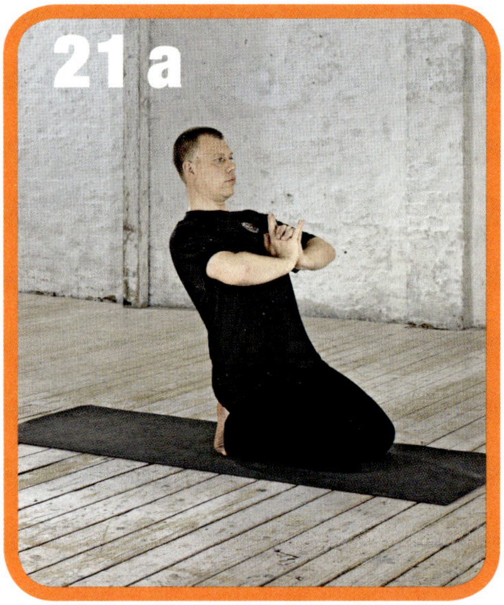

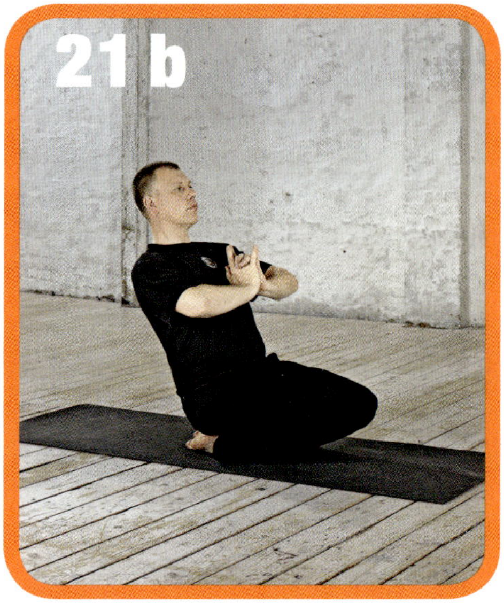

DIRK-ASANA 1

DIRK-ASANA 2

Einatmen, Beine beugen und Gesäß auf die Zehen bringen, Hände in Gebetshaltung, Unterarme parallel zum Boden. Leicht nach hinten neigen. Fünf Atemzüge lang halten.

Ausatmen, Zehen zum Boden senken, auf den Fußspann setzen, die Knie vom Boden abheben. Fünf Atemzüge lang halten.

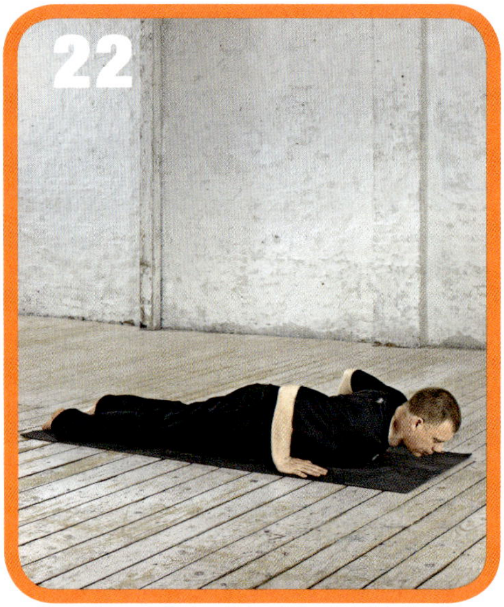

BAUCHLAGE

Ausatmen, auf den Bauch legen, Handflächen unter den Ellenbogen, Arme dicht am Körper.

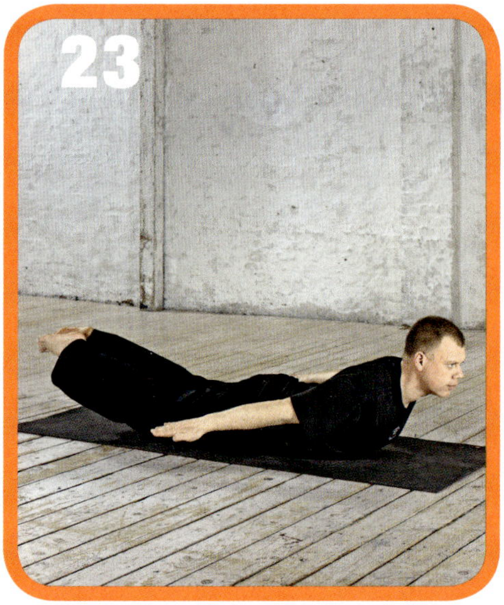

HEUSCHRECKE

Einatmen, Brust und Beine vom Boden abheben, Fingerspitzen nach hinten, Große Zehen berühren sich. Drei Atemzüge halten.

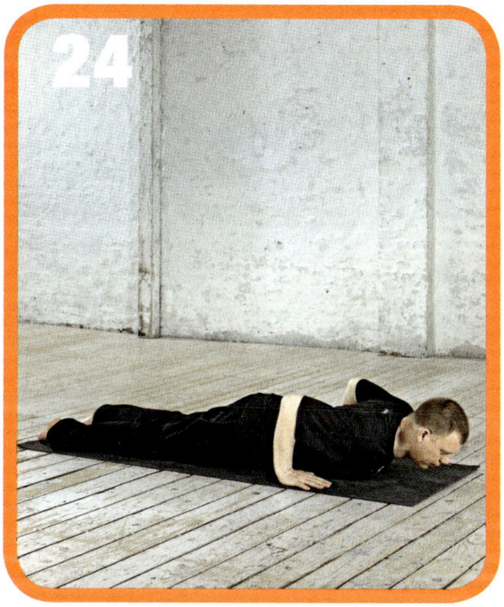

BAUCHLAGE

Ausatmen, auf den Bauch legen, Handflächen unter den Ellenbogen, Arme dicht am Körper.

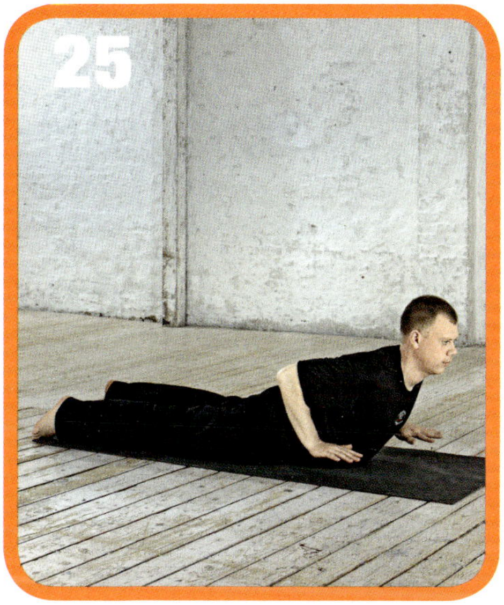

KOBRA

Einatmen, Oberkörper und Handflächen anheben, Beine und Füße bleiben am Boden. Drei Atemzüge lang halten.

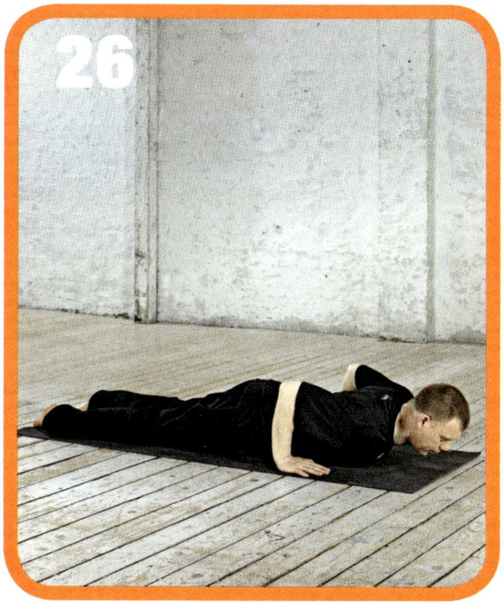

BAUCHLAGE

Ausatmen, auf den Bauch legen, Handflächen unter den Ellenbogen, Arme dicht am Körper.

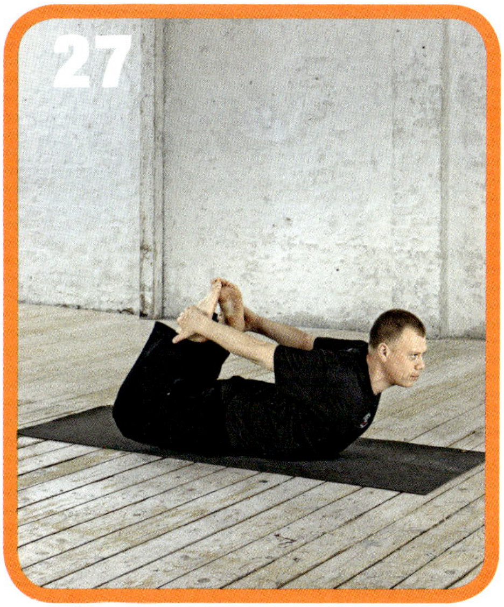

BOGEN IM LIEGEN

Einatmen, Beine beugen, Außenseiten der Füße greifen. Beine und Oberkörper anheben. Drei Atemzüge lang halten.

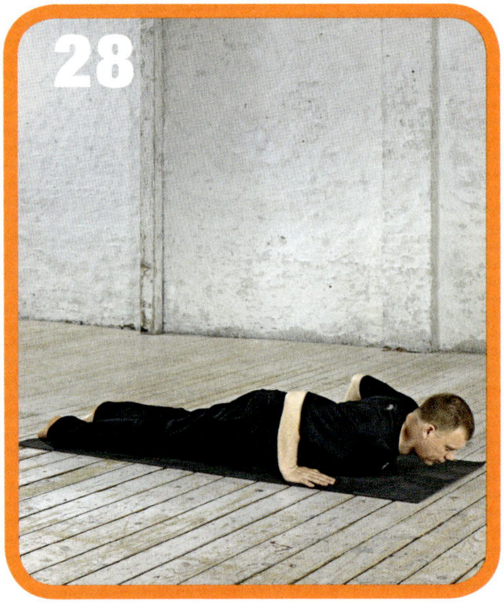

BAUCHLAGE

Ausatmen, auf den Bauch legen, Handflächen unter den Ellenbogen, Arme dicht am Körper.

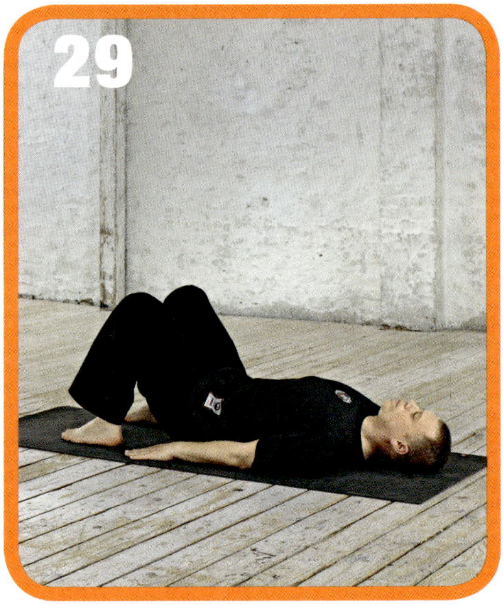

RÜCKENLAGE

Auf den Rücken drehen. Beine anwinkeln, Fersen zeigen in Richtung Gesäß.

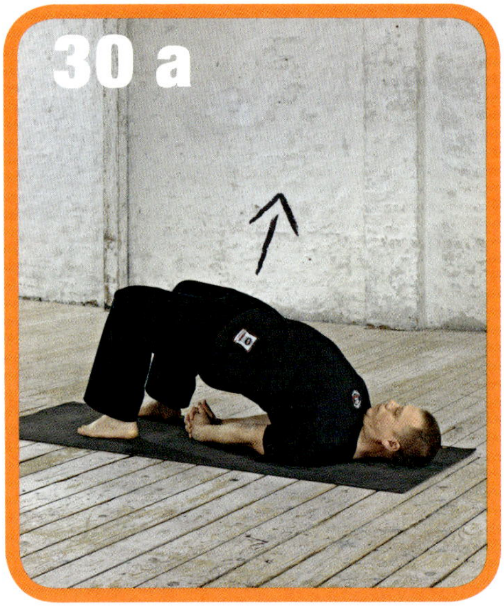

KLEINES RAD

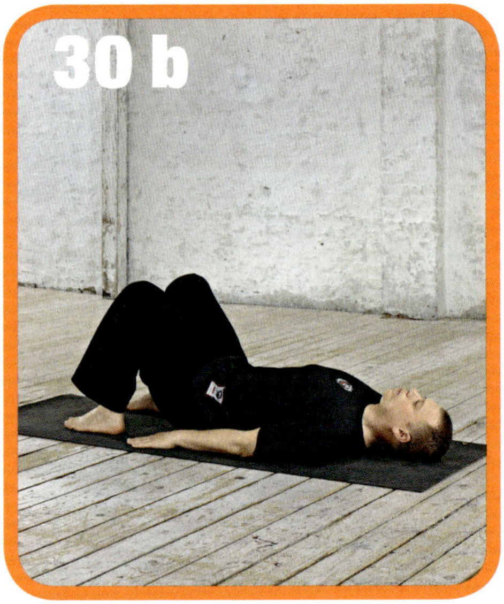

ABLEGEN

Einatmen, Hüfte anheben, die Fußsohlen auf den Boden pressen. Finger unter dem Gesäß verschränken, Handflächen berühren sich. Ausatmen, wieder langsam ablegen. Insgesamt drei Wiederholungen à drei Atemzüge.

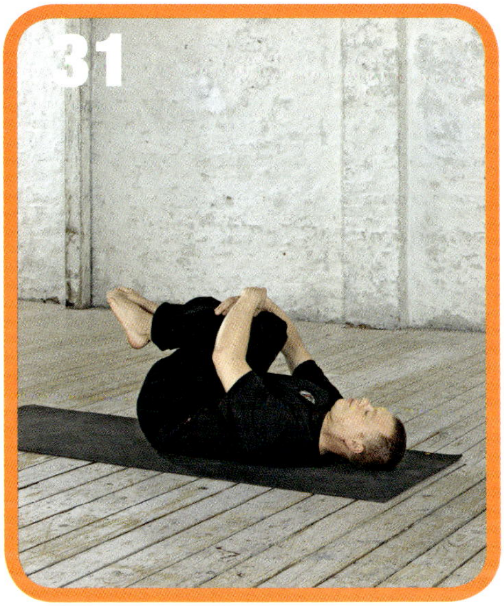

RÜCKENENTSPANNUNG

Einatmen, beide Knie zur Brust ziehen, auf dem unteren Rücken leicht hin- und herschaukeln.

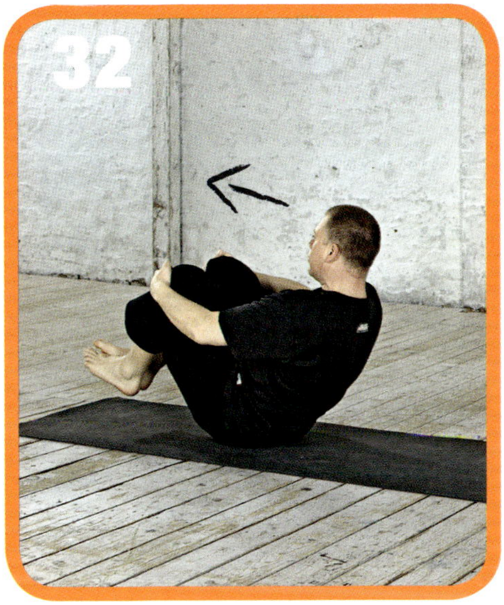

AUFRICHTEN

Einatmen, Knie umfassen, nach oben rollen und zum Sitzen kommen.

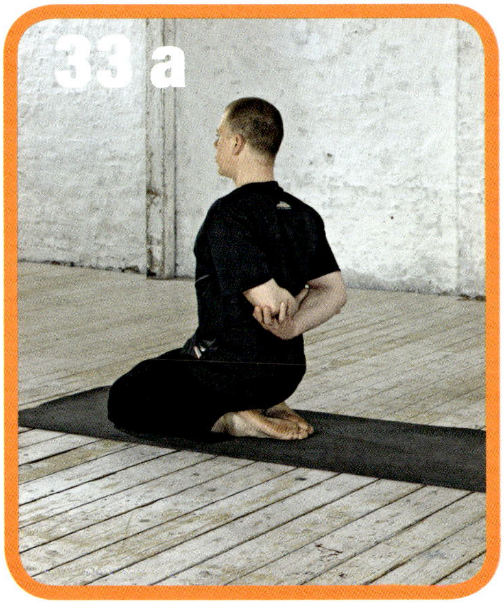

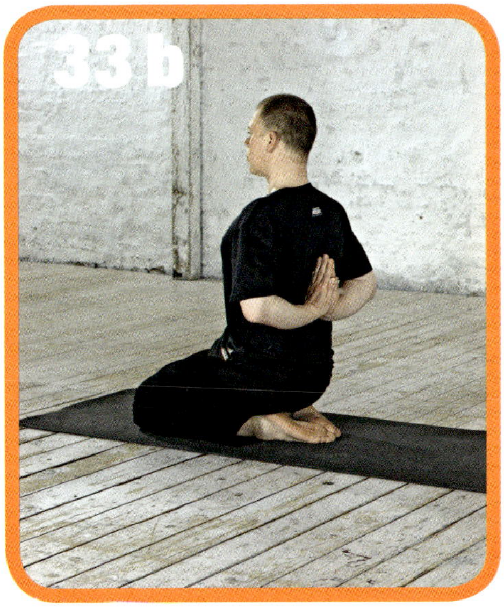

SEIZA (KNIESITZ)

Ausatmen, auf die Knie setzen, die Zehen sind abgelegt. Entweder die Ellenbogen hinter dem Rücken greifen oder die Handflächen in Gebetshaltung zusammenlegen. Fünf Atemzüge lang halten und lösen.

Auf einen Blick: Die Sechserpack- und Schultersequenz

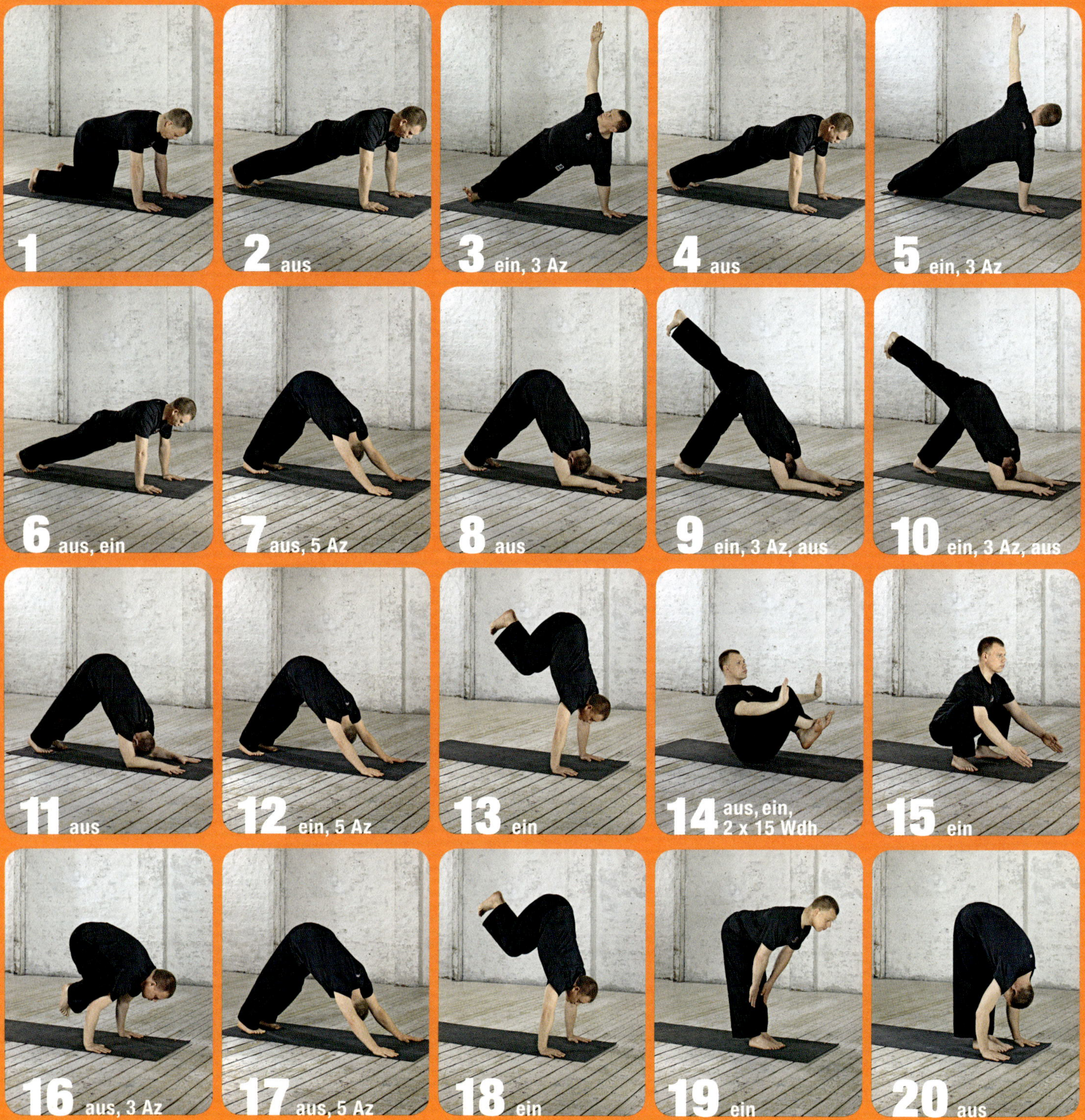

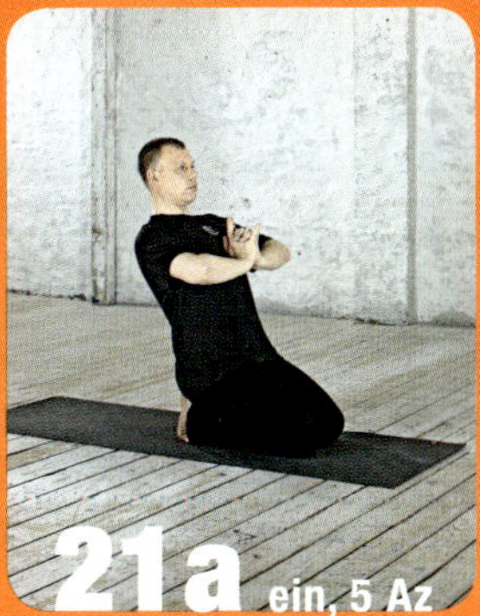
21 a ein, 5 Az

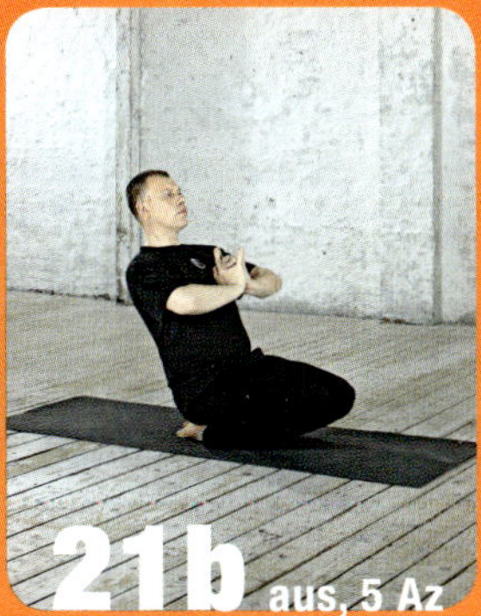
21 b aus, 5 Az

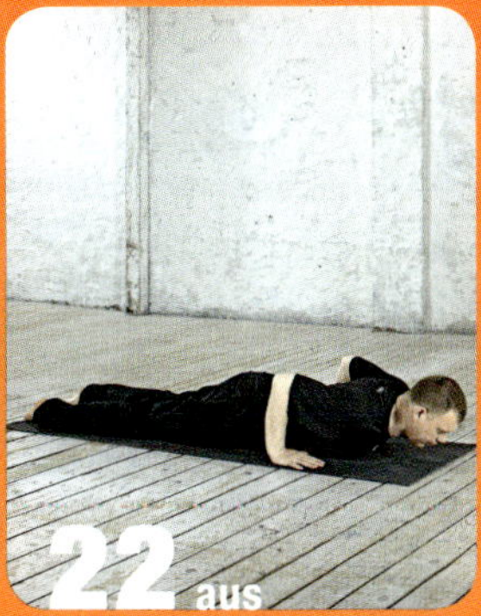
22 aus

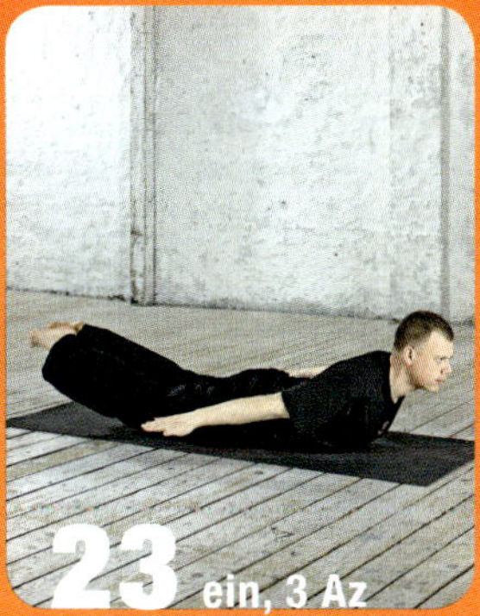
23 ein, 3 Az

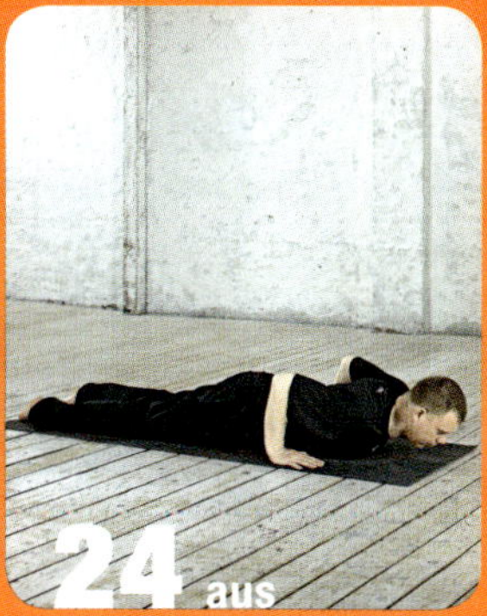
24 aus

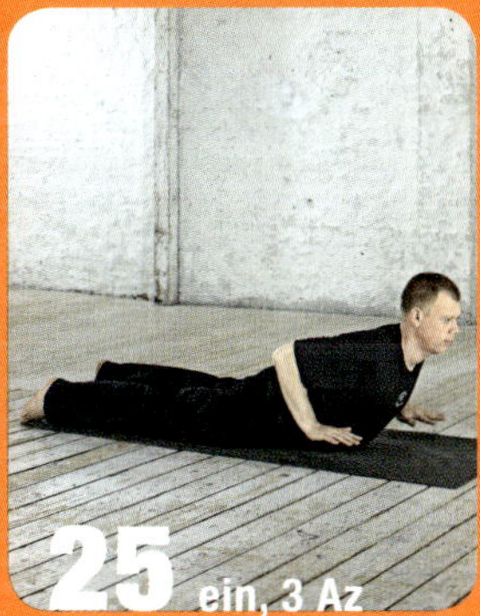
25 ein, 3 Az

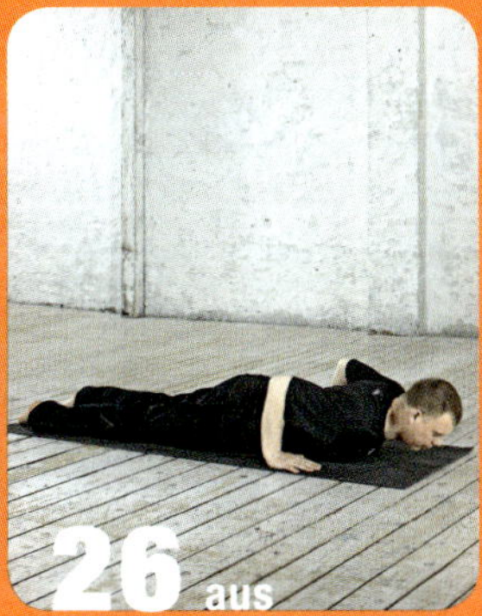
26 aus

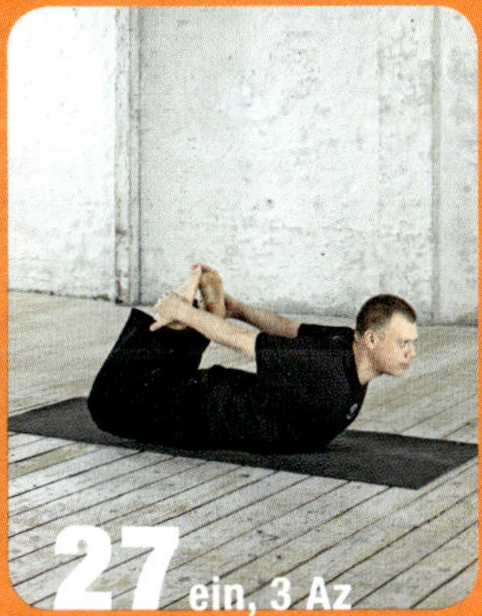
27 ein, 3 Az

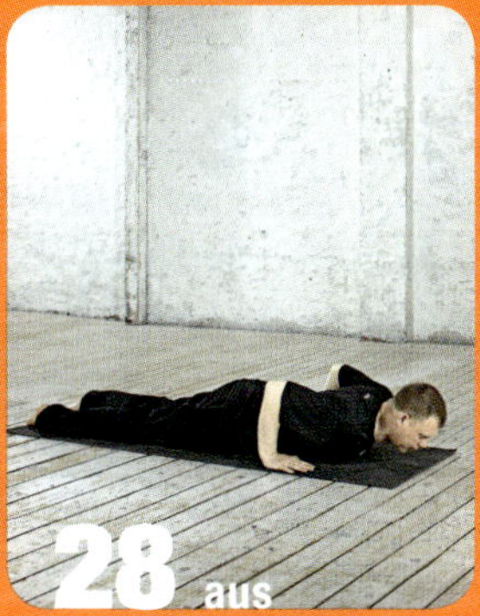
28 aus

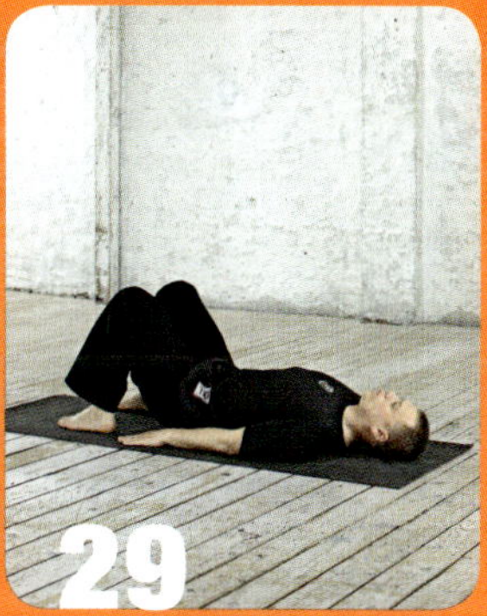
29

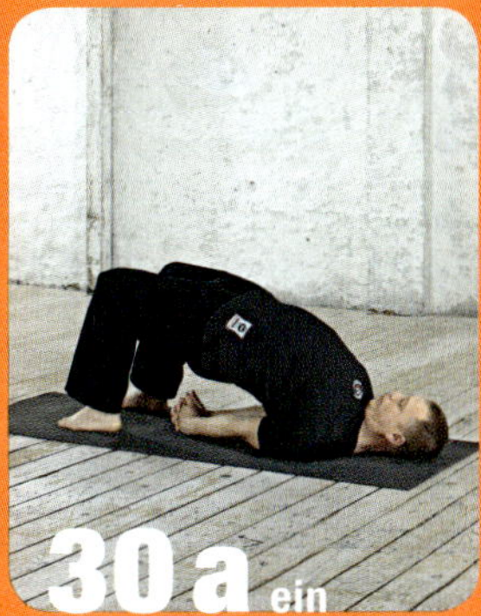
30 a ein

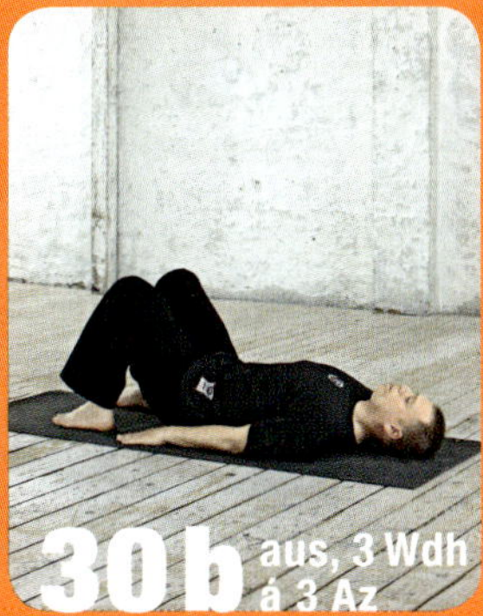
30 b aus, 3 Wdh á 3 Az

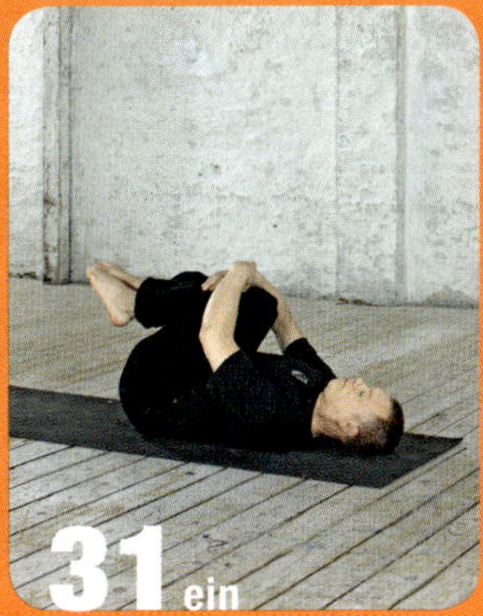
31 ein

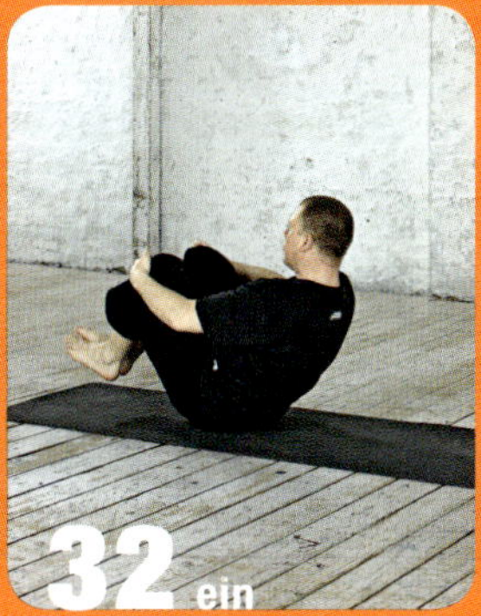
32 ein

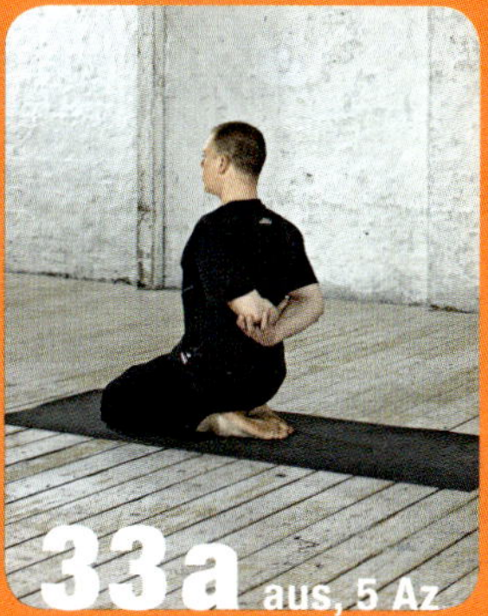
33 a aus, 5 Az

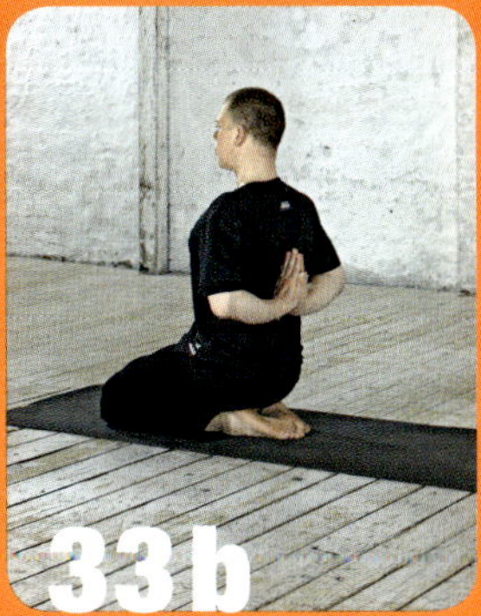
33 b

aus = ausatmen
ein = einatmen
Az = Atemzüge halten
Wdh = Wiederholungen

5. Hüftsequenz

In diesem Übungsteil macht ihr die Hüften flexibel. Sie sind das Bindeglied zwischen Oberkörper und Beinen. Flexibilität in den Hüften ist die Voraussetzung für geschmeidige Bewegungen und eine gerade Haltung. Verspannungen im Becken schränken euren Bewegungsumfang in den Beinen und der Wirbelsäule stark ein. Mit systematischem und regelmäßigem Üben stellt ihr die Flexibilität wieder her und beugt Rückenschmerzen vor.

WICHTIGE HINWEISE ZUR TECHNIK

Wenn ihr die Finger beim »Schulteröffner« (19 und 21) hinter eurem Rücken nicht greifen könnt, benutzt ein Handtuch, um den Zwischenraum zu überbrücken.

In den Positionen »Fuß zum Knie« (18 und 20) kann es passieren, dass ihr Knieschmerzen habt. Das ist ein Zeichen dafür, dass eure Hüfte noch nicht beweglich genug ist. Legt dann den jeweils oberen Fuß auf dem Boden vor dem Knie ab.

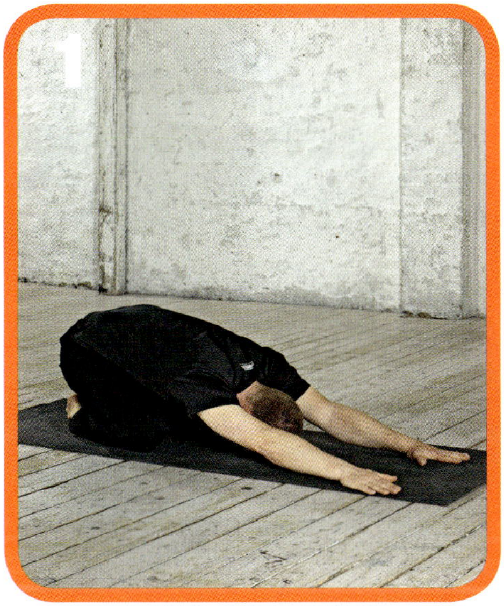

SICHERHEIT

Unterschenkel und Zehen ablegen, Arme lang nach vorn, Finger spreizen, Stirn auf die Matte, Knie so weit wie nötig öffnen.

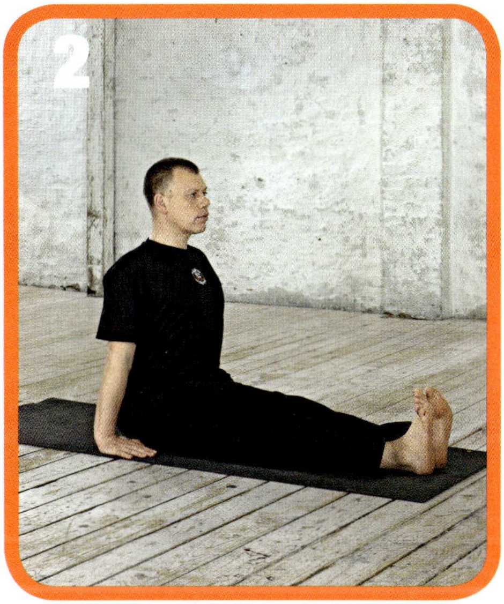

GERADER SITZ

Gerade hinsetzen, Scheitelpunkt über dem Becken, Zehen anziehen. Brustkasten ist angehoben.

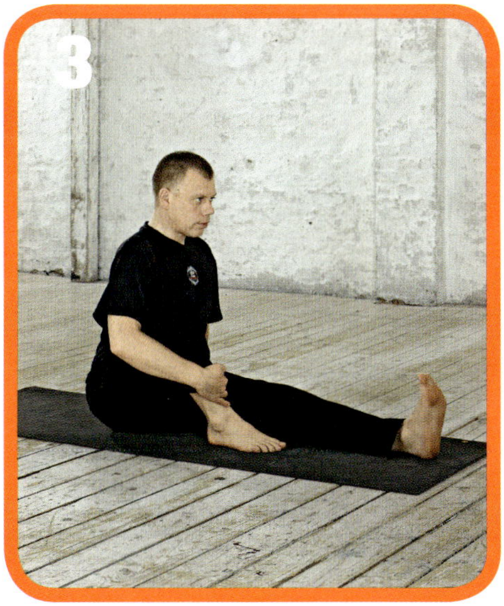

RECHTES KNIE ZUR BRUST

Einatmen, rechtes Knie zur Brust ziehen, Fuß aufstellen.

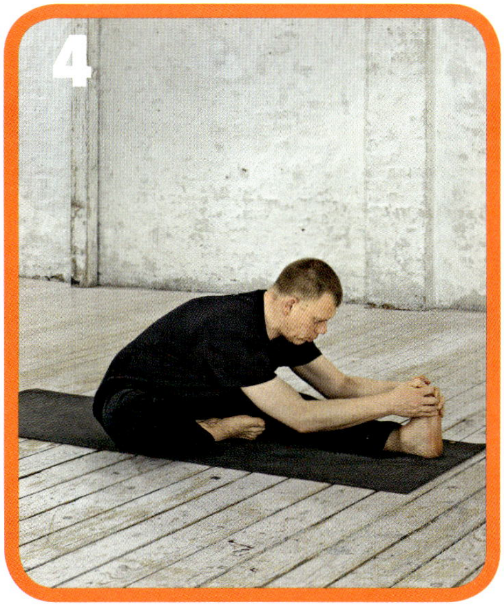

VORWÄRTS NEIGEN

Ausatmen, rechtes Knie zum Boden sinken lassen, Oberkörper nach vorn neigen. Entweder Fuß greifen oder Hände am Boden ablegen. Fünf Atemzüge lang halten.

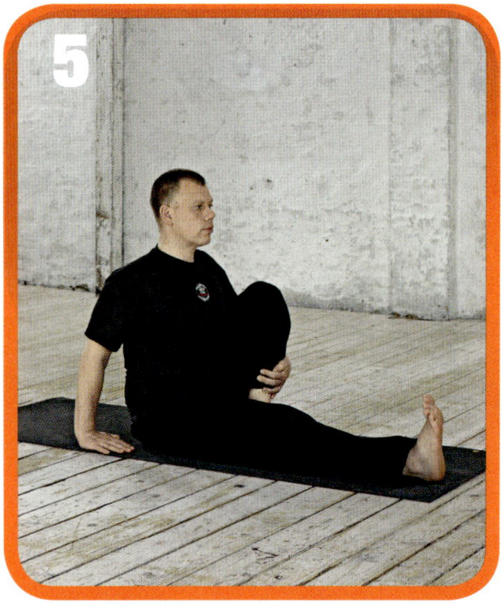

LINKES KNIE ZUR BRUST

Einatmen, aufrichten, ausatmen. Beide Beine ausstrecken, einatmen, linkes Knie zur Brust ziehen. Fuß aufstellen.

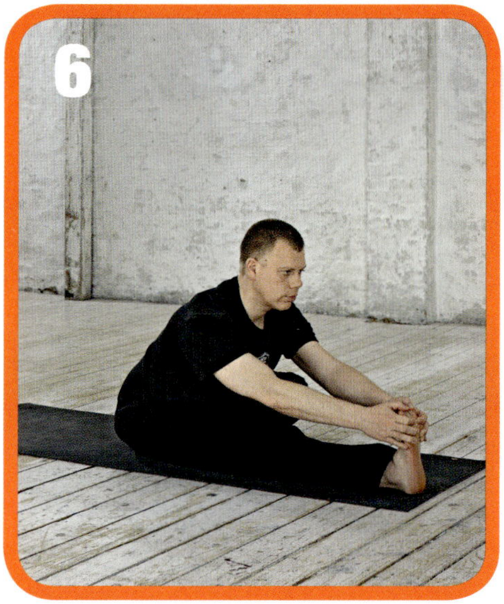

VORWÄRTS NEIGEN

Ausatmen, linkes Knie zum Boden sinken lassen, Oberkörper nach vorn neigen. Entweder Fuß greifen oder Hände am Boden ablegen. Fünf Atemzüge lang halten.

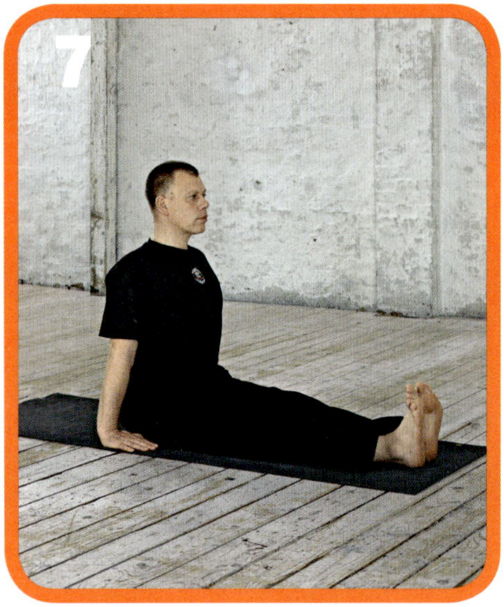

GERADER SITZ

Einatmen, aufrichten, gerade hinsetzen, Scheitelpunkt über dem Becken, Zehen anziehen. Brustkasten ist angehoben. Ausatmen.

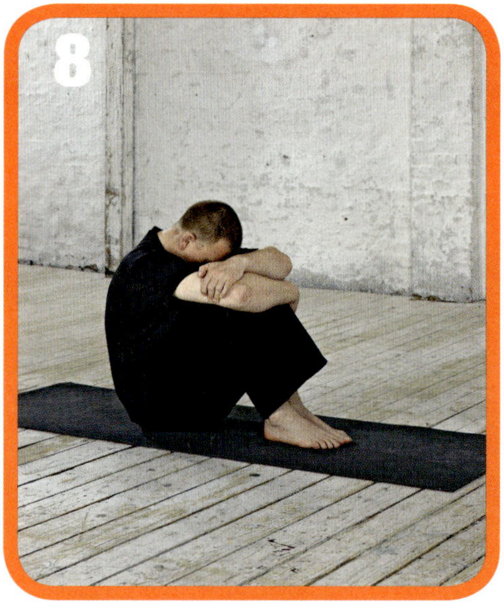

KOSMISCHES EI

Einatmen, beide Knie umarmen, Augen schließen und Kopf auf den Knien ablegen, Rücken ist rund. Drei Atemzüge lang halten.

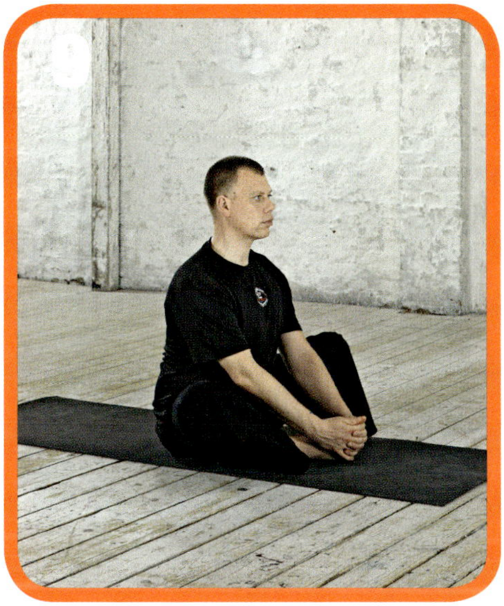

GEBUNDENER WINKEL

Einatmen, gerade hinsetzen, Fußsohlen zusammen. Knie fallen nach außen. Hände umfassen die Füße.

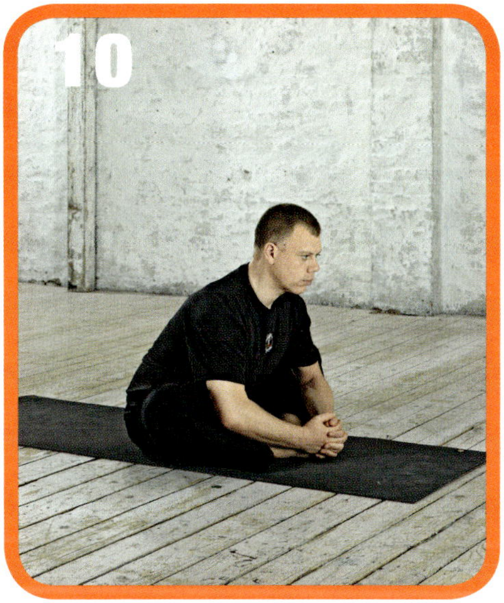

VORWÄRTS NEIGEN

Ausatmen, mit geradem Rücken nach vorn neigen. Fünf Atemzüge lang halten.

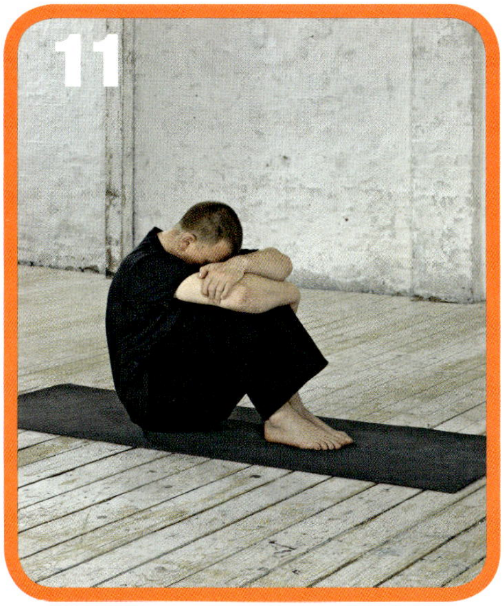

KOSMISCHES EI

Einatmen, aufrichten, beide Knie umarmen, Augen schließen und Kopf auf den Knien ablegen, Rücken ist rund. Drei Atemzüge lang halten.

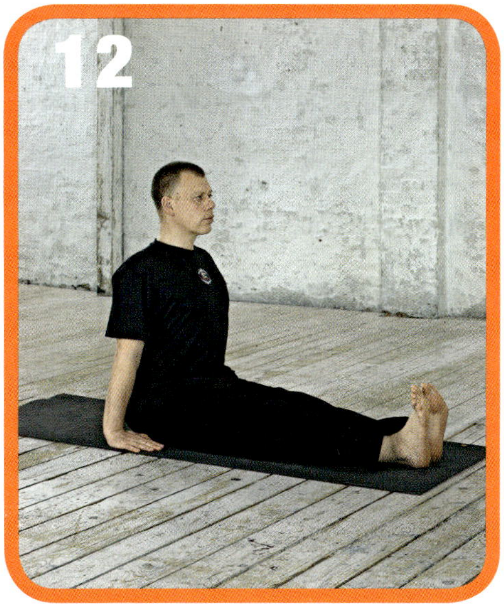

GERADER SITZ

Einatmen, aufrichten, gerade hinsetzen, Scheitelpunkt über dem Becken, Zehen anziehen. Brustkasten ist angehoben.

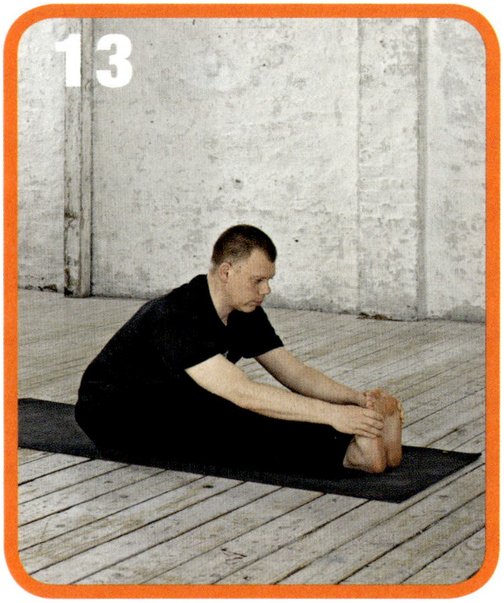

VORWÄRTS NEIGEN

Ausatmen, mit geradem Rücken nach vorn neigen. Hände am Boden absetzen oder die Füße greifen. Drei Atemzüge lang halten.

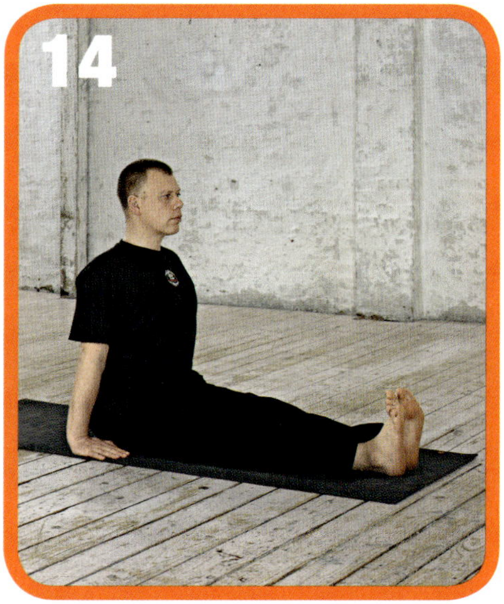

GERADER SITZ

Einatmen, aufrichten, gerade hinsetzen, Scheitelpunkt über dem Becken, Zehen anziehen. Brustkasten ist angehoben.

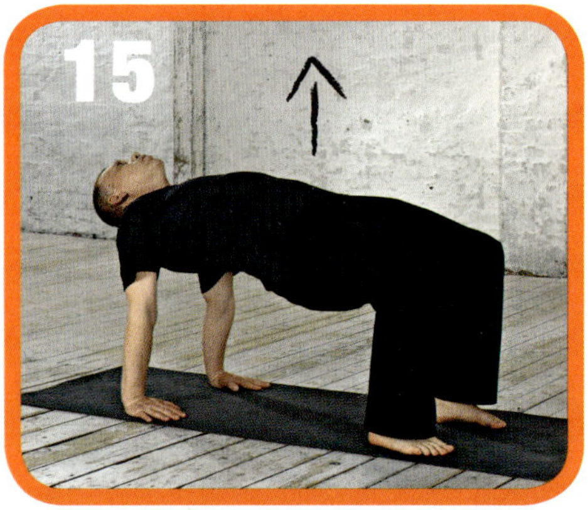

TISCH

Ausatmen, Beine anwinkeln und Füße hüftbreit aufstellen. Mit dem Einatmen Hüfte anheben. Zehen zeigen gerade nach vorn, Kopf ist in Verlängerung der Wirbelsäule. Drei Atemzüge lang halten.

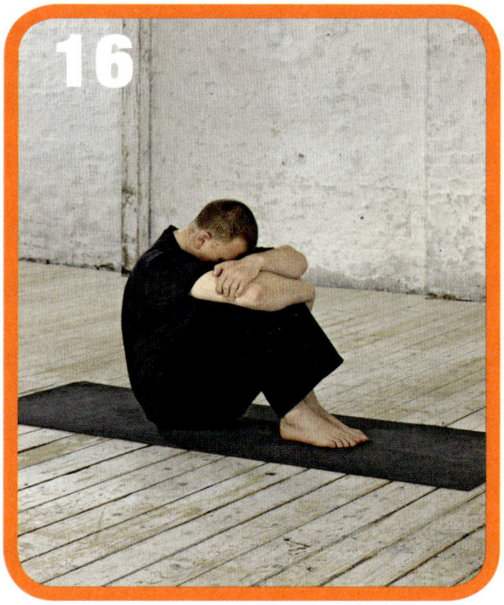

KOSMISCHES EI

Einatmen, aufrichten, beide Knie umarmen, Augen schließen und Kopf auf den Knien ablegen, Rücken ist rund. Drei Atemzüge lang halten.

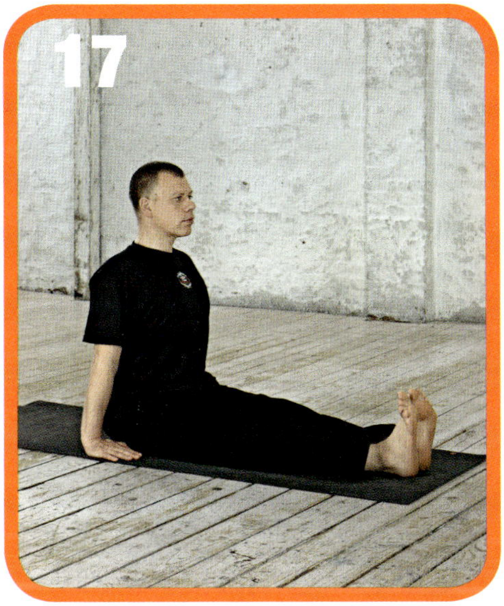

GERADER SITZ

Einatmen, aufrichten, gerade hinsetzen, Scheitelpunkt über dem Becken, Zehen anziehen. Brustkasten ist angehoben.

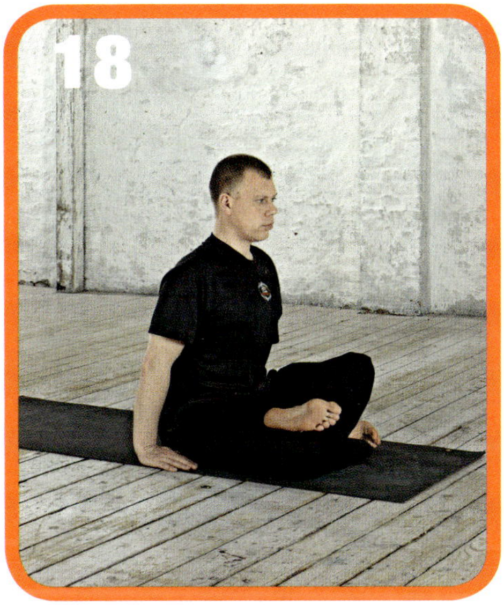

FUSS ZUM KNIE

Ausatmen, beide Unterschenkel sind parallel zum vorderen Mattenrand. Linkes Fußgelenk auf die rechte Knieinnenseite legen. Zehen anziehen. Hände unter die Schultern und Rumpf aufrichten.

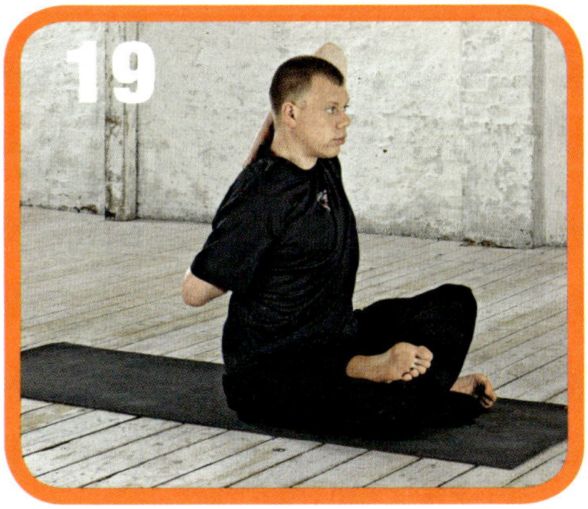

SCHULTERÖFFNER

Einatmen, linken Arm nach oben führen, Hand zwischen die Schulterblätter sinken lassen. Mit der rechten Hand von unten die Finger der linken Hand greifen. Dabei aufrecht bleiben. Fünf Atemzüge lang halten. Ausatmen, Haltung lösen.

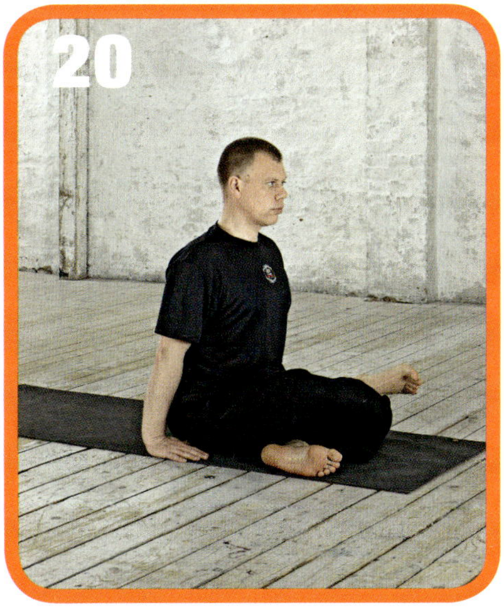

FUSS ZUM KNIE

Ausatmen, beide Unterschenkel sind parallel zum vorderen Mattenrand. Rechtes Fußgelenk auf die linke Knieinnenseite legen. Zehen anziehen. Hände unter die Schultern und aufrichten.

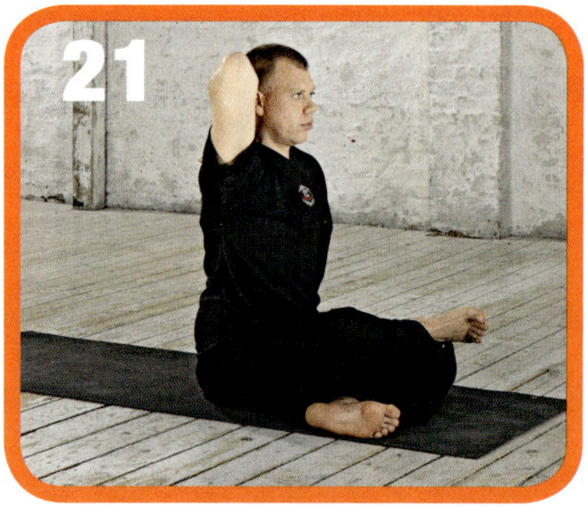

SCHULTERÖFFNER

Einatmen, rechten Arm nach oben führen, Hand zwischen die Schulterblätter sinken lassen. Mit der linken Hand von unten die Finger der rechten Hand greifen. Dabei aufrecht bleiben. Fünf Atemzüge lang halten. Ausatmen, Haltung lösen.

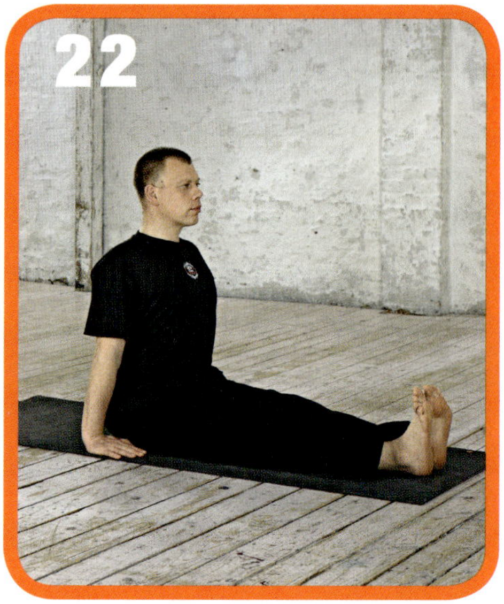

GERADER SITZ

Einatmen, Beine lang, gerade hinsetzen, Scheitelpunkt über dem Becken, Zehen anziehen. Brustkasten ist angehoben.

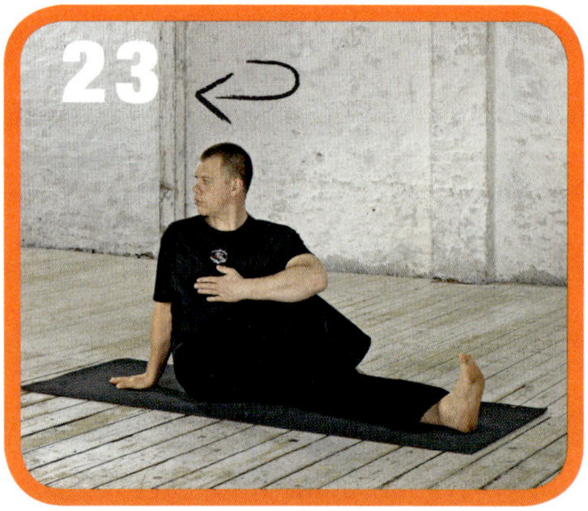

KORKENZIEHER

Einatmen, rechtes Bein anwinkeln und den Fuß an der Außenseite des linken Knies aufstellen. Mit der linken Hand das aufgestellte Knie umarmen, rechte Hand hinter die Hüfte stellen. Ausatmen, über die rechte Schulter zurückdrehen. Fünf Atemzüge lang halten.

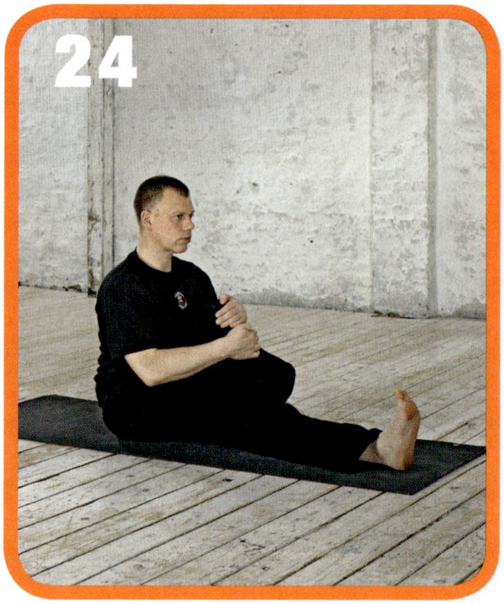

ÜBERGANG

Ausatmen, Drehung lösen und vorwärts schauen.

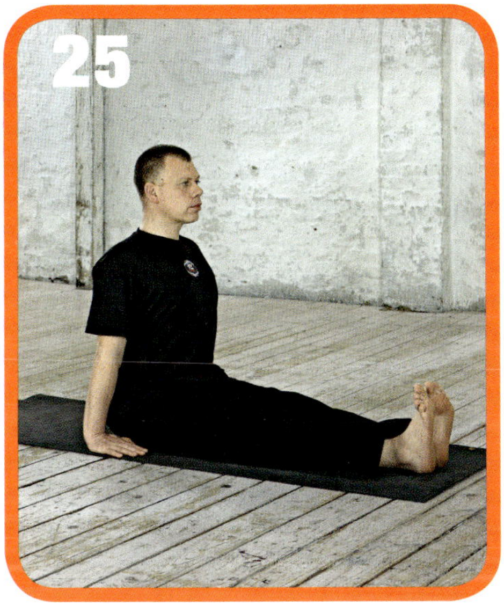

GERADER SITZ

Einatmen, aufrichten, gerade hinsetzen, Scheitelpunkt über dem Becken, Zehen anziehen. Brustkasten ist angehoben.

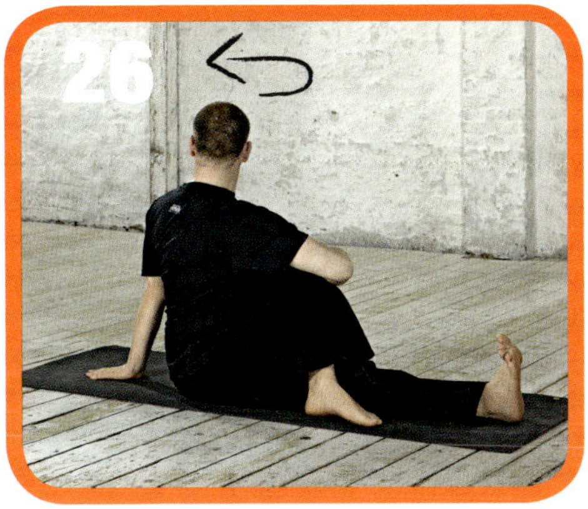

KORKENZIEHER

Einatmen, linkes Bein anwinkeln und den Fuß an der Außenseite des rechten Knies aufstellen. Mit der rechten Hand das aufgestellte Knie umarmen, linke Hand hinter die Hüfte stellen. Ausatmen, über die linke Schulter zurückdrehen. Fünf Atemzüge lang halten.

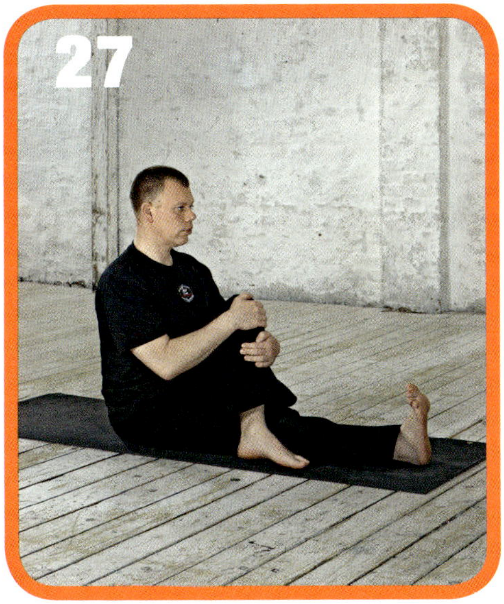

ÜBERGANG

Ausatmen, Drehung lösen und vorwärts schauen.

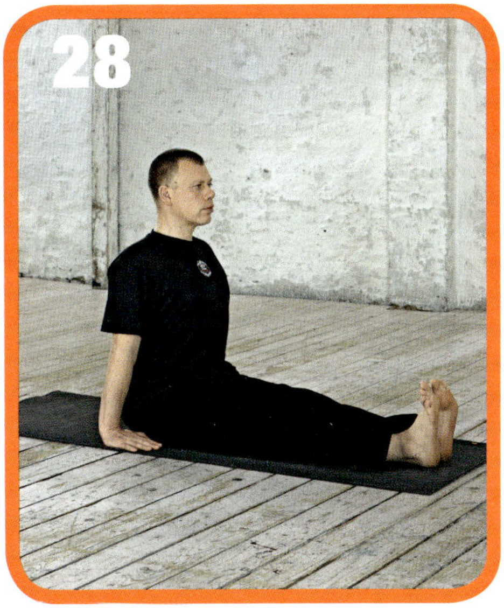

GERADER SITZ

Einatmen, aufrichten, gerade hinsetzen, Scheitelpunkt über dem Becken, Zehen anziehen. Brustkasten ist angehoben.

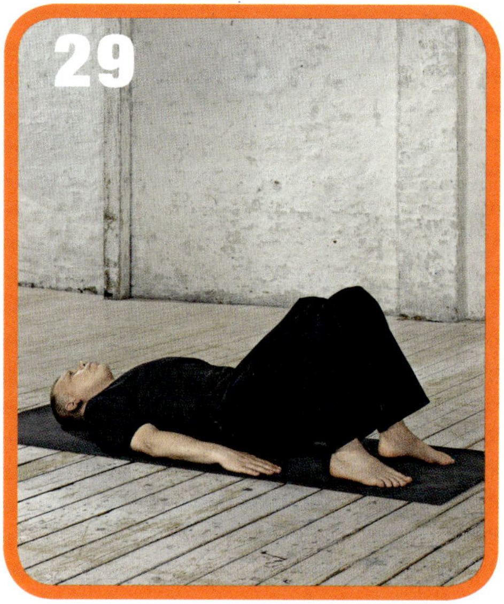

RÜCKENLAGE

Ausatmen, auf den Rücken legen, Beine anwinkeln und Füße aufstellen.

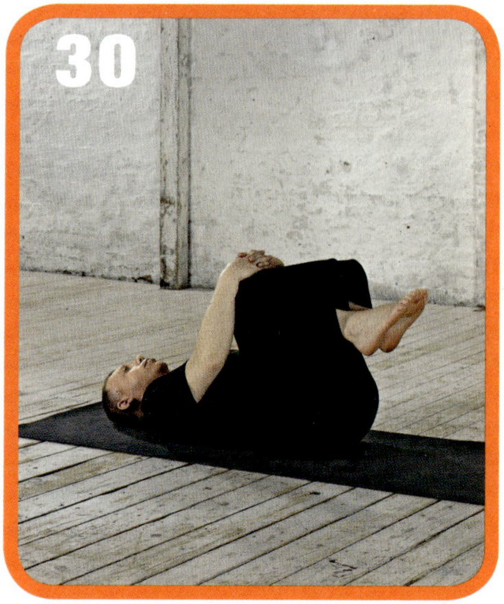

KNIE ZUR BRUST

Einatmen, mit den Händen die geschlossenen Knie zur Brust ziehen.

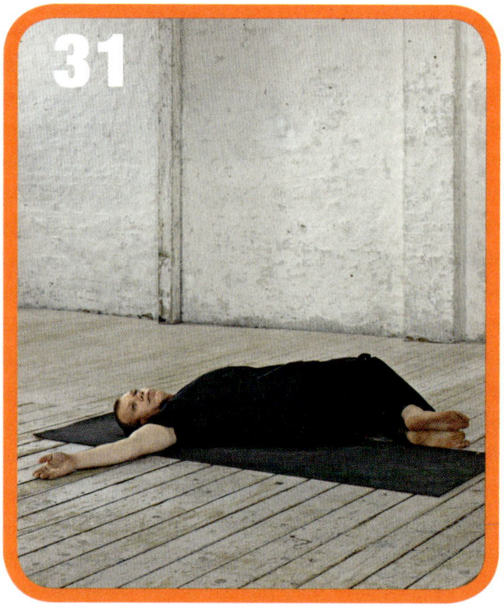

DREHUNG IM LIEGEN

Ausatmen, Arme zur Seite ausstrecken, die geschlossenen Knie zur linken Seite sinken lassen. Kopf dreht nach rechts. Fünf Atemzüge lang halten.

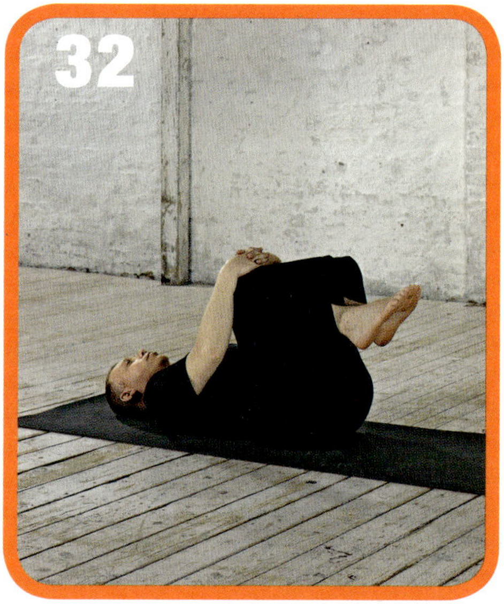

KNIE ZUR BRUST

Einatmen, zurück zur Mitte, Knie umarmen.

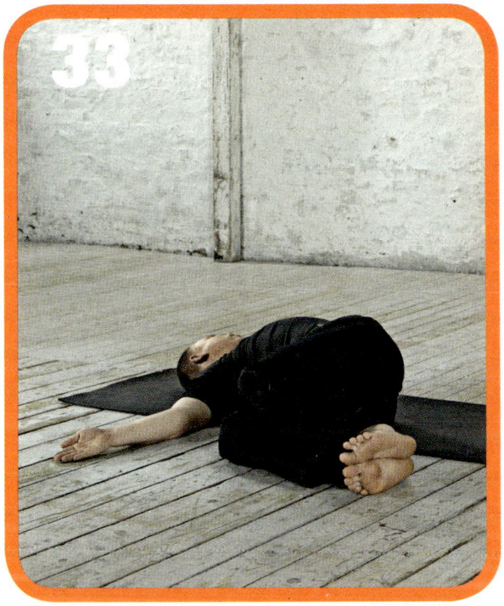

DREHUNG IM LIEGEN

Ausatmen, Arme zur Seite ausstrecken, die geschlossenen Knie zur rechten Seite sinken lassen. Kopf dreht nach links. Fünf Atemzüge lang halten.

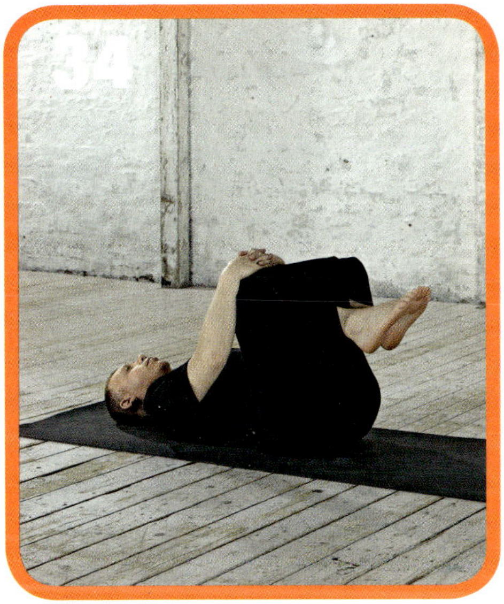

KNIE ZUR BRUST

Einatmen, zurück zur Mitte, Knie umarmen. Ausatmen, lösen.

Auf einen Blick: Die Hüftsequenz

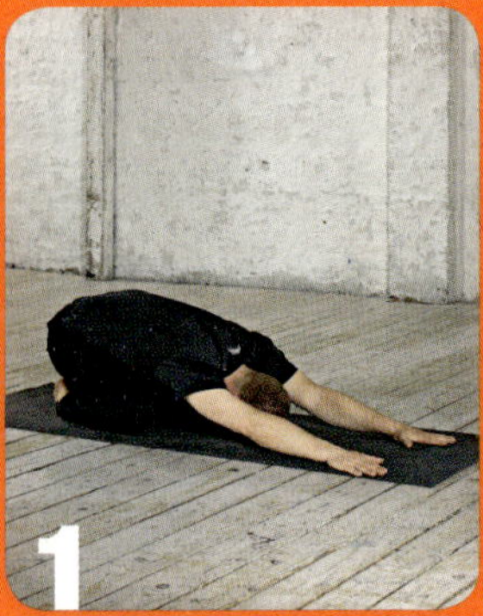
1

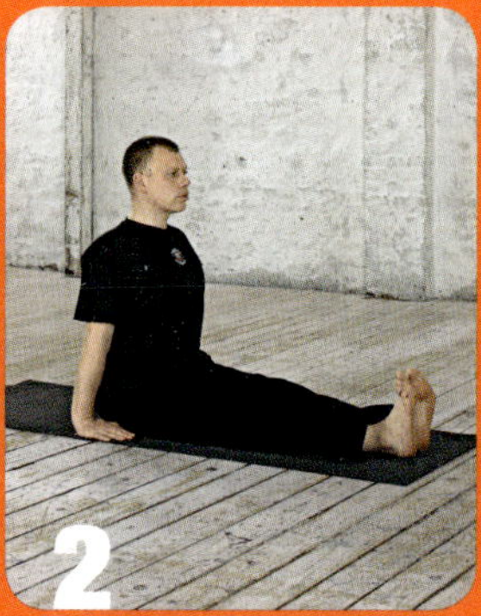
2

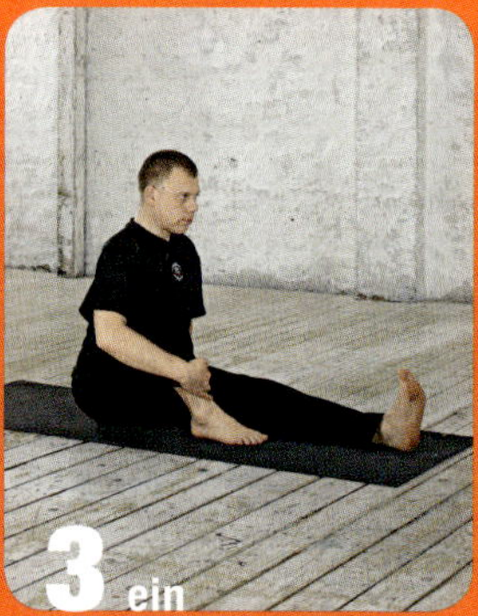
3 ein

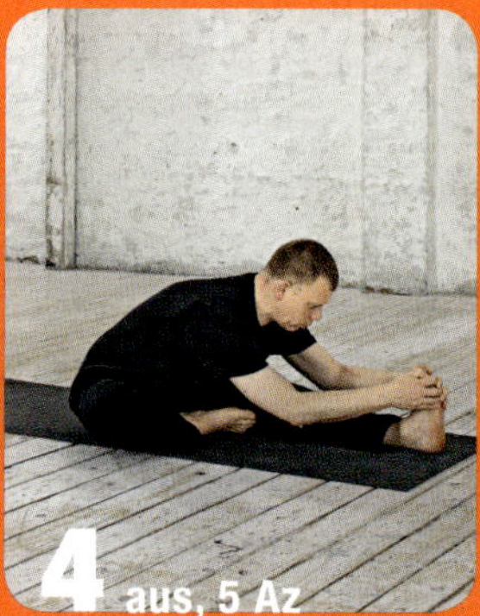
4 aus, 5 Az

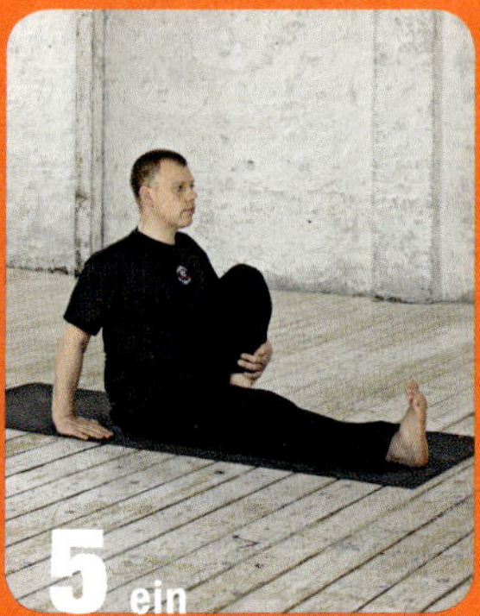
5 ein

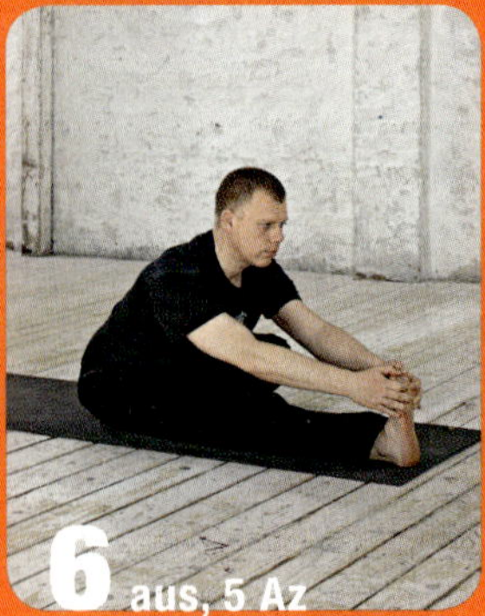
6 aus, 5 Az

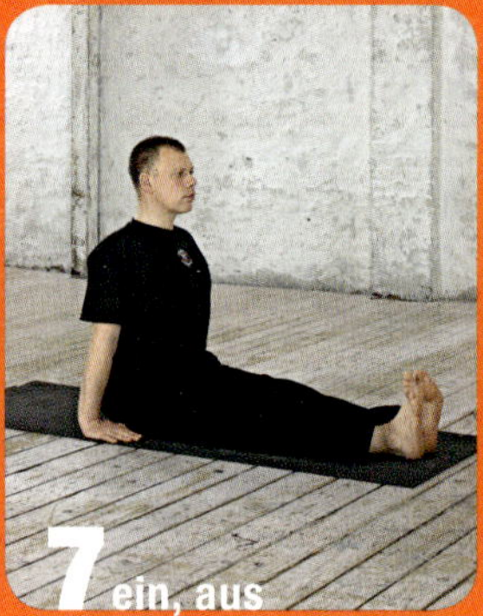
7 ein, aus

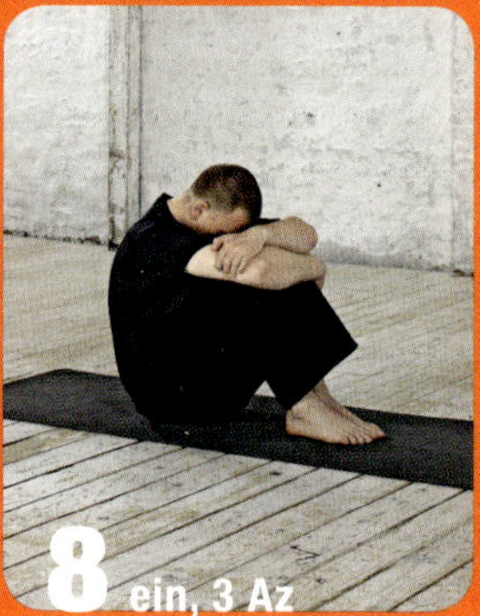
8 ein, 3 Az

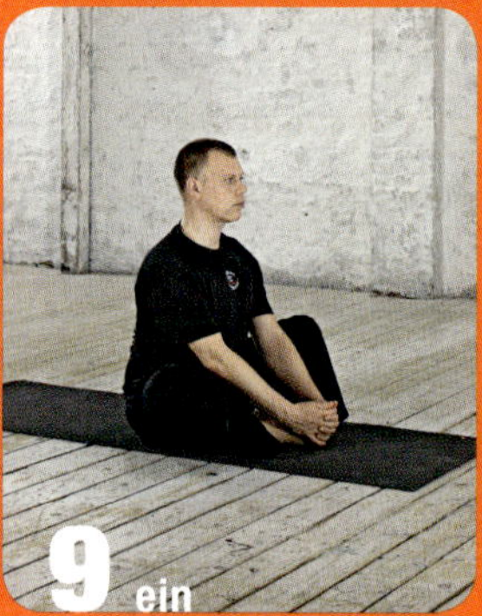
9 ein

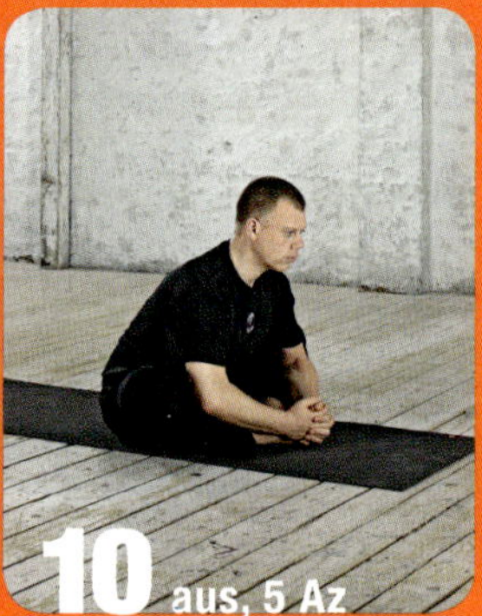
10 aus, 5 Az

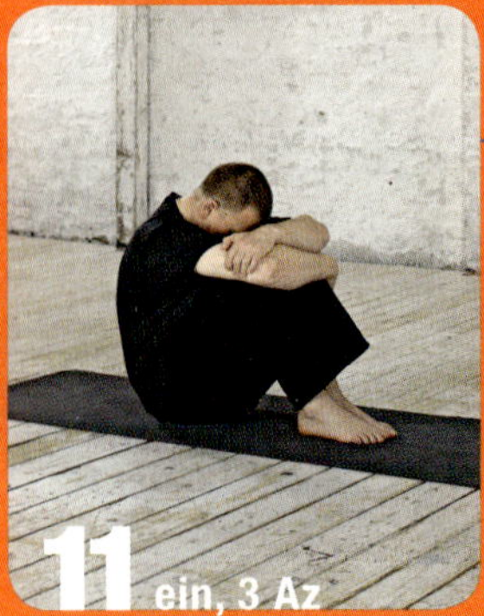
11 ein, 3 Az

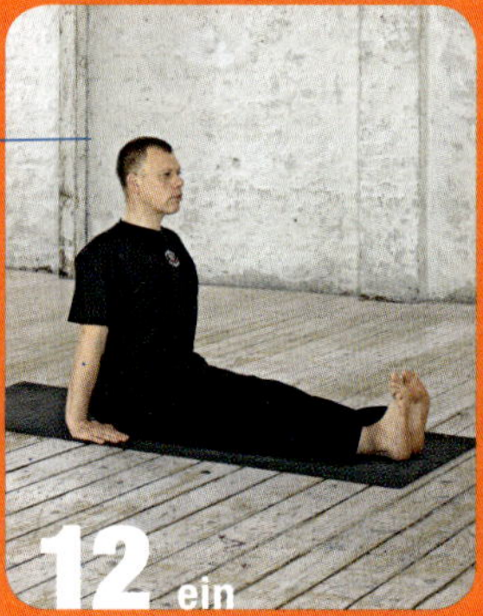
12 ein

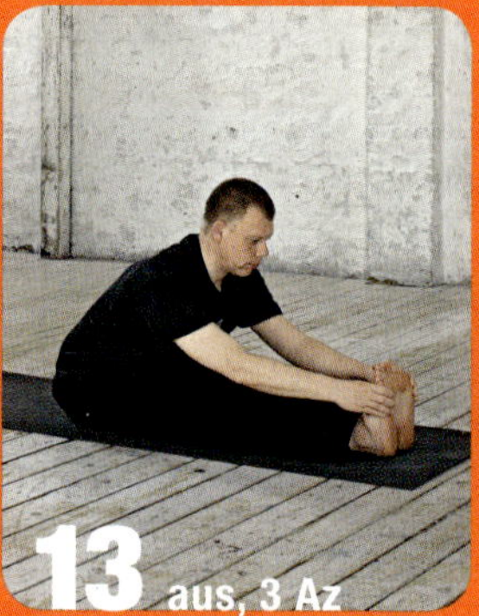
13 aus, 3 Az

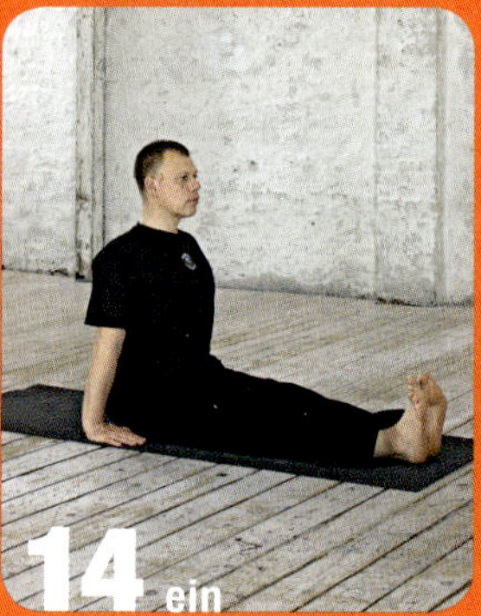
14 ein

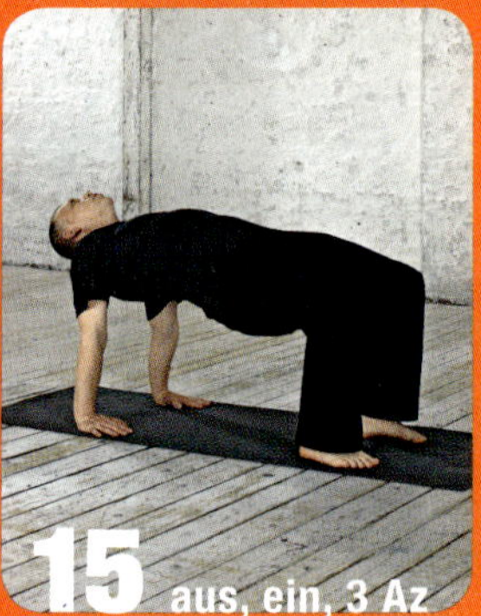
15 aus, ein, 3 Az

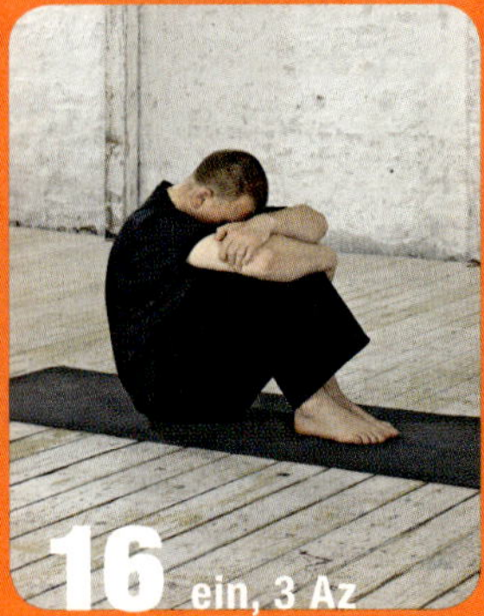
16 ein, 3 Az

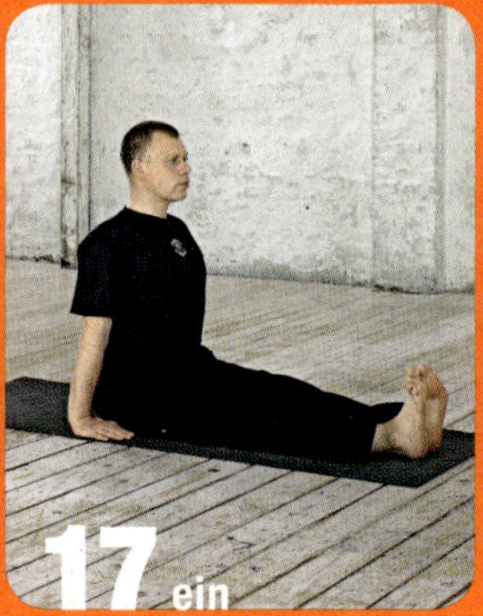
17 ein

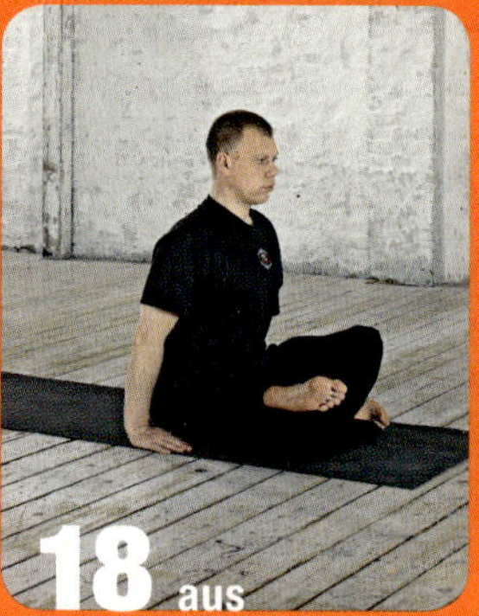
18 aus

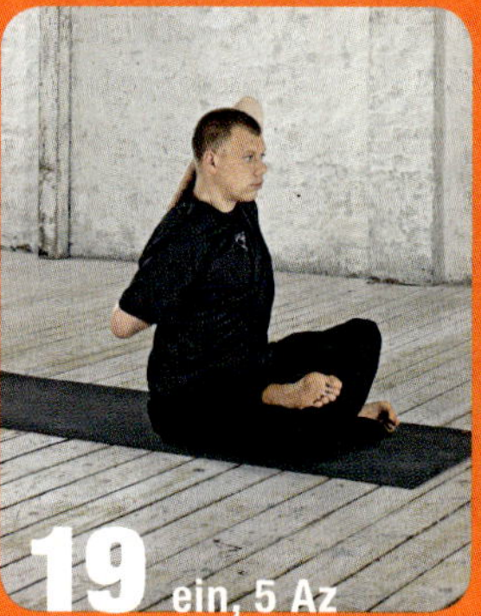
19 ein, 5 Az

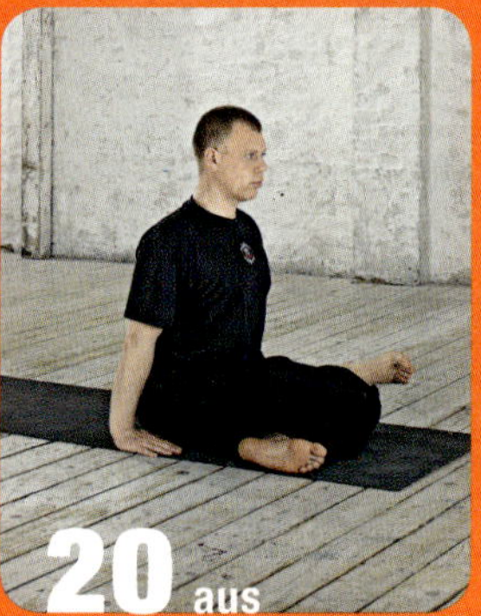
20 aus

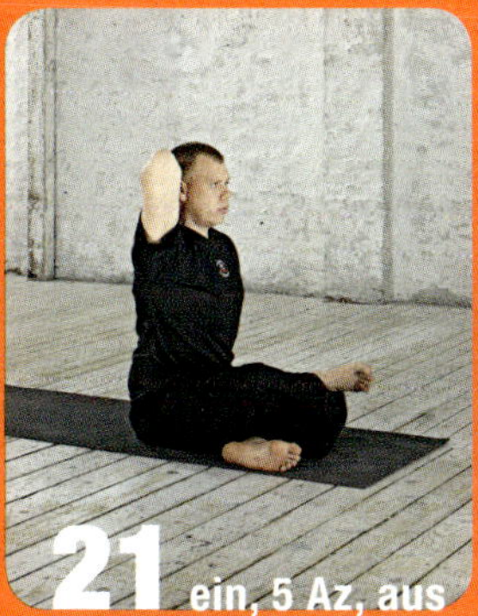
21 ein, 5 Az, aus

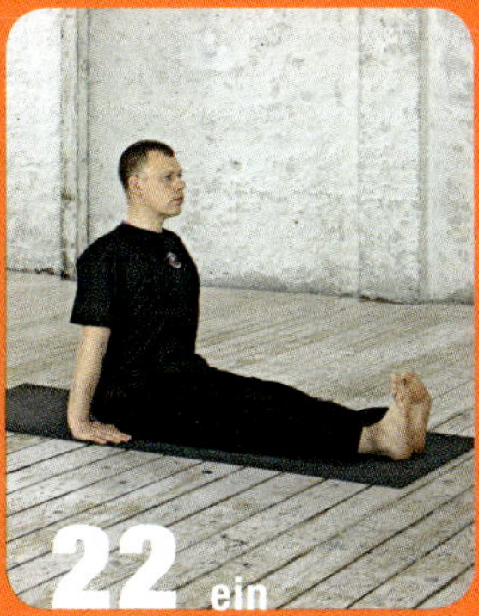
22 ein

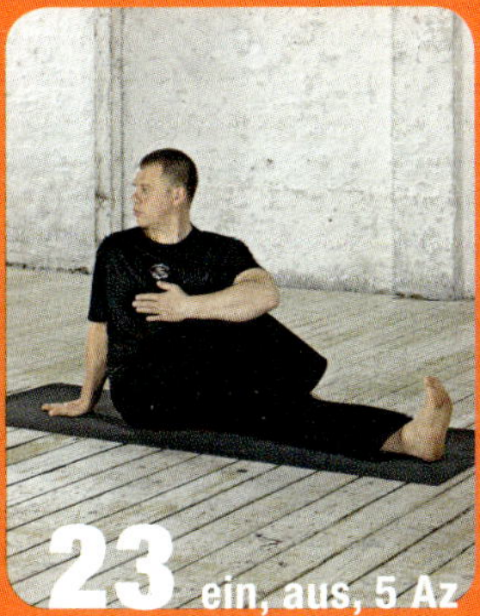
23 ein, aus, 5 Az

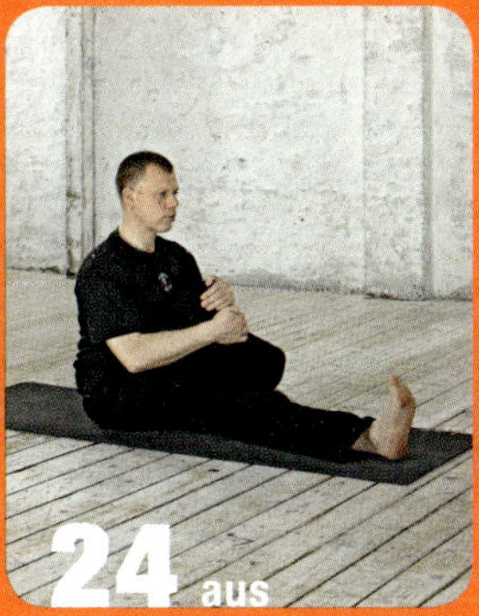
24 aus

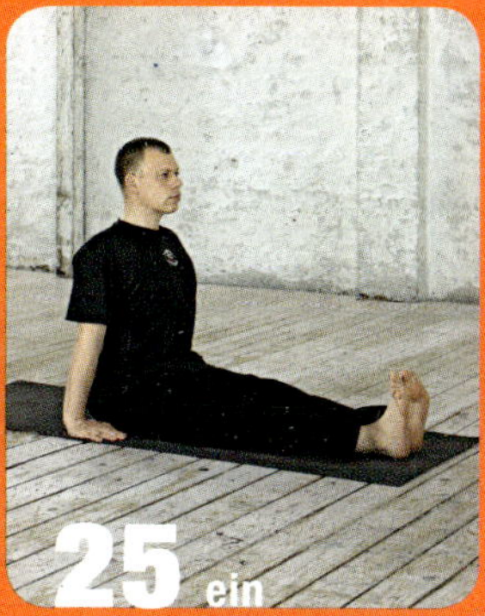
25 ein

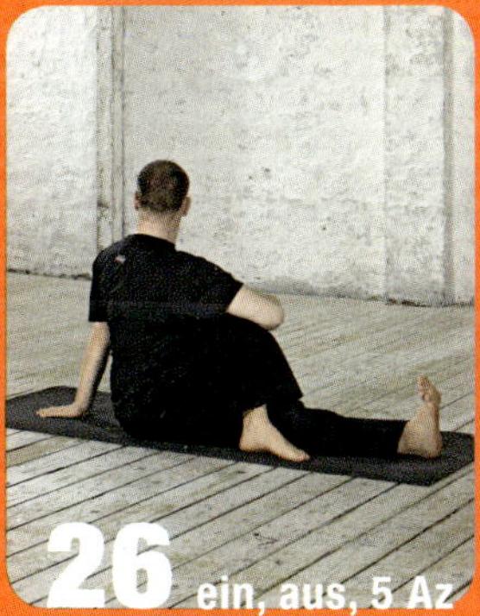
26 ein, aus, 5 Az

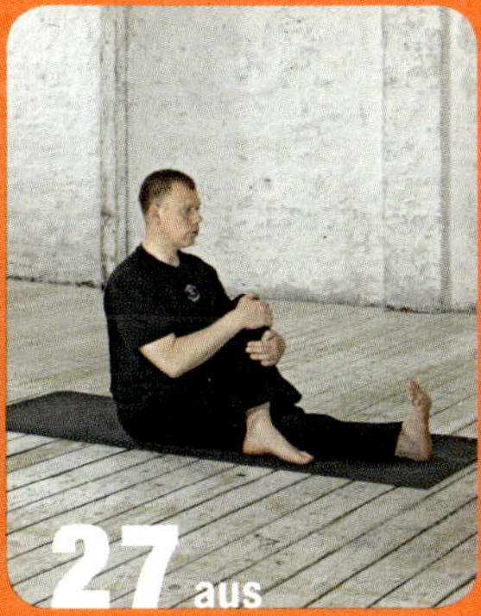
27 aus

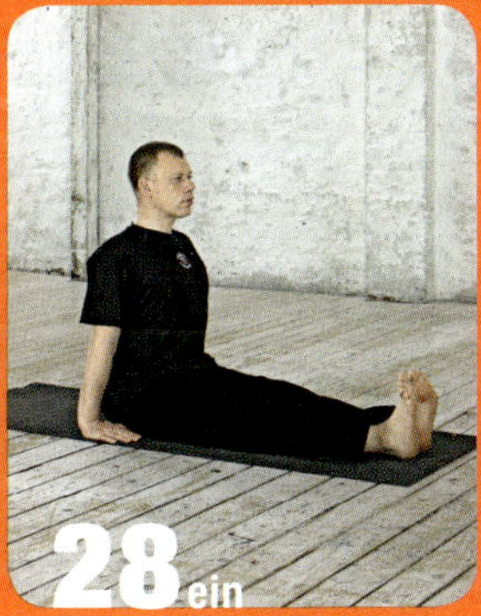
28 ein

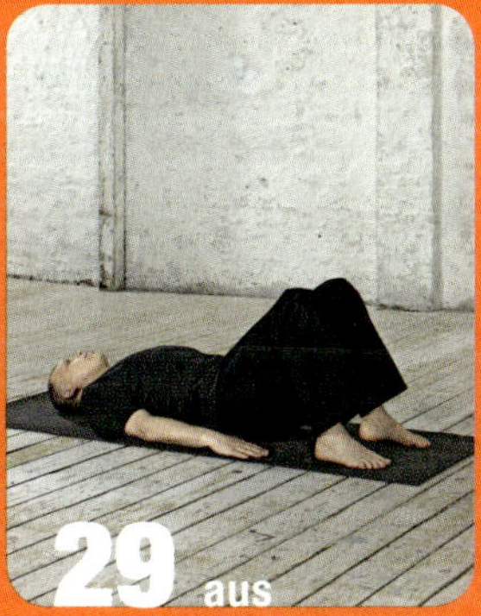
29 aus

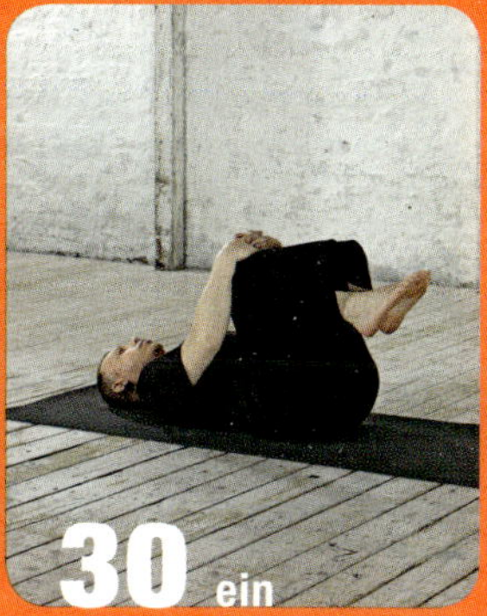
30 ein

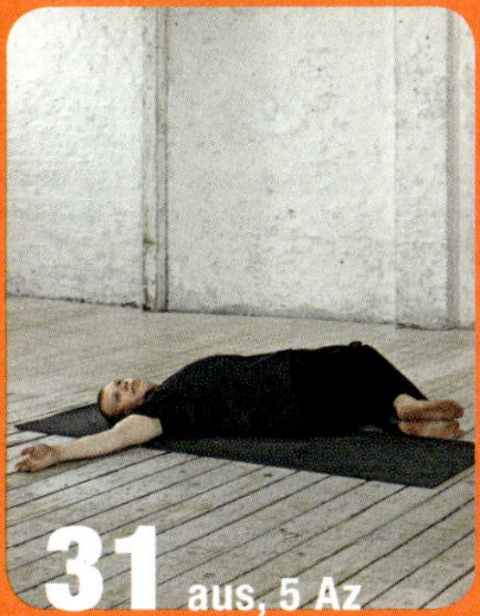
31 aus, 5 Az

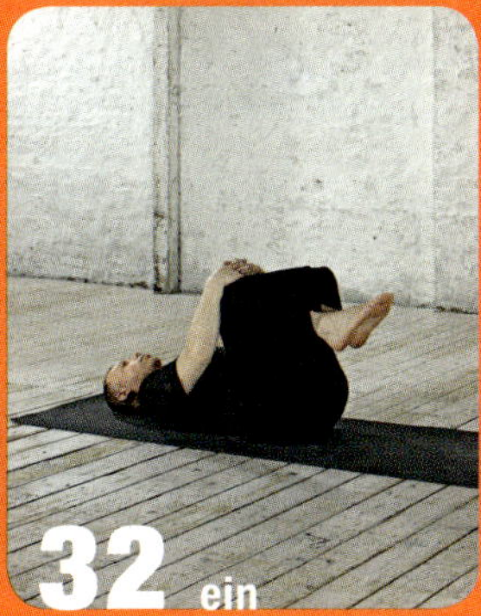
32 ein

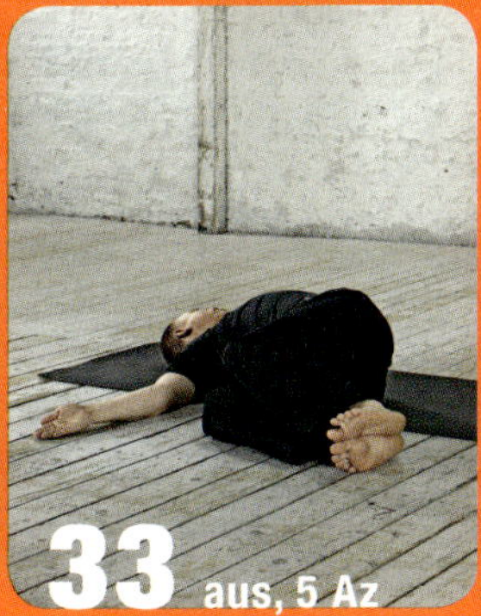
33 aus, 5 Az

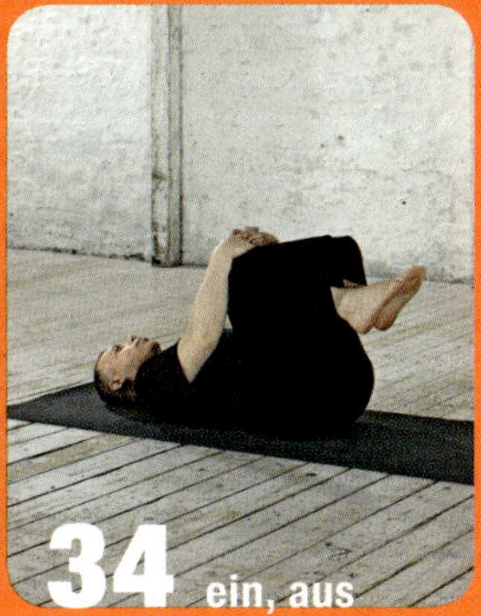
34 ein, aus

aus = ausatmen
ein = einatmen
Az = Atemzüge halten

6. Kampfsportsequenz mit Stock

Diese Sequenz ist aus Übungen des Aikido zusammengestellt. Es ist eine sogenannte Kata. Das sind festgelegte Formen, die bestimmte Fähigkeiten trainieren. Vielleicht kennt ihr diese Trainingsform aus dem Karate, dort gibt es extra Wettkämpfe dafür. Kata-Training ist einer bewussten Yoga-Praxis sehr ähnlich. Man versucht, sich durch permanente und detaillierte Wiederholung in Meisterschaft zu üben. Irgendwann ist es dann plötzlich ganz leicht und die meisten Hindernisse sind überwunden.

Das japanische Wort *Kata* bedeutet »formelle Übung«, aber auch »Weg, Dinge zu tun«. Die Idee dahinter ist, Perfektion und Bewusstheit zu erreichen. Die Verschmelzung mit dem Stock entspricht in etwa der Verbindung eines Rennfahrers mit seinem Auto oder eines Malers mit seinem Pinsel. Der Gegenstand wird Ausdruck der Gedanken, er bewegt sich von ganz allein. Man erreicht einen Zustand geistiger Leere (japanisch *Mushin*) und ist vollständig im Hier und Jetzt.

Ich trainiere gern mit einem Stock, weil er die Aufmerksamkeit und das Bewusstsein ganz auf sich konzentriert. Ihr könnt diese Sequenz auch mit einem Besenstiel machen, den hat wahrscheinlich jeder von euch zu Hause. Er entspricht in der Länge ungefähr meinem Stock. Die Arbeit mit einer Waffe – und zu der macht ihr den Stock in dieser Sequenz – schult außerdem euer räumliches Vorstellungsvermögen und fördert die Konzentration. Das erfordert zwar einiges Training, macht aber auch höllisch viel Spaß.

Passt aber bitte auf, dass ihr nicht die Lampe von der Decke holt.

WICHTIGE HINWEISE ZUR TECHNIK

Während dieser Sequenz sind die Arme niemals ganz durchgestreckt, sondern immer leicht angebeugt. Ungefähr so, wie ein Samurai-Schwert (japanisch *Katana*). Das ist auch nicht gerade, sondern ein wenig geschwungen.

Haltet den Stock gut fest, verkrampft aber nicht in den Handgelenken. Steht immer leicht in den Knien, damit ihr euch geschmeidig bewegen könnt.

Nehmt einen Stock, der nicht zu schwer ist. Ansonsten tut es jede Art von Stock. Ich trainiere im Wald auch mit Stöcken, die ich dort gefunden habe.

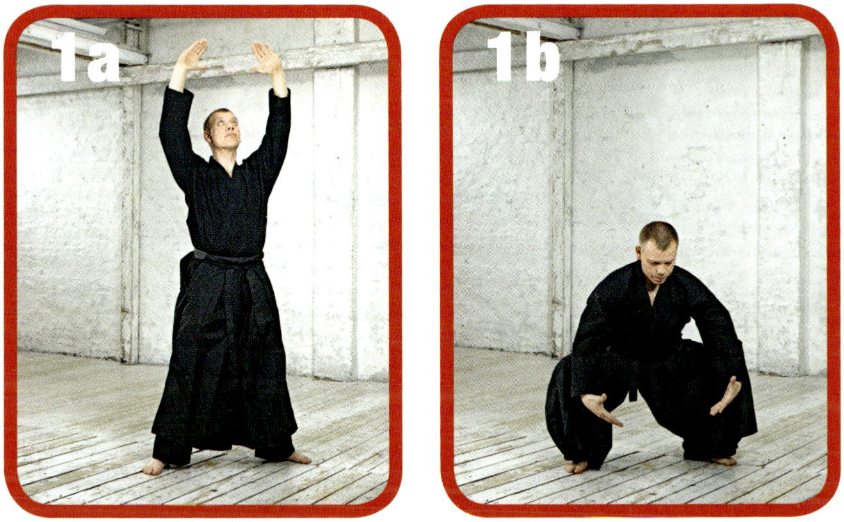

BALL UMARMEN MIT EIN- UND AUSATMEN

Füße zur Seite öffnen, Oberkörper aufrecht halten. Einatmen. Arme in kreisförmiger Bewegung nach oben führen und die Beine strecken. Ausatmen. Arme kreisförmig nach unten weiterbewegen und dabei die Beine beugen. Zehn Wiederholungen.

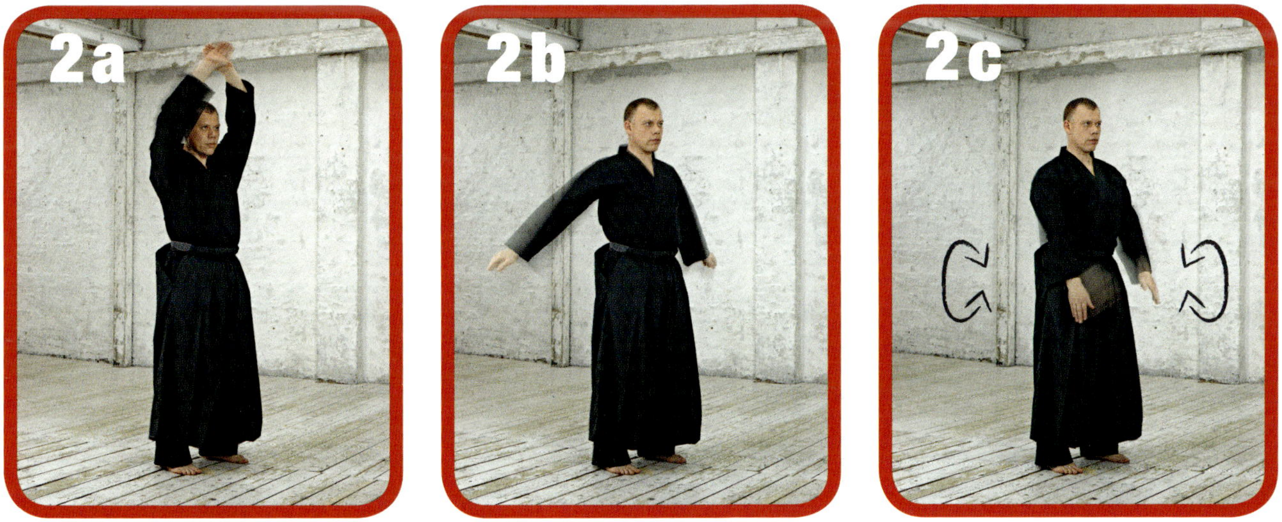

ARME KREISEN, VORWÄRTS RÜCKWÄRTS

Aufrecht und fest hinstellen, Zentrum etwas absenken und dann die Arme kreisen. Spannung bis in dic Fingerspitzen. Die Handgelenke schwingen immer vor dem Bauchnabel vorbei. Vorwärts und rückwärts kreisen, bis die Hände kribbeln.

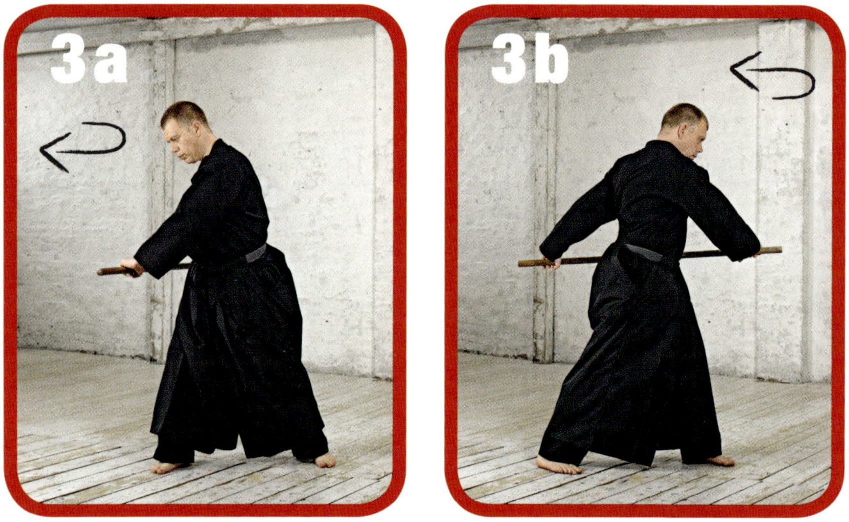

HÜFTMOBILISIERUNG MIT STOCK

Die Stockenden von oben greifen, die Beine leicht beugen und etwas weiter als schulterbreit öffnen. Aus der Hüfte abwechselnd nach links und rechts schwingen. Die Arme sind dabei locker.

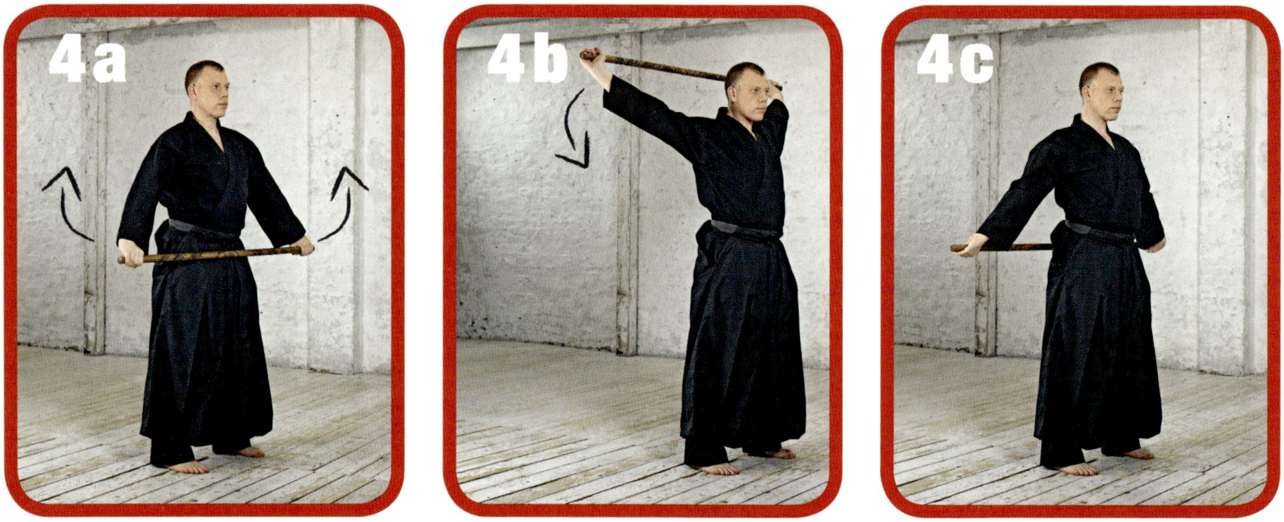

SCHULTERMOBILISIERUNG

Stock bleibt weit gegriffen. Stock über den Kopf nach hinten und unten führen, ausatmen. Mit dem Einatmen Stock umgekehrt nach vorn über den Kopf führen. Zehn Wiederholungen.

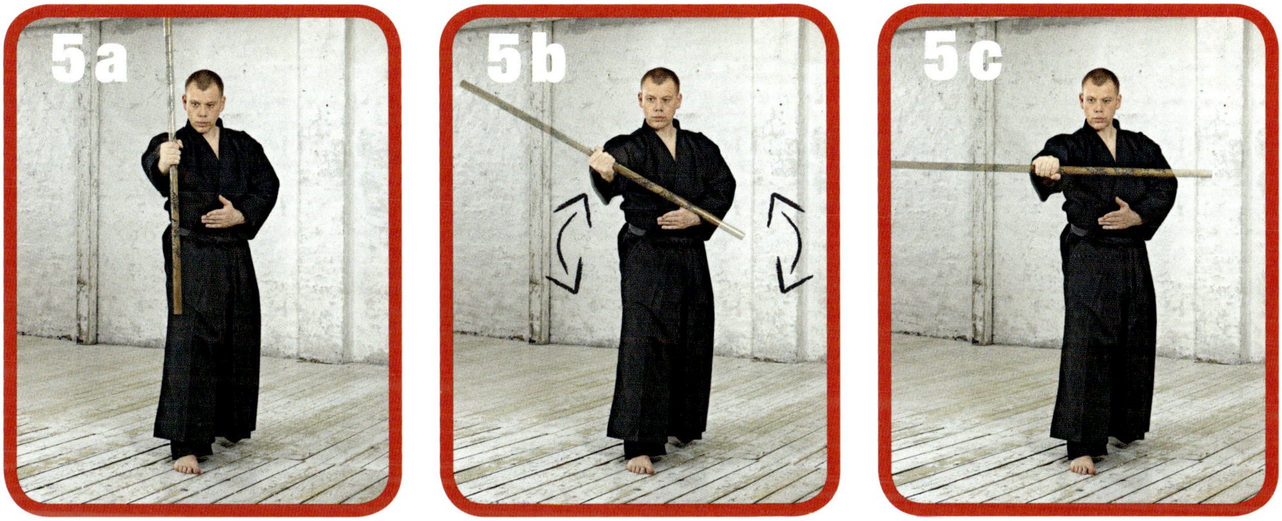

HANDGELENKSMOBILISIERUNG

Stock fest mit einer Hand mittig greifen. Den Stock kontrolliert nach links und rechts drehen. Etwa 30 Sekunden ausführen, dann die Hand wechseln. Achtung: Zum Ende hin nicht zu aggressiv drehen. Sonst kann das Gewicht des Stocks das Handgelenk verletzen.

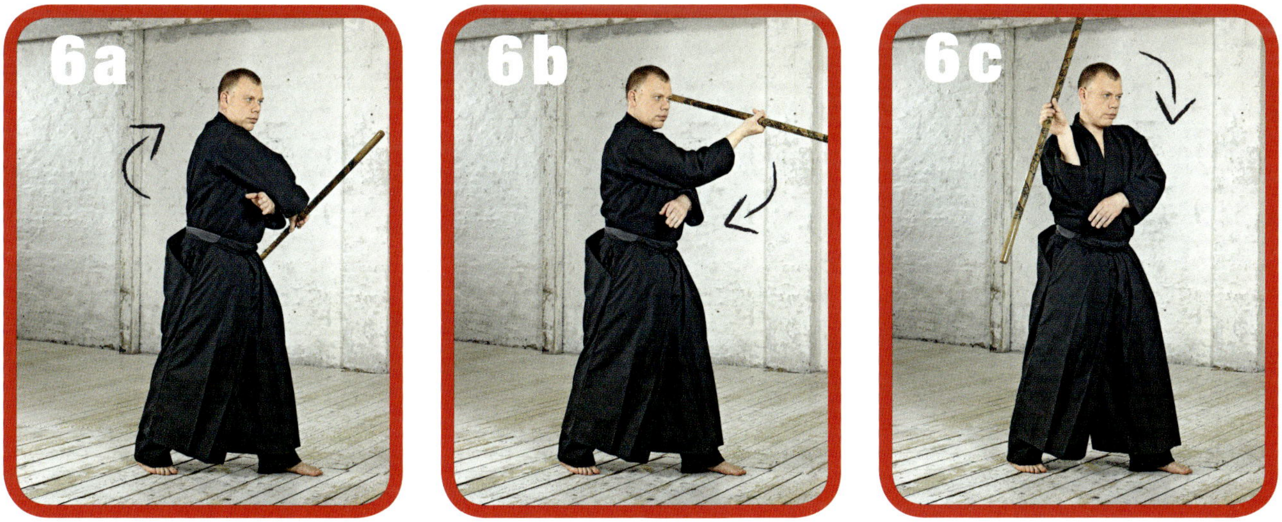

ABWEHR DES BOGENS

Stock mittig greifen. Mit den Stockspitzen Achten in die Luft malen. Dazu den Griff etwas lockern, den Stock aber immer noch kräftig festhalten. Ein Stockende an die Außenseite des Körpers führen und dann mit einer Drehung zur anderen Seite. Auch diese Bewegung zu beiden Seiten jeweils etwa 30 Sekunden ausführen, sodass eine flüssige Bewegung entsteht. Mit dieser Bewegung, schnell genug ausgeführt, wurden im alten Japan Bogenpfeile abgewehrt.

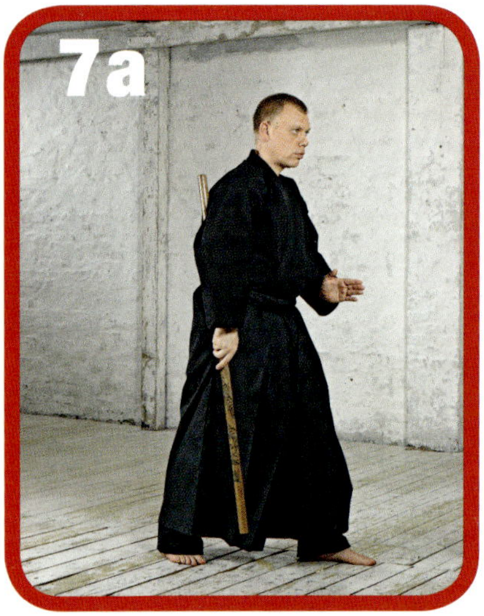

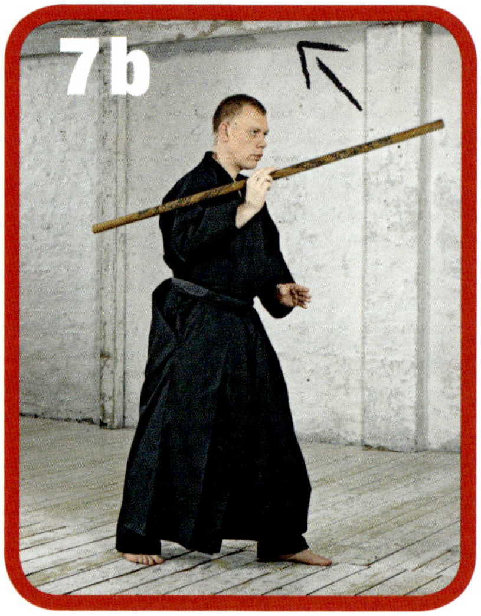

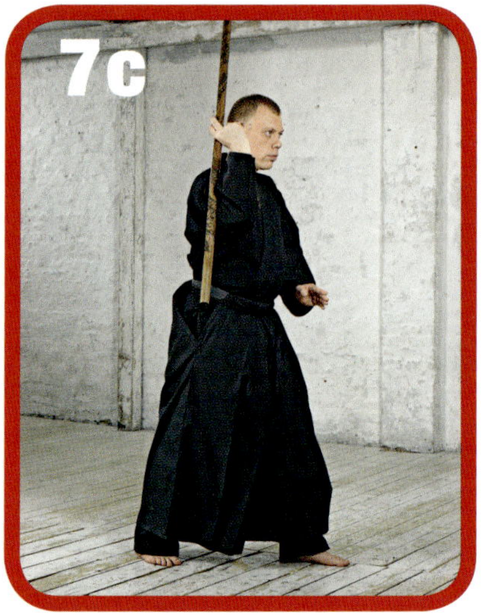

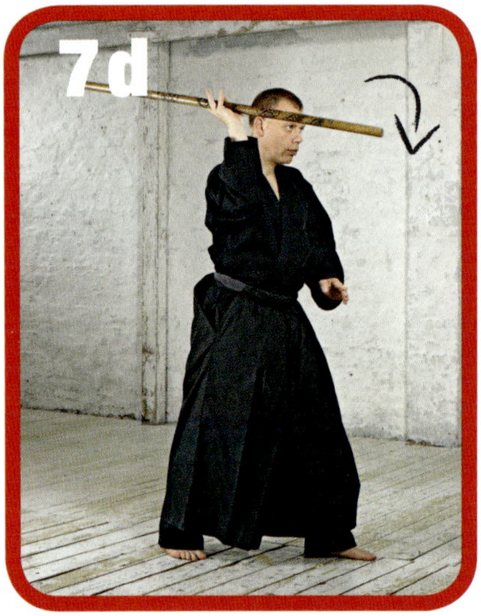

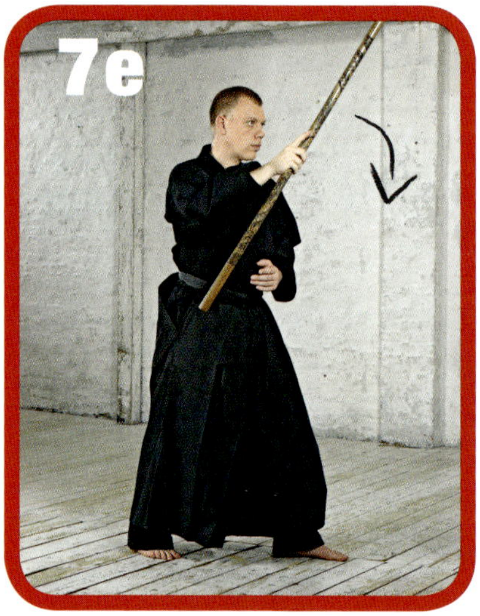

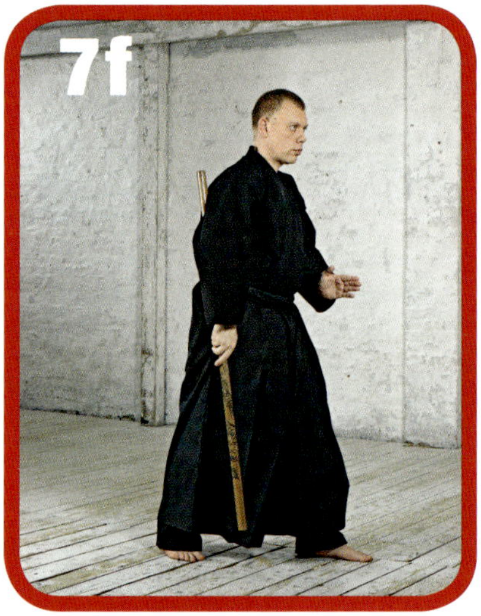

ABWEHR AUS DER DECKUNG

Stock mittig greifen und hinter dem Arm verstecken. Die untere Stockspitze in einem Bogen nach vorn und oben führen. Die Spitze hinter dem Oberarm sinken lassen. Dann die Bewegung umkehren: Die Stockspitze über den Oberarm wieder nach unten führen und die Waffe hinter dem Arm verstecken. Danach Übung mit dem anderen Arm ausführen, pro Seite für etwa 30 Sekunden.

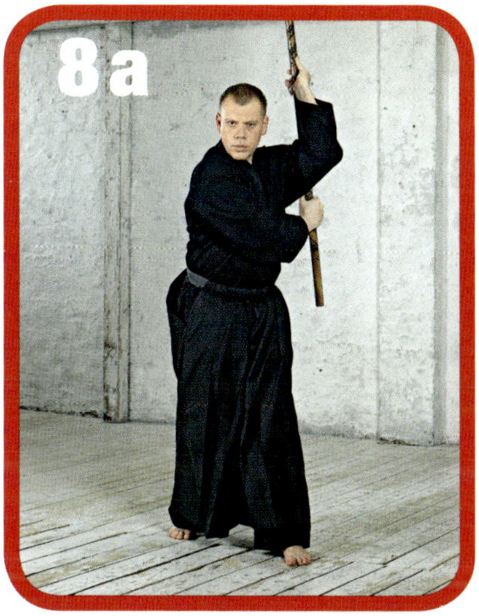

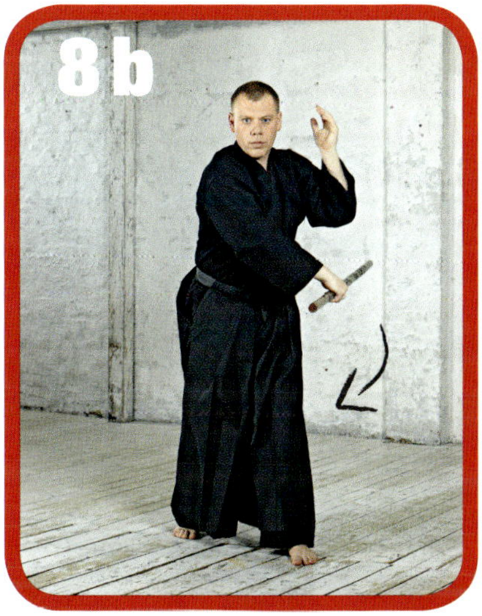

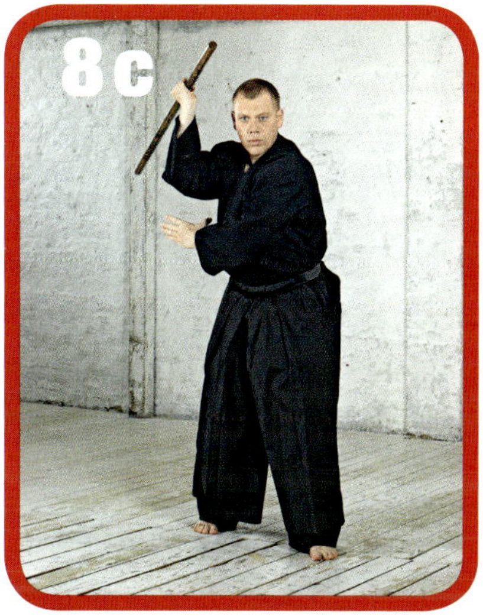

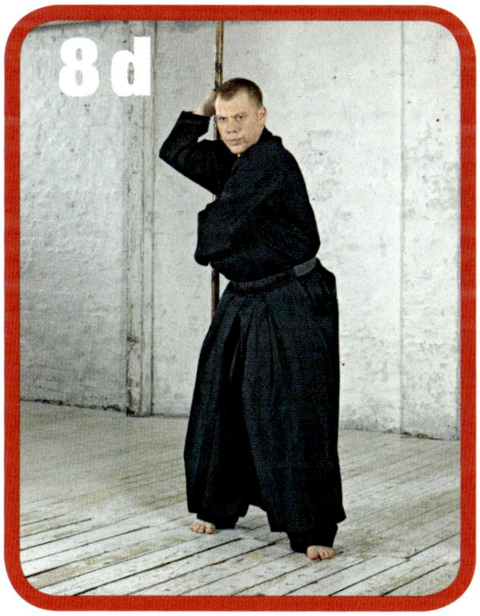

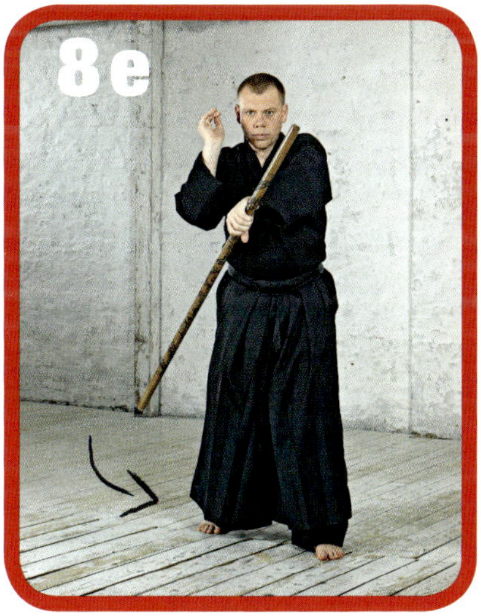

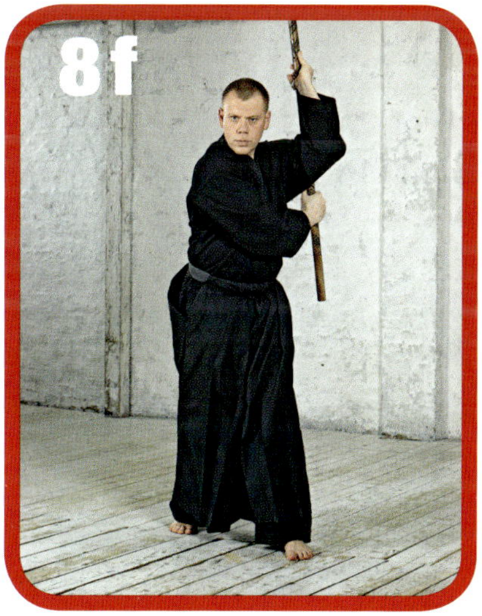

ABWEHR MIT BEIDEN HÄNDEN

Den Stock bei ungefähr einem Drittel seiner Länge fassen und über den Oberarm zurückführen. Dort das untere Ende mit der freien Hand auffangen. Den Stock in dieser unteren Hand behalten und vor dem Körperzentrum vorbeiführen. Über den anderen Oberarm führen und das untere Ende wieder mit der freien Hand auffangen Und wieder von vorn. Ziel ist es, eine flüssige Bewegung entstehen zu lassen, die für etwa 30 Sekunden immer wiederholt wird.

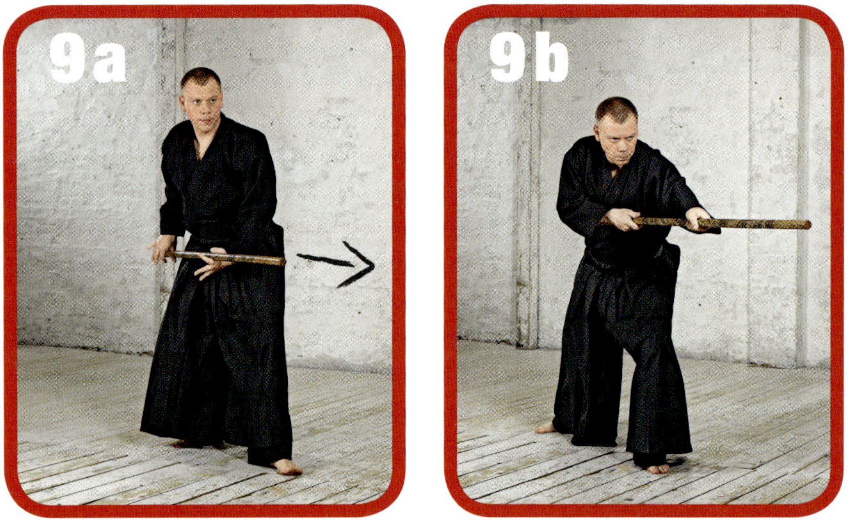

ANGRIFF MIT DEM STOCK, STOSS VORWÄRTS

Stock am hinteren Ende und in der Mitte greifen. Ein Bein nach vorn stellen. Jetzt einen kleinen Schiebeschritt vorwärts machen und mit dem Stock auf ein imaginäres Ziel stoßen, dabei ausatmen. Den Schwerpunkt nicht zu weit nach vorn verlagern, sonst besteht die Gefahr, vornüberzukippen. Auch diese Übung zu beiden Seiten ausführen und jeweils 50 Mal wiederholen.

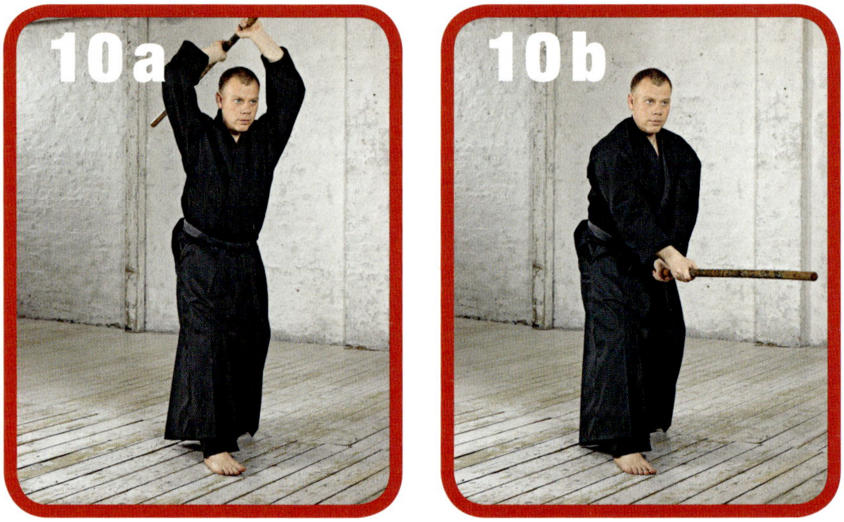

GERADER STOCKHIEB ÜBER KOPF

Den Stock im unteren Drittel mit beiden Händen fassen. Einatmen und über den Kopf nach hinten führen. Mit dem Ausatmen gerade nach unten schlagen. Der Hieb endet, wenn die vordere Stockspitze auf Höhe der Handgelenke ist. Dabei leicht in die Knie gehen. Diesen Schlag 50 Mal wiederholen.

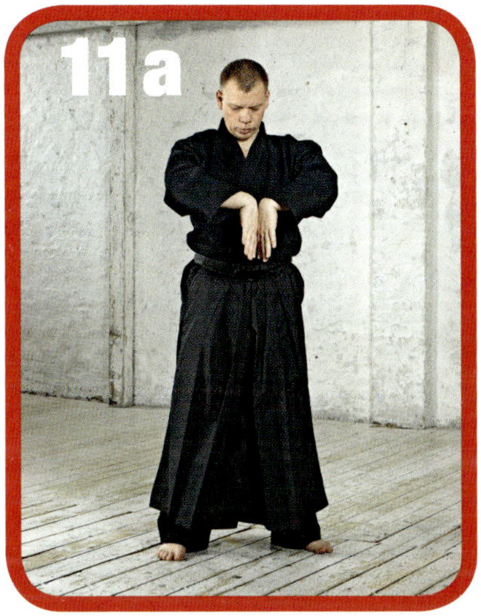

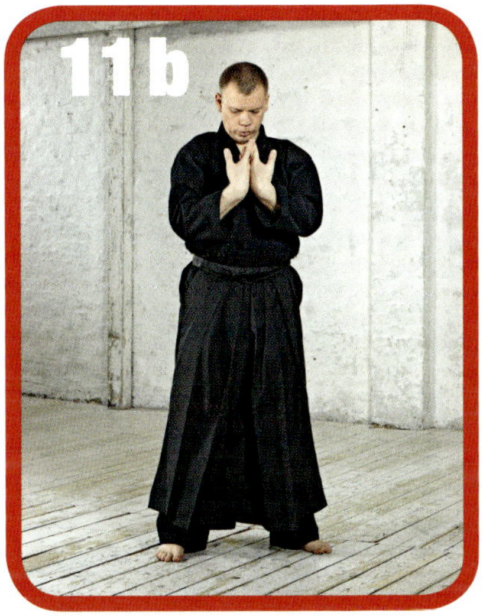

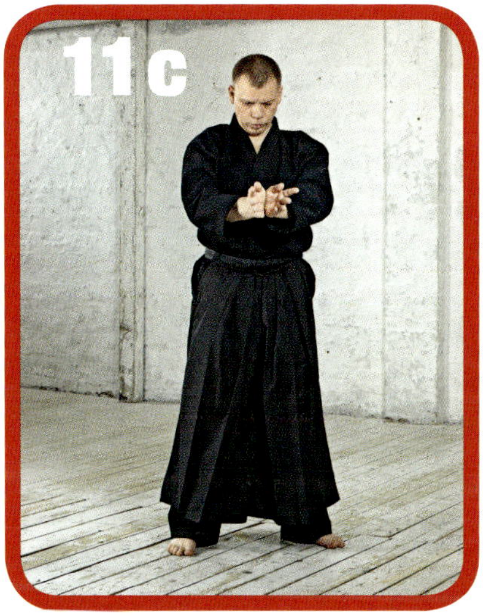

HANDGELENKKREISEN

Den Stock beiseite legen. Aufrechte Haltung einnehmen. Die Handrücken zusammenbringen und die Hände aneinander entlang drehen. Die Hände haben dabei permanent Kontakt miteinander. Diese Drehung in beide Richtungen jeweils 20 Mal ausführen.

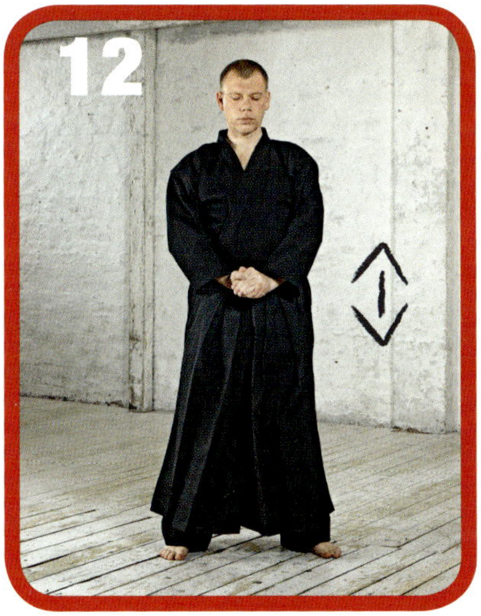

HARA HARMONISIEREN

Aufrecht stehen und die Handflächen vor dem Körperzentrum zusammenbringen. Ein kleines Luftpolster zwischen den Handflächen entstehen lassen und die Hände mit entspannten Schultern auf- und abschütteln.

Auf einen Blick: Kampfsportsequenz mit Stock

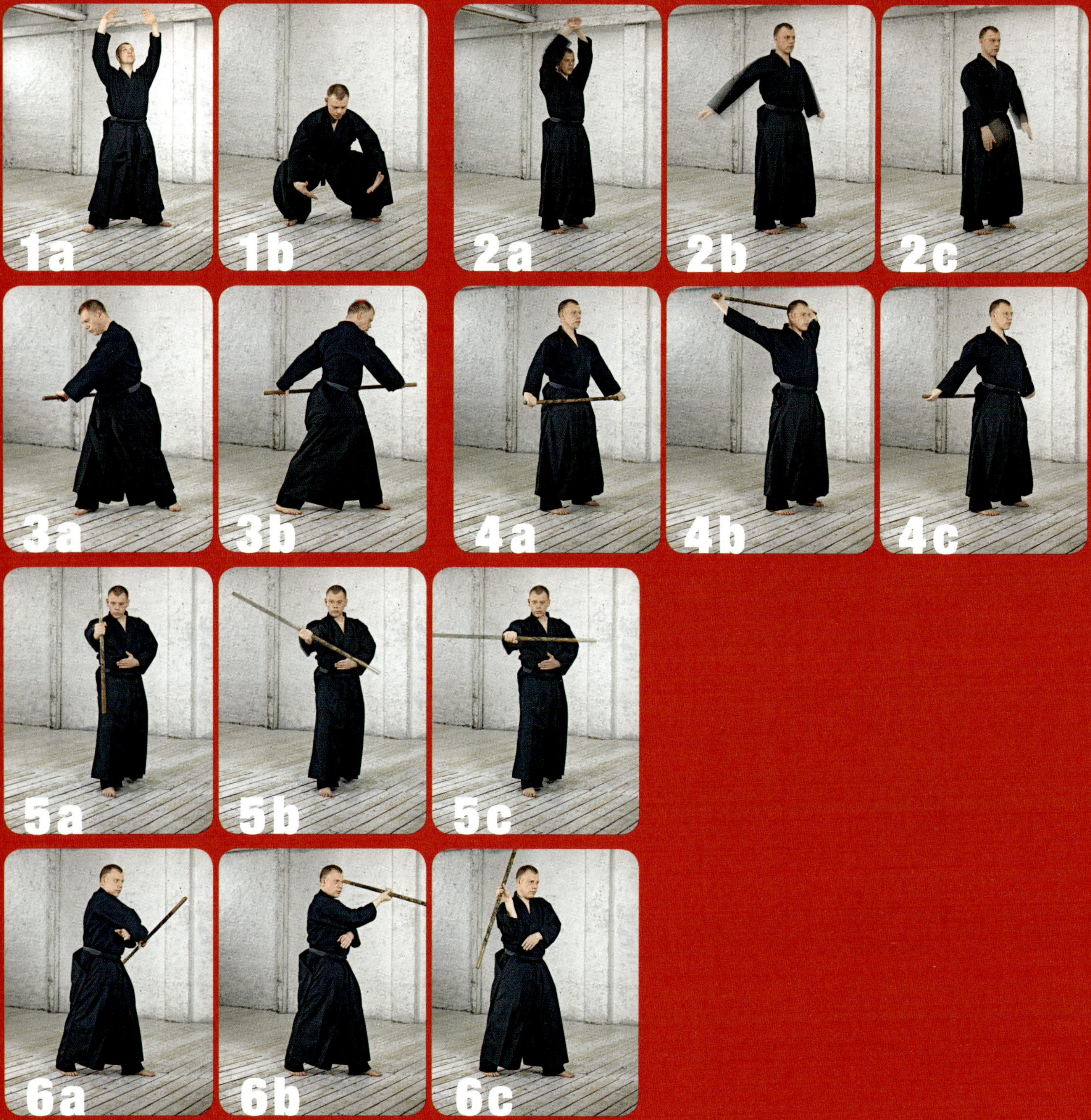

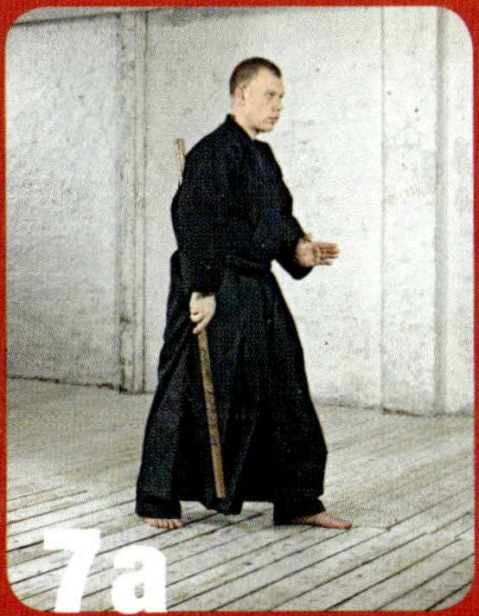
7a
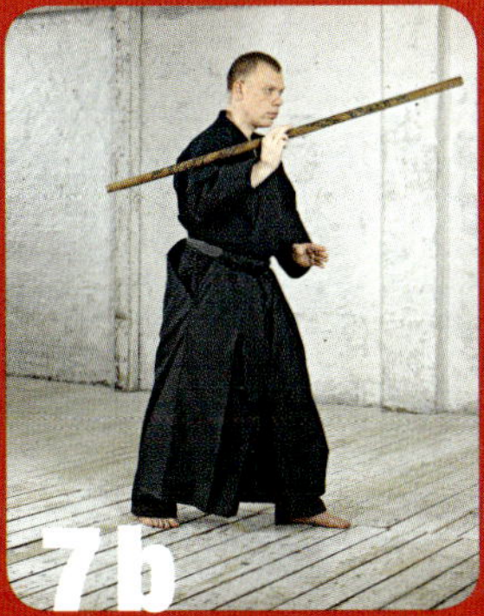
7b
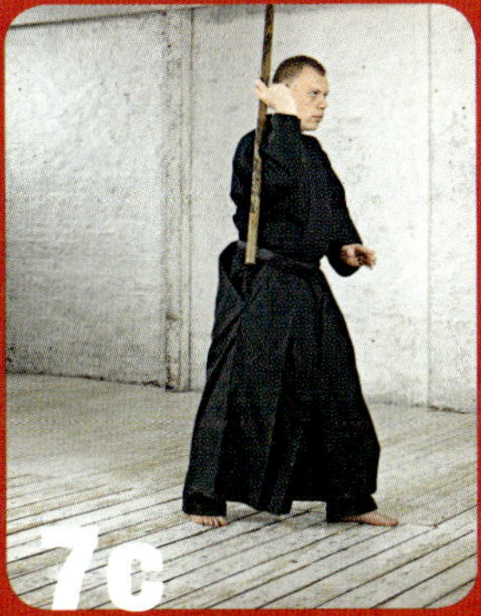
7c
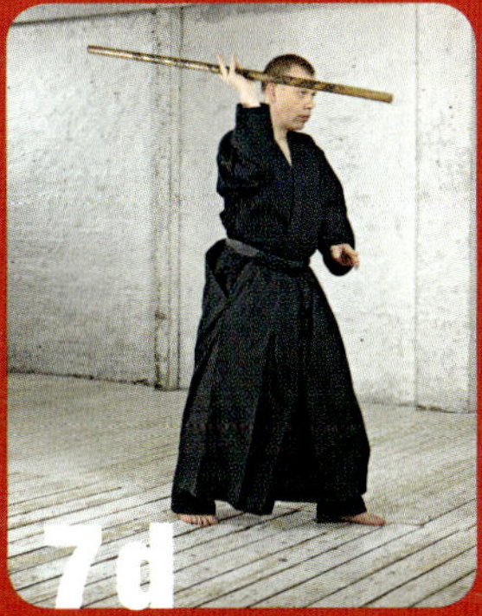
7d
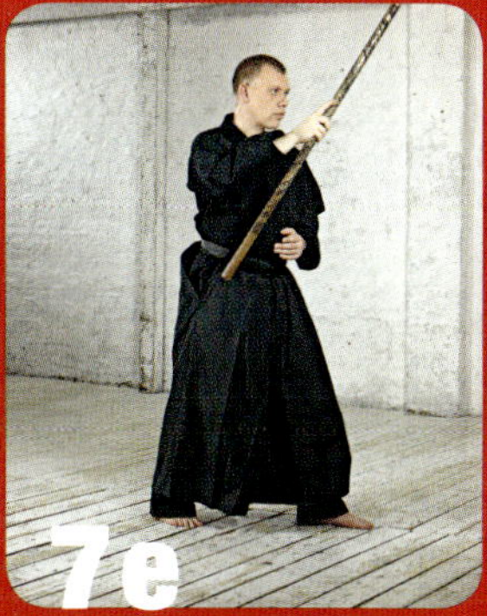
7e
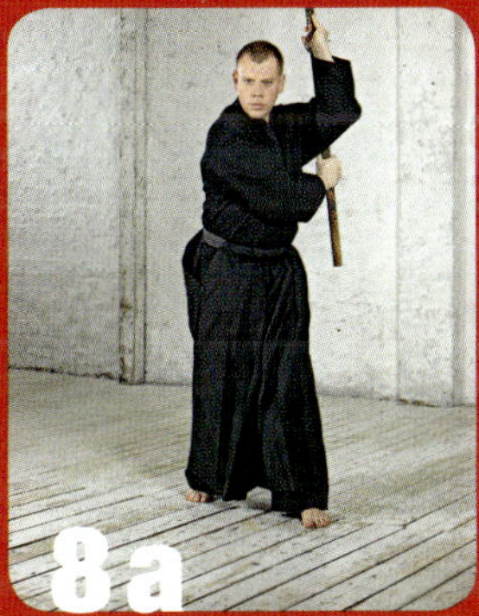
8a
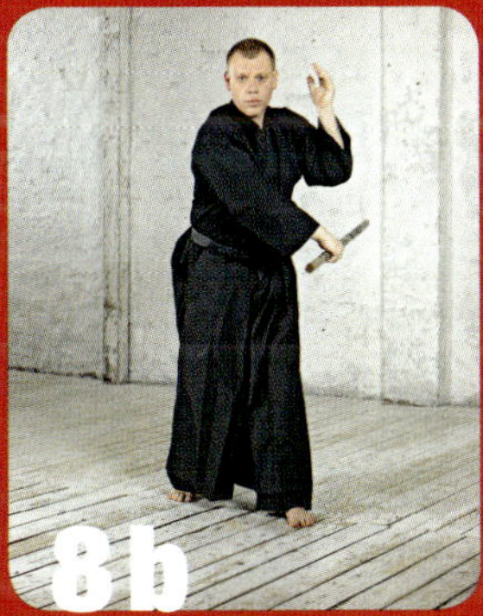
8b
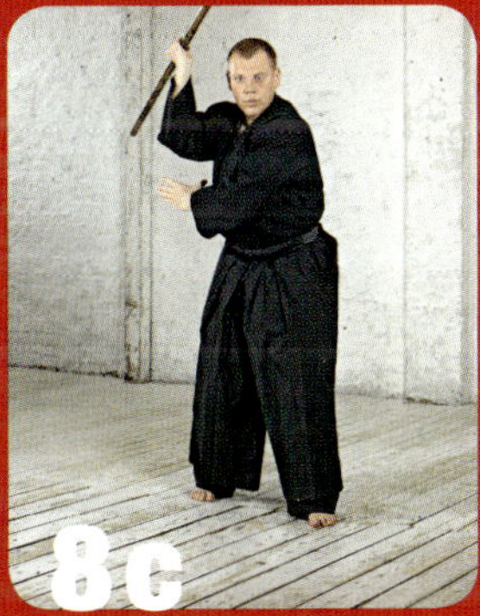
8c
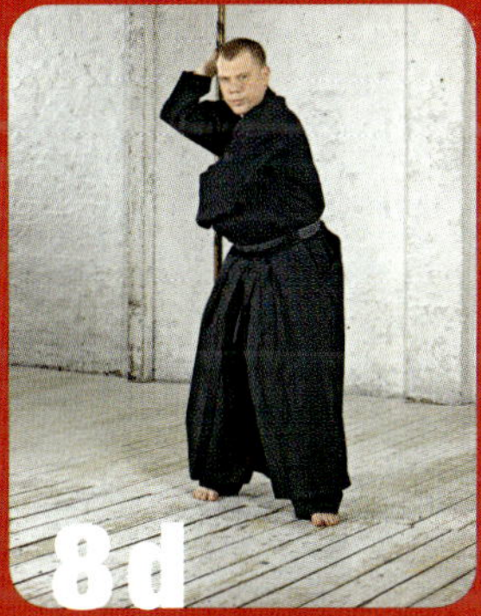
8d
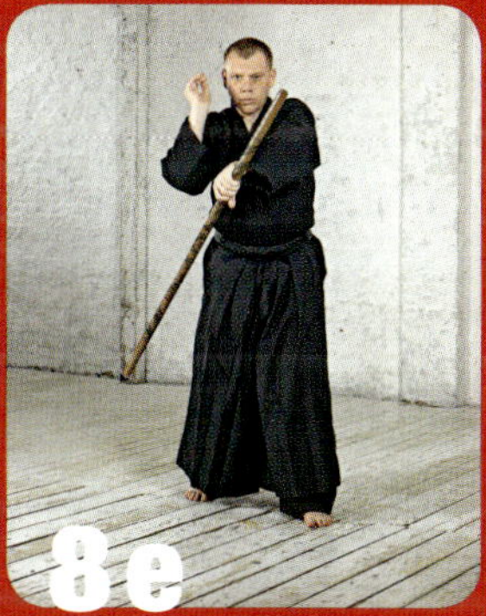
8e
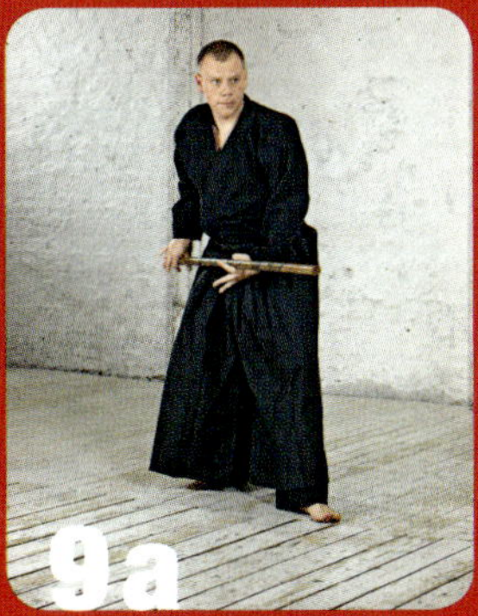
9a
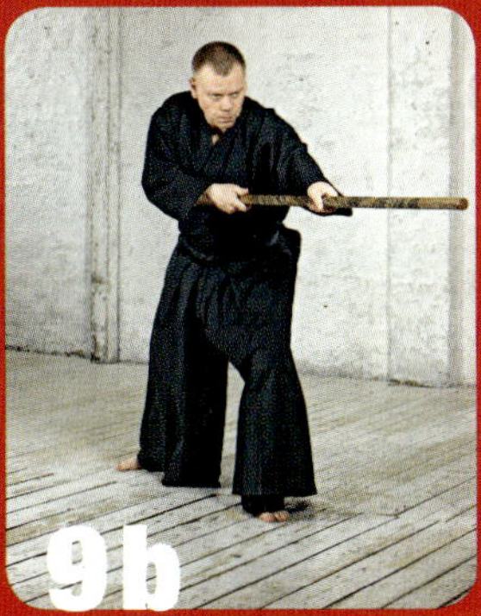
9b
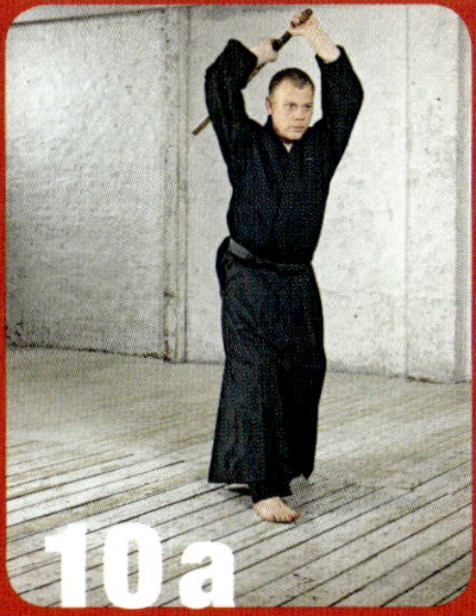
10a
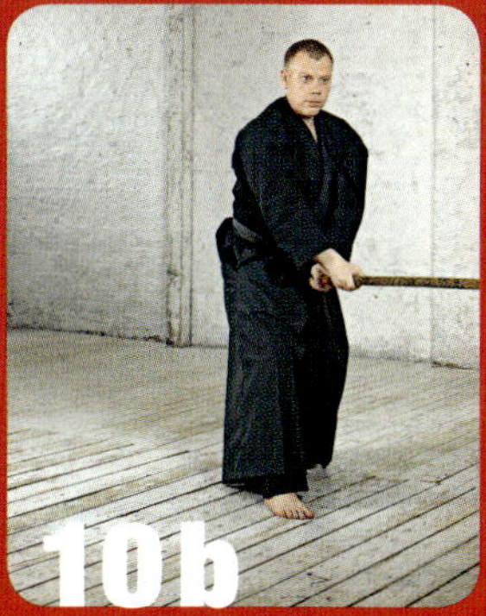
10b
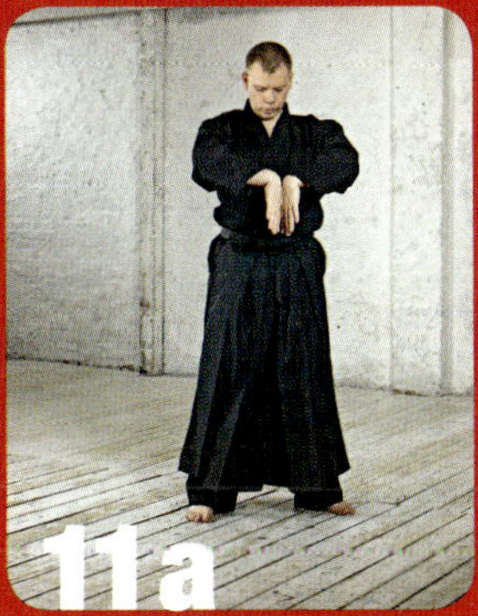
11a
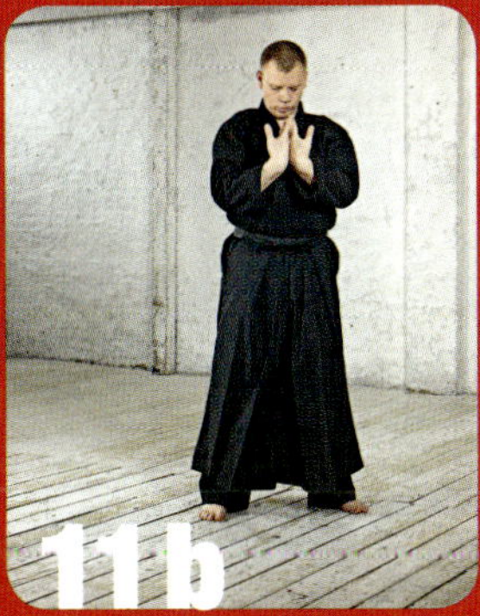
11b
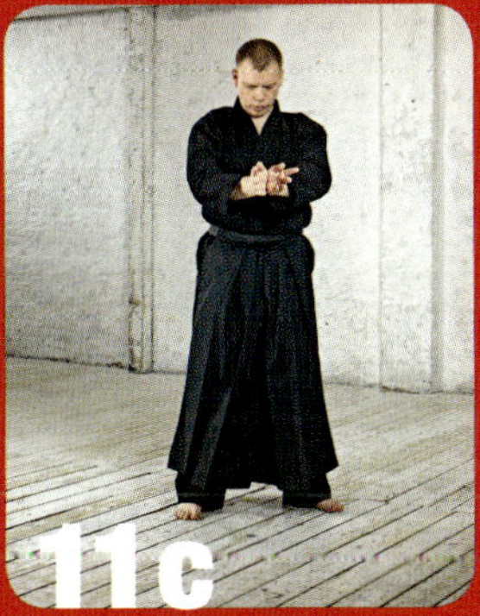
11c
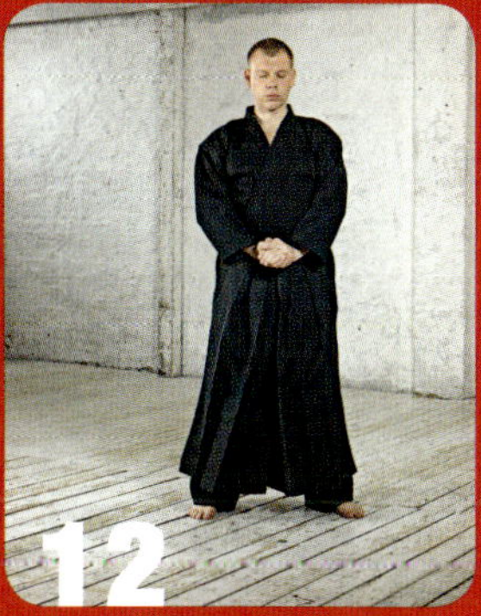
12

7. Entspannung

... und nie vergessen:
Nehmt euch nach dem Workout etwa fünf bis zehn Minuten Zeit, um Körper und Geist zu entspannen. Euer Körper lief gerade sehr hochtourig und jetzt lassen wir ihn noch ein wenig im Standgas laufen.

Also:
Hinlegen, K.o.-Haltung einnehmen (siehe Seite 60) und das Gefühl genießen, das sich einstellt, wenn die angespannten Muskeln sich lockern ...

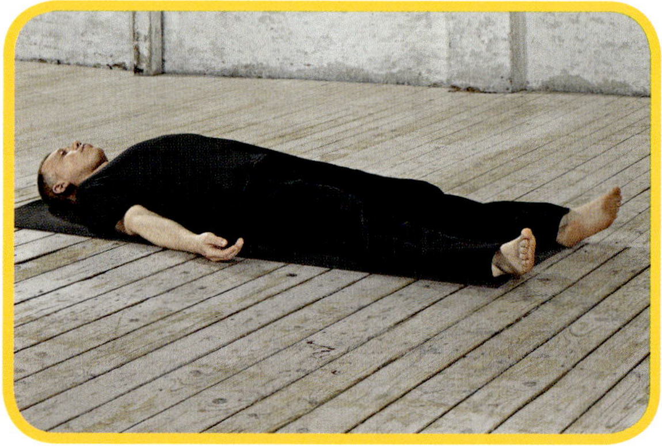

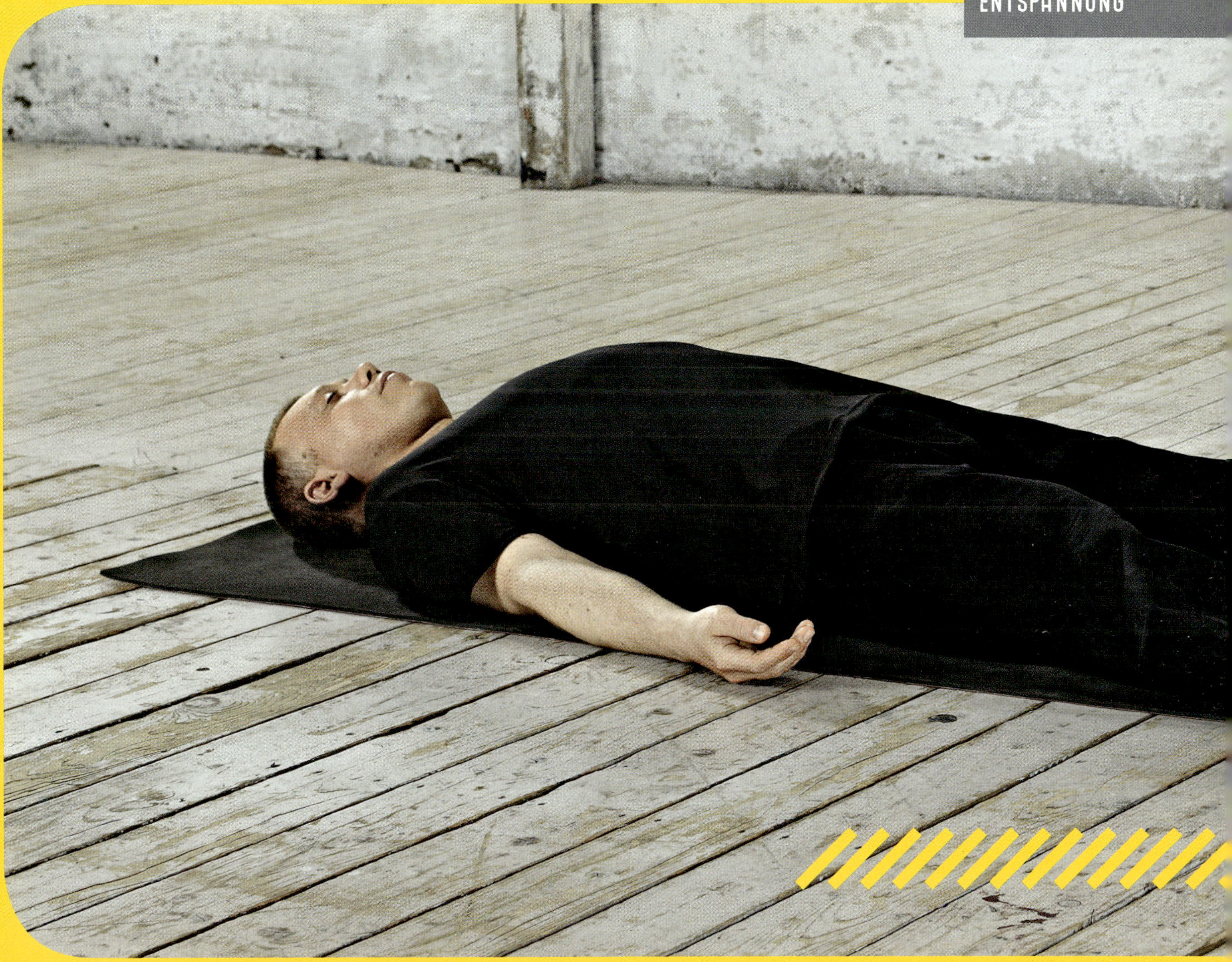

YOGA UND KONSUM

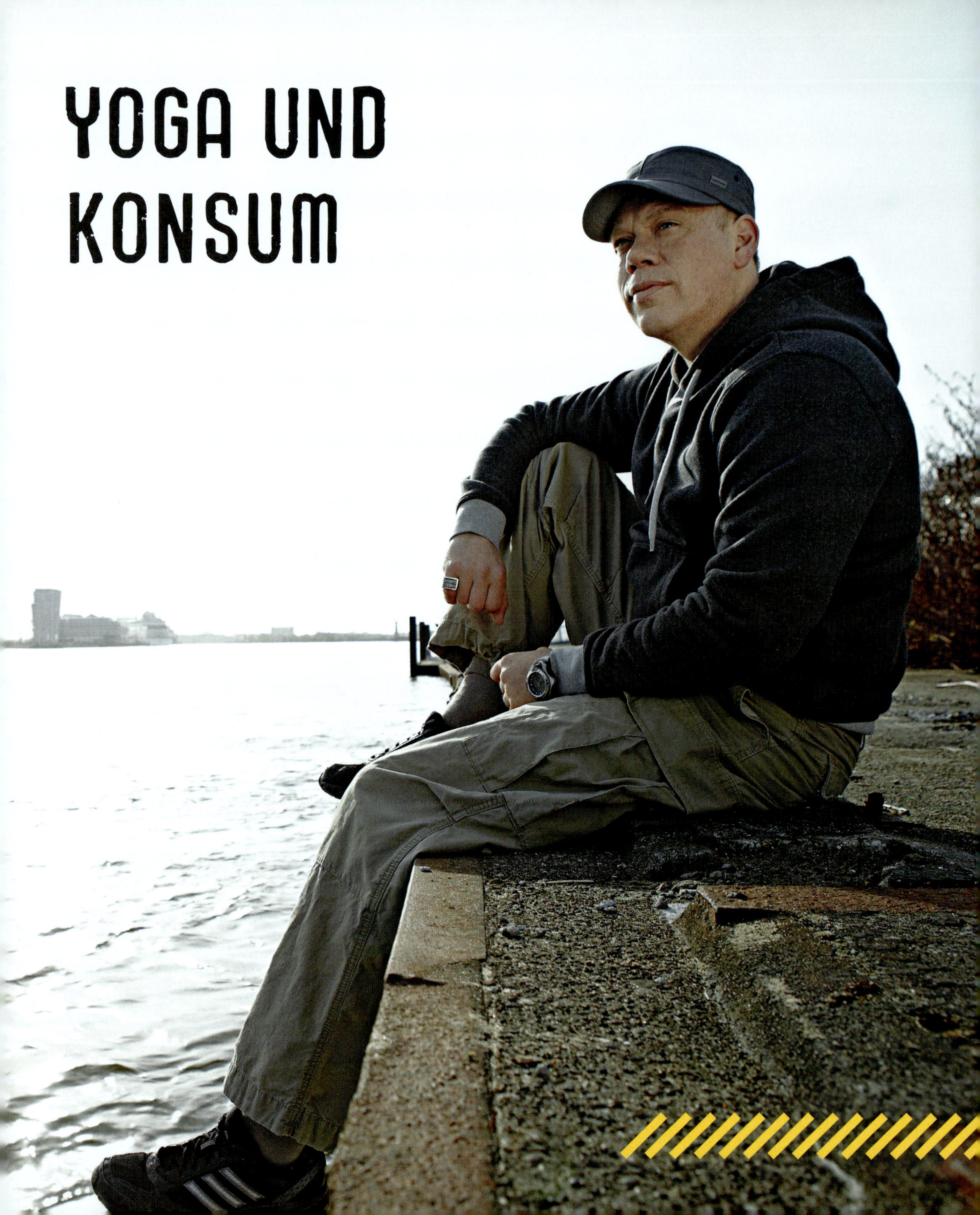

Es geht nicht darum, zu sammeln, sondern zu eliminieren. Es ist kein tägliches Anwachsen, sondern ein tägliches Abnehmen. Die Krone einer jeden Kultur ist die Schlichtheit.

Bruce Lee, **chinesischer Kampfsportler und Philosoph**

Yoga ist das Gegenteil von hirnlosem Konsum. In unserer heutigen Gesellschaft müssen wir konsumieren, müssen Essen, CDs, Bücher und Drinks kaufen. Und das ist auch okay so. So tickt unsere Welt im Moment eben. Wir brauchen uns auch nicht als Eremiten in irgendwelche Höhlen zurückzuziehen um dem täglichen Leben Adieu zu sagen. Uns ist aber häufig nicht bewusst, dass wir auch andere Dinge konsumieren – Dinge, die dafür gar nicht geeignet sind.

Mein erstes Aha-Erlebnis dazu hatte ich während meiner Yoga-Lehrer-Ausbildung. Am ersten Tag hieß es, wir müssten unseren Yoga-Raum, den wir den ganzen Tag benutzten, allein sauber halten. Dazu wurde ein Plan aufgestellt. Jeder musste mit einem Partner alle paar Tage abends ein bisschen länger bleiben und Klos wischen, Staubsaugen, Müll rausbringen und so weiter. Gesagt habe ich: »Klar, ist doch eine Selbstverständlichkeit.«– Gedacht habe ich: »Sind die bescheuert? Ich zahl hier ein Heidengeld und muss dann abends auch noch saubermachen?« Das war die klassische Konsumentenmentalität.

Ich habe mich dann aber schnell mit dieser Regelung angefreundet, denn es ist auch in Kampfsport-Dojos üblich, den eigenen Raum selber sauber zu halten. Also habe ich abends geputzt und mich damit gut gefühlt, weil ich es ja auch für den Rest der Truppe getan habe. Und die anderen für mich, als ich frei hatte. Damit hatte ich meine erste wichtige Lektion gelernt: Man kann alles haben, muss aber auch bereit sein, es anderen zu geben, ohne eine Gegenleistung dafür zu erwarten.

So müsst ihr auch eure Yoga-Praxis sehen. Stellt nicht immer nur die Frage: »Und was bringt mir das jetzt?« Das Geheimnis von mehr Ausgeglichenheit ist, eben nicht andauernd diese Frage zu stellen. Dann müsst ihr in der Yoga-Praxis nämlich keine Fortschritte mehr machen, sondern sie lediglich regelmäßig ausüben. Wahrscheinlich widerspricht das eurer Konditionierung. In unserer gegenwärtigen Gesellschaft müssen Männer meistens alles unter Kontrolle haben, Alphatiere sein und so weiter. Etwas für andere oder sich selbst zu tun, ohne jeden Hintergedanken, gilt meistens als verschwendete Zeit. Wenn für mich nichts dabei rausspringt, mach ich das nicht. Wäre ja noch schöner! So kann man leben, muss man aber nicht. Probiert es ruhig mal aus. Geben und Entspannen macht euch glücklich.

Mit mir stimmt was nicht

Unser Leben in der heutigen westlichen Welt ist geprägt von einem ständigen und vor allem eingebildeten Mangelzustand. Zu unserem Glück fehlt immer irgendein Produkt, das wir erst noch kaufen müssen. Und wenn wir es dann endlich haben, gibt es schon wieder Version 2.0. Die Werbung suggeriert uns den ganzen Tag, dass wir zu dick sind, dass wir nicht gut genug riechen, und so weiter. Das Problem kann aber ganz einfach gelöst werden: Ta-taa, ihr braucht nur dieses oder jenes zu kaufen, Problem gelöst. Ich habe Nackenverspannungen? Dann lass ich mir Massagen verschreiben. Super. Einmal in der Woche wird dann eure Verspannung von außen gelöst, die restlichen sechs Tage und 23,5 Stunden der Woche macht ihr weiter wie bisher. Das bringt auf Dauer nicht viel Erfolg.

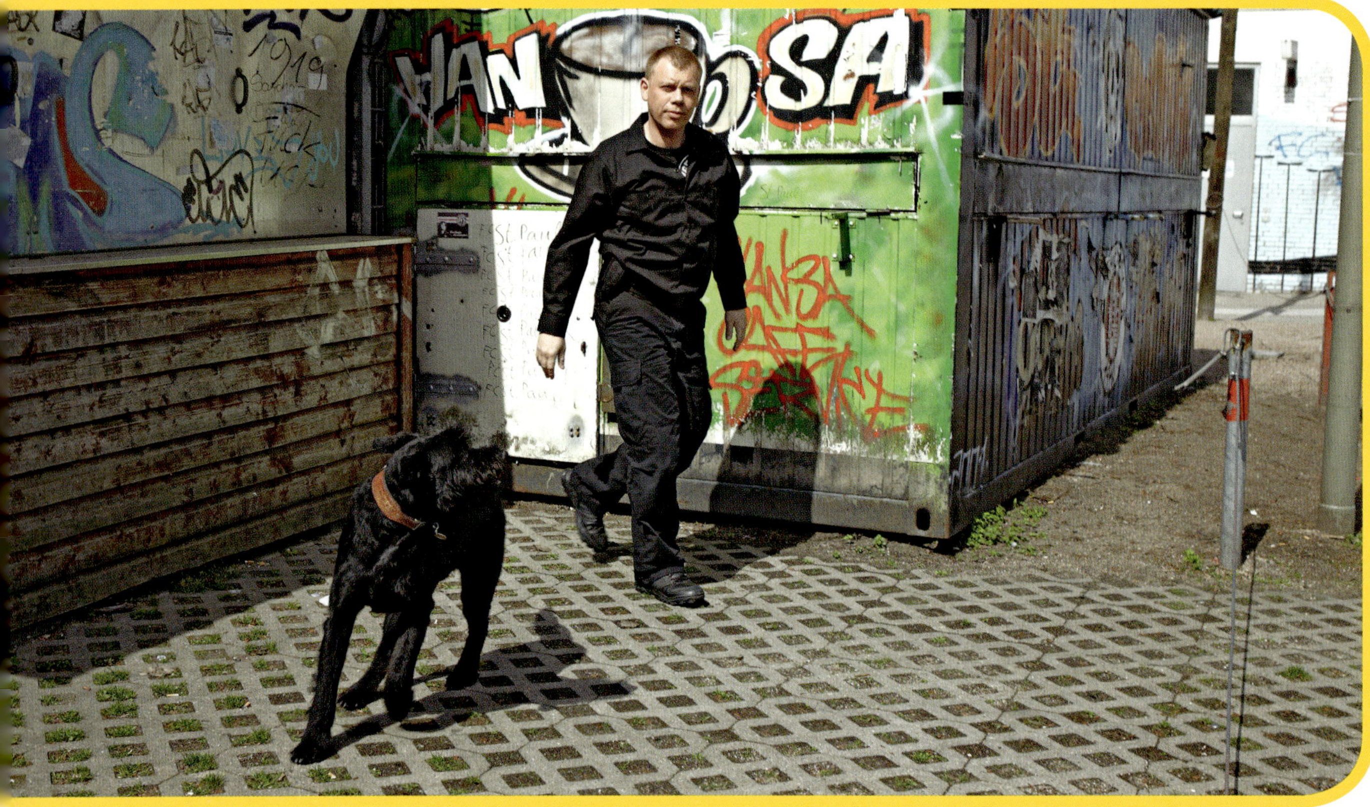

Yoga kann man nicht konsumieren, ihr müsst es für euch selbst umsetzen und praktizieren. Ihr habt den Vorteil, dass ihr mit meinem Buch wahrscheinlich allein übt. Das ist großartig, dann müsst ihr niemanden beeindrucken und könnt euch nicht mit anderen vergleichen. Und ihr werdet auch nicht von außen bewertet. Es kommt nämlich gar nicht darauf an, irgendetwas besonders gut zu können. Macht es einfach. Und bewertet euch bitte auch nicht selbst. Meistens ist man selbst sein größter Kritiker. Auf keinen Fall wollen wir uns selbst fertigmachen.

Es ist alles in Ordnung mit euch. Ihr seid schon perfekt. Wenn ihr abnehmen wollt, esst weniger, lest das Kapitel »Ernährung«, macht meine Workouts und fertig. Ihr braucht weder einen Coach noch die neueste Weltraumtechnik-Fitnessmaschine aus dem TV-Shop, die euch mit Stromstößen quält. Das Akzeptieren eigener Schwächen kann euch eine Menge Druck nehmen, und plötzlich betrachtet ihr euch selbst aus einem anderen Blickwinkel. Dinge oder Dienstleistungen sind meistens nicht dafür geeignet, dieses Gefühl zu erzeugen.

Dinge und Gedanken

Viel Besitz, viel Geld und viele Dinge anzuhäufen ist für uns normal. Unsere Gesellschaft belohnt das. Wir denken, wer tolle Autos fährt und immer den neuesten Laptop hat, muss glücklich sein. Wir müssen uns aber bewusst werden, dass wir vieles nicht nur nicht brauchen, sondern dass es uns auch belastet. Wir sind ja ständig nur damit beschäftigt, unseren Besitzstand zu sichern und zu verteidigen. Wir haben Angst vor dem Verlust oder werden immer gieriger.

Genauso verhält es sich mit unseren Gedankenmustern. Wir häufen eine Menge davon an und merken gar nicht, dass sie uns eigentlich behindern. Wir wollen Leute dominieren, wollen für sie verantwortlich sein und so weiter. Seit ich Yoga mache, hat sich die Menge dessen, was mir wichtig ist, kontinuierlich verringert. Das betrifft sowohl Dinge als auch Gedanken und Menschen. Ich kann jetzt unterscheiden, ob etwas wirklich *mir* wichtig ist oder nur dem Verkäufer. Das hat mein Wohlbefinden sehr gesteigert.

Im Yoga spricht man in diesem Zusammenhang vom »nicht Anhaften«. Es ist wie mit einer Steinskulptur. Da entfernt man auch immer nur etwas vom Steinblock, um am Ende eine perfekte Skulptur zu haben. Perfektion ist der Zustand, in dem man nichts mehr weglassen kann. Der beste »Loslasser«, den ich kenne, ist Bryan Kest. Er bildet nur alle zwei Jahre Lehrer aus, und die kommen dann aus der ganzen Welt zu ihm. Trotzdem behaupten eine Menge Leute, von ihm ausgebildet zu sein. Ich hab ihn einmal gefragt, ob es ihn nicht ärgere, dass Leute in seinem Namen Dinge tun, die er nicht kontrollieren kann. Er hat nur geantwortet, dass ihm das egal sei, denn das täten diese Leute sowieso. Er will sich nicht um alles kümmern. Nur um die wirklich wichtigen Dinge – und vor allem nicht um die Angelegenheiten anderer Leute.

Ihr könnt das auch so halten. Räumt den Keller auf, macht meine Workouts und sagt nicht immer gleich Nein, wenn jemand etwas von euch möchte.

ERNÄHRUNG UND ANDERE GESUNDHEITSTIPPS

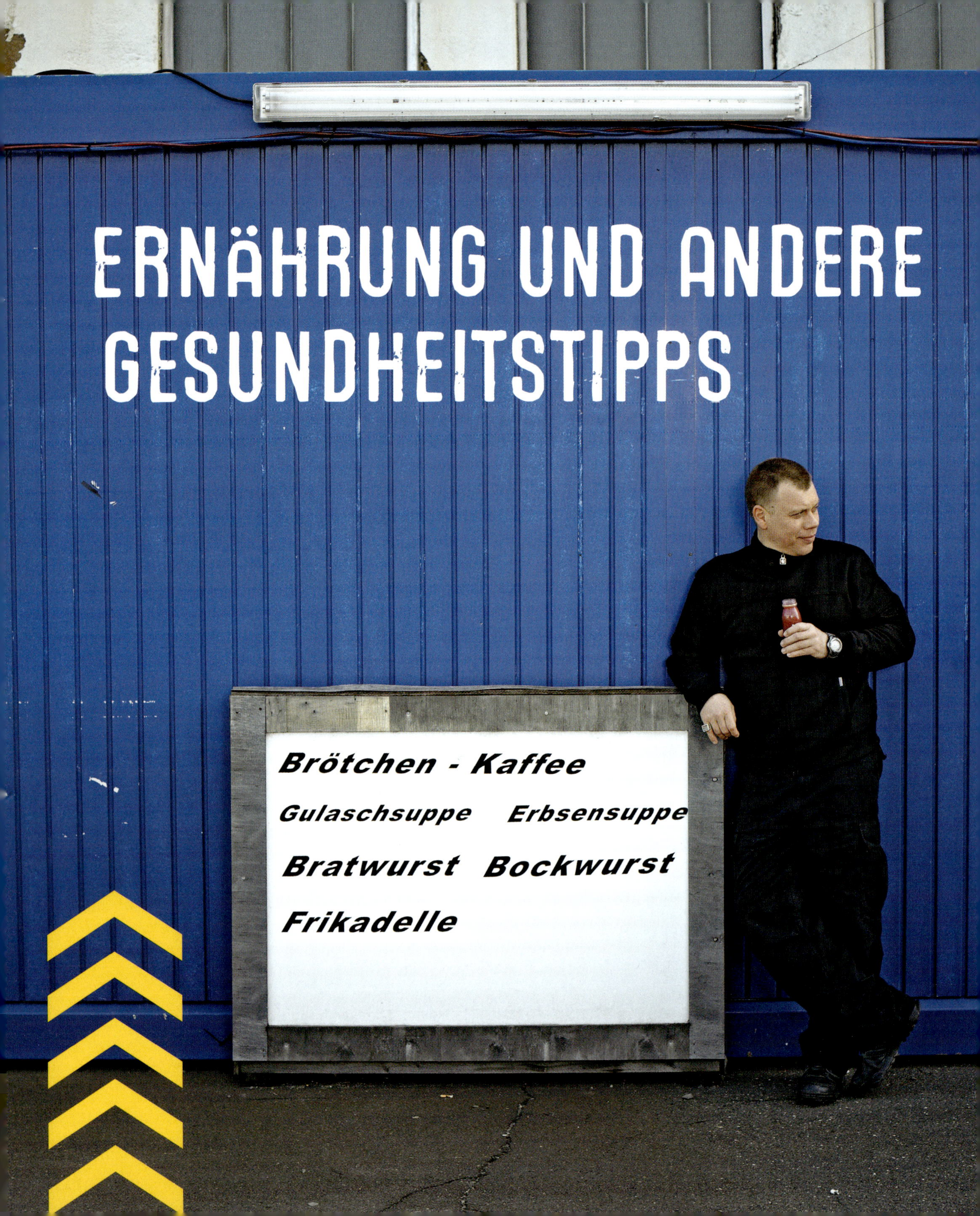

Essen und Beischlaf sind die beiden großen Begierden des Mannes.

Konfuzius

Wenn ihr ein ganz teures Auto hättet, was würdet ihr dann tanken? Billigkraftstoff oder V-Power mit hoher Oktanzahl?

Diese Frage stellt sich auch für euren Körper. Und wir verbrauchen unsere Nahrung ja nicht nur, wir werden sogar zu dem, was wir essen. Technisch genauso wie energetisch.

Ich werde jetzt keinen Vortrag über Kohlenhydrate, Omega-3 Fettsäuren, genmanipulierten Mais oder die »Diät der Stars« halten. Das könnt ihr in anderen Ratgebern nachlesen. Wozu ich euch aber ermuntern möchte, ist: *Werdet euch bewusst, was ihr in euch reinfuttert.*

Bei mir sah das bis vor ein paar Jahren noch so aus: mindestens einmal am Tag Fastfood, Cola, Bier, jede Menge Weißbrot und eigentlich keine Mahlzeit ohne Fleisch. Wo meine Nahrungsmittel herkamen, war mir nicht bewusst, und es war mir auch egal. Meistens habe ich einfach das Billigste gekauft. Das hat mir Übergewicht und zu hohen Blutdruck beschert. Und das Schlimmste war: Ich hab mich am Strand nicht mehr getraut, mein T-Shirt auszuziehen. Weil ich so fett war. Und ich hab natürlich genau gewusst, woran es lag, Sport habe ich nämlich schon immer viel gemacht. Leider habe ich zu lange den falschen Kraftstoff getankt. Eines Tages saß ich wieder mit T-Shirt am Strand und hab den Mädels was von »Sonnenbrand-Empfindlichkeit« erzählt. Ich musste mir erst eingestehen, dass sich da was ändern musste. Irgendwann bleibt eben auch die beste Selbsttäuschung auf der Strecke. Vielleicht habt ihr ja auch eine. Falls ja, ist es höchste Zeit, ihr den Kampf anzusagen. Denn am schwersten ist es, die eigenen Gewohnheiten zu ändern.

Aber jetzt habt ihr ja mich. Ich habe nur zwei Tipps für euch, und die sind auch noch einfach:

- Esst gesunde Lebensmittel (Bio-Food) in Maßen (nicht in Massen, bitte).
- Verringert die Schadstoffzufuhr, indem ihr möglichst wenig Alltagsgifte, wie Nikotin, Koffein, Alkohol etc., zu euch nehmt.

Wenn ihr diese beiden Tipps befolgt, werdet ihr gesünder, schlanker und lebt länger.

Stimmt genau – oder doch nicht?

Es gibt Meinungen über das Essen, die wie selbstverständlich weitergegeben und nie hinterfragt werden. Einige davon möchte ich hier korrigieren.

Ab morgen fange ich an umzustellen.
Dazu brauche ich nichts weiter zu schreiben. Es ist immer erst morgen so weit. Jeden Tag. Fangt lieber heute an.

Essen, das man zu spät zu sich nimmt, macht dick.
Stimmt nicht automatisch. Anders als früher angenommen wurde, arbeitet das Verdauungssystem auch in der Nacht. Die pro Tag aufgenommene Kalorienmenge ist wichtig, nicht der Zeitpunkt, an dem sie aufgenommen wird. Spät eingenommenes Essen macht euch nur dann dick, wenn ihr eure Mahlzeiten für den Tag bereits intus habt und euch um Mitternacht beim Lieblingsfilm noch eine Tüte Chips reinhaut.

Pro Tag muss ich fünf bis sieben Mahlzeiten zu mir nehmen.
Bei Menschen, die schlechte Laune kriegen, wenn ihr Blutzuckerspiegel absinkt, stimmt das. Außerdem kann man so die gefürchteten »Fressanfälle« zwischendurch vermeiden. Falls euer Sättigungsempfinden aber nicht richtig funktioniert, geht ihr auf diese Weise leicht in die Falle und esst trotzdem zu viel.

Während eines Personenschutz-Einsatzes kann ich nicht essen, wann ich will, sondern nur dann, wenn sich die Gelegenheit dafür ergibt. Wenn unsere Kunden in ein Restaurant gehen, essen wir dort nicht mit. Wir arbeiten ja. Manchmal verdrücken wir abwechselnd einen Salat in einer dunklen Ecke, meistens in der Küche des Restaurants.

Bei mir funktioniert die Zwei-bis-drei-Mahlzeiten-am-Tag-Methode seit Jahren am besten. Findet heraus, was für euch am besten ist und was sich am einfachsten in euer Alltagsleben integrieren lässt.

Der Mensch muss Fleisch essen.
Diese Weisheit ist gar keine, sondern eine falsche Information. Der Mensch braucht kein Fleisch. Im Gegenteil: Wer mehr als 160 Gramm Fleisch am Tag isst, hat ein bis zu 30 Prozent höheres Risiko, an Darmkrebs zu erkranken. Das hat eine breit angelegte Studie an 500 000 Menschen ergeben, die seit Anfang der 1990er Jahre läuft. Wer nur mäßig Fleisch konsumiert und auch ausreichend Gemüse isst, hat kein höheres Gesundheitsrisiko als ein Vegetarier.

FdH – Friss die Hälfte!
Diese Empfehlung stimmt bedingt. Wenn ihr gesund und ausgewogen esst, werdet ihr wahrscheinlich Gewicht verlieren, wenn ihr nur die Hälfte esst. Falls ihr im Moment aber nur von Pommes, Currywurst, Mettbrötchen und Chips lebt, kann das weniger Essen gefährlich für eure Gesundheit werden. Ihr reduziert dann die ohnehin geringe Nährstoffmenge noch weiter.

Was sind gesunde Lebensmittel und wo bekomme ich die her?

Das ist ganz einfach zu beantworten: Gesund sind frische und möglichst unbehandelte Lebensmittel. Industriell erzeugtes Gemüse enthält in der Regel jede Menge Pestizide, und industriell erzeugtes Fleisch ist mit Hormonen vollgepumpt. Sagt jetzt bitte nicht: »Ja, woher soll ich wissen, wo das alles herkommt? Da kann man ja gar nichts mehr essen, also brauch ich auch nichts zu ändern.«

Die Lösung lautet: Ihr müsst gar nicht alles auf einmal ändern. Geht in kleinen Schritten voran. Ich weiß auch nicht, woher die Cola kommt, aber ich weiß, dass da irrsinnig viel Zucker drin ist. Also ersetze ich sie durch Wasser oder Apfelschorle. Den Kaffe muss ich mir ja nicht gleich ganz verbieten, aber reicht nicht auch eine Tasse pro Tag? Und abends geht's ja auch mal ohne Bierchen, oder?

Ich habe am Anfang ganz schön gekämpft. Die Werbung hatte mich ja lange genug glauben lassen, Alkohol am Abend sei ein verdienter Genuss, sozusagen der Lohn für einen langen Tag. Auch mit der Zigarette, so die Werbung, belohne ich mich. Wenn ich rauche und Alkohol trinke, bin ich ein toller Typ. Und wenn ich viel Fleisch esse, bin ich ein ganzer Kerl. Mittlerweile bin ich diese implantierten Glaubenssätze alle losgeworden.

Doch macht keine Religion daraus. Wenn ihr abends mal mit euren Kumpels loszieht, dann trinkt ruhig einen, aber klebt bestimmten Lebensmitteln ein Schild mit der Aufschrift »Für besondere Anlässe« auf. Ich weiß noch, wie es war, als ich das erste Mal in einen Bio-Markt gegangen bin. Alles war aus Holz, keine bunten Verpackungen, überall dieselben Schilder und alles ziemlich übersichtlich. Der Kumpel, mit dem ich da war, sagte spontan: »Das sieht ja genauso trostlos aus wie in einem DDR-Markt.« Damit hatte er genau das ausgesprochen, was ich auch dachte. Mittlerweile gehe ich nur noch in solche Märkte. In einem normalen Supermarkt ist es mir zu eng. Alles ist knallbunt und aufdringlich, das nervt mich. Ihr könnt auch auf dem Markt einkaufen. Das hat den Vorteil, dass ihr erkennt, wo eure Lebensmittel herkommen, denn auf dem Wochenmarkt bieten ja meistens lokale Anbieter aus dem Umland ihre Erzeugnisse an.

Vegetarismus und Yoga

Ich will hier keine Predigt halten und auch nicht bewerten, was richtig und was falsch ist, aber einige Denkanstöße habe ich dennoch auf Lager. Wir in den entwickelten Ländern sind in der glücklichen Lage, keinen Hunger leiden zu müssen wie viele Menschen in anderen Teilen der Welt. Wir können wählen, was wir essen. Und mit den Nahrungsmitteln ist es wie mit allen anderen Produkten in unserem Wirtschaftskreislauf: Sie müssen verkauft werden, und ihre Produktion muss möglichst effizient erfolgen. Das gilt auch für Fleisch- und Wurstwaren. Die industrielle Produktion von Fleisch schließt immense Grausamkeit gegen die Schlachttiere ein. Das ist kein Geheimnis. Jeder weiß es. Wir lassen uns bloß gern von der Werbung täuschen und von den glücklichen Zeichentrick-Schweinen, die auf der Packung abgebildet sind.

Ich habe für mich beschlossen, dabei nicht mehr mitzumachen. Tiere, die gemästet werden, die ständig Hormonspritzen bekommen, die in einem verdreckten Stall leben müssen und am Ende maschinell getötet werden, wobei sie elend verrecken, will ich in meinem Körper nicht mehr haben. Und die Umstellung auf vegetarische Kost war einfacher, als ich geglaubt hatte. Ich habe das Fleisch einfach weggelassen, fertig. Keine Salami mehr gekauft, sondern anderen Brotbelag, und bei Burger King nachts auf der Autobahn habe ich eben den vegetarischen Burger bestellt. Über ein paar Wochen habe ich meine Ernährung umgestellt und fühle mich seitdem besser denn je. Mein Blutdruck ist nach unten gegangen und ein paar Kilo habe ich auch verloren. Eine vegetarische Ernährung ist nicht automatisch gesünder als eine mit Fleisch, aber meistens führt sie dazu, dass die Nahrungsmittel sehr viel bewusster konsumiert werden, und dazu möchte ich euch ausdrücklich ermuntern. Nochmals: Ihr seid keine schlechten Menschen, wenn ihr Fleisch esst! Aber bevor ihr das nächste Mal im Supermarkt zum Fleisch greift, denkt daran, dass dafür nun mal ein Tier gestorben ist.

Falls ihr euch entschließt, eure Ernährung umzustellen, macht euch auf einiges gefasst. Eure Kumpels werden euch auf jeden Fall fragen, warum ihr denn auf einmal kein Holzfällersteak mehr bestellt, und dann besorgt hinzufügen: »Und überhaupt, was ist denn los?«

Schickt sie einfach auf meine Homepage: www.dirkbennewitz.de. Da gibt es genügend Denkanstöße und Fakten zu diesem Thema. Ich bin zum Beispiel viel auf Reisen und dachte zunächst, es sei sehr schwer, unterwegs vegetarisch zu leben. Aber witzigerweise ist das Gegenteil der Fall. Wenn ich mit Kunden auf Tour bin, haben wir meistens ein eigenes Catering dabei. Zu Beginn der Tour sage ich dem Koch einfach Bescheid, und dann betrachten er und die Leute aus seinem Team es immer als besondere Herausforderung, mir und den anderen Vegetariern etwas Abwechslungsreiches zuzubereiten. Nur im »Ostblock« funktioniert das (noch) nicht ganz so gut. Da fragen mich immer alle, ob ich krank sei. In Russland ernähre ich mich fast nur von Salat und Käsebrötchen.

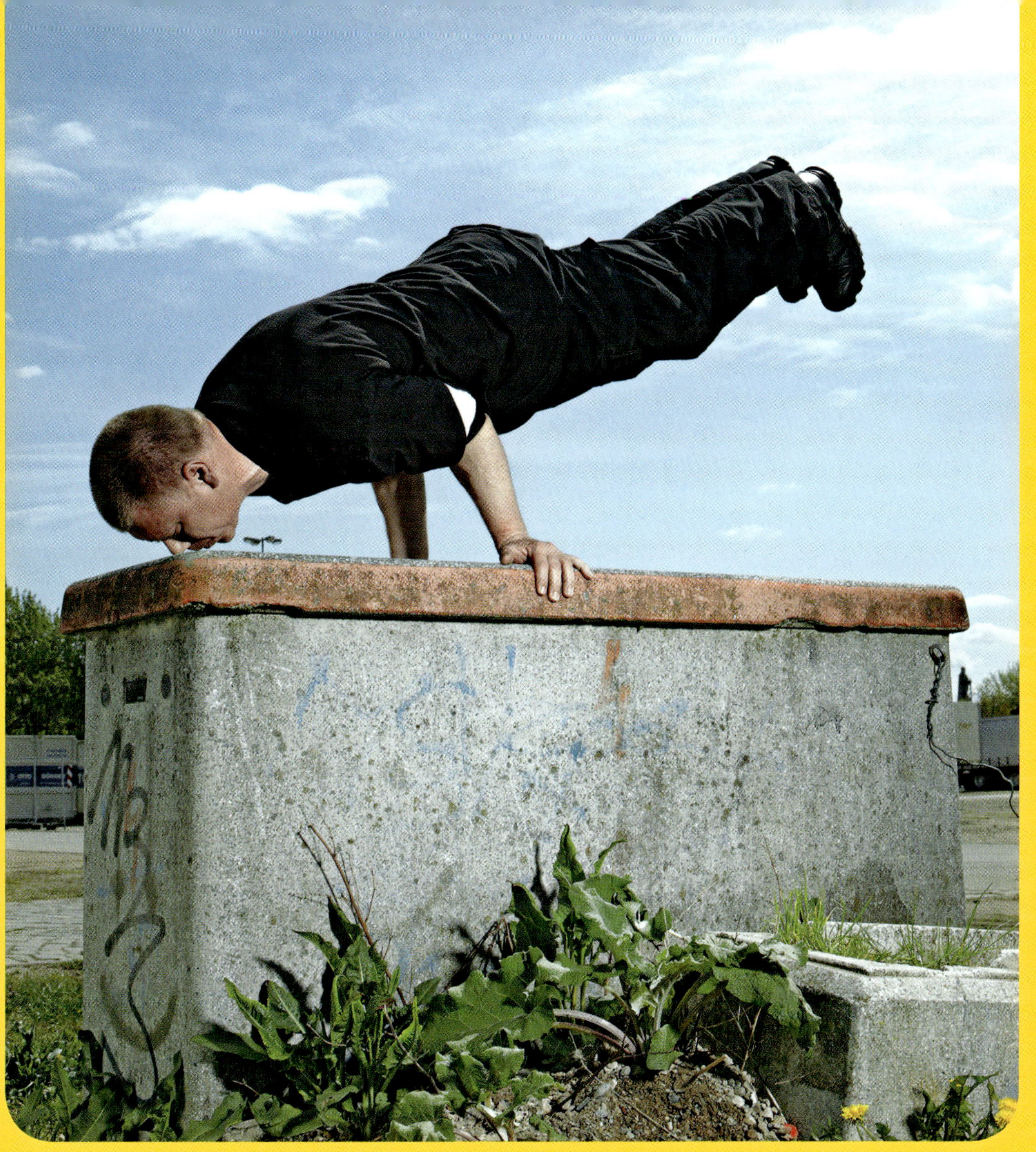

Im Yoga, aber auch in vielen anderen östlichen Philosophien wird eine vegetarische Ernährung ausdrücklich empfohlen. Der Grund dafür liegt in dem Prinzip der Gewaltlosigkeit gegenüber den anderen Wesen, welche die Erde bewohnen. In der Sanskrit-Sprache – dem »indischen Latein« – heißt das *Ahimsa* (wörtlich: »Nicht-Verletzen«). Unsere Welt wird als ein Ganzes wahrgenommen, und wenn ich einem anderen Lebewesen Leid zufüge, hat das schlechte Auswirkungen auf mein eigenes Leben, entweder jetzt gleich oder später.

COOLE IDEEN ZUM THEMA ESSEN

»»» Wenn ihr keine Lust habt, frisches Obst zu essen, gebt es einfach in den Mixer und macht euch einen Smoothie.

»»» Nehmt statt der Salami eine vegetarische Wurst. Mit Vollkorn-Baguette, Senf, Salat und Gurke wird daraus ein super Sandwich.

»»» Versucht über einen begrenzten Zeitraum, sämtliche zuckrigen Softdrinks durch Wasser oder Schorle zu ersetzen.

»»» Setzt auf Qualität statt auf Quantität.

Andere körperliche und geistige Erhaltungsmaßnahmen

Und nun appelliere ich an euren gesunden Menschenverstand. Vieles, was wir tun, ist auf Dauer nicht gut für uns. Handballspielen zum Beispiel macht zwar Spaß, ist aber ein verdammt verletzungsintensiver Sport. Ich trainiere einige Bundesliga-Spieler. Da sehe ich, was die aushalten müssen. Hier sind ein paar Vorschläge, wie ihr ausgeglichener und gesünder leben könnt:

›››› Körper und Geist sind eins, also tut, was immer ihr tut, mit einer positiven Grundhaltung.

›››› Wärmt euch vor körperlichen Aktivitäten immer auf, so reduziert ihr Verletzungsrisiken.

›››› Schlaft ausreichend. Was »ausreichend« für euch bedeutet, müsst ihr selbst herausfinden.

›››› Geht öfter mal zu Fuß und so oft wie möglich barfuß.

›››› Sitzt zu Hause öfter aufrecht auf dem Boden, am besten auf einem Sitzkissen, und liegt nicht immer auf der Couch.

›››› Geht öfter mal raus und atmet frische Luft.

›››› Probiert mal Meditation aus. Kauft euch eine Audio-CD, zum Beispiel von Bryan Kest. Damit könnt ihr das allein zu Hause checken. Und erzählt euren Kumpels nicht gleich davon. Die Vorurteile sind nämlich meistens überwältigend und führen möglicherweise dazu, dass ihr gleich wieder aufhört.

›››› Seid eine Inspiration für andere.

›››› Hört auf zu jammern und den Umständen die Schuld zu geben. Irgendwas ist immer.

›››› Macht regelmäßig Yoga-Übungen.

ÜBER DEN AUTOR

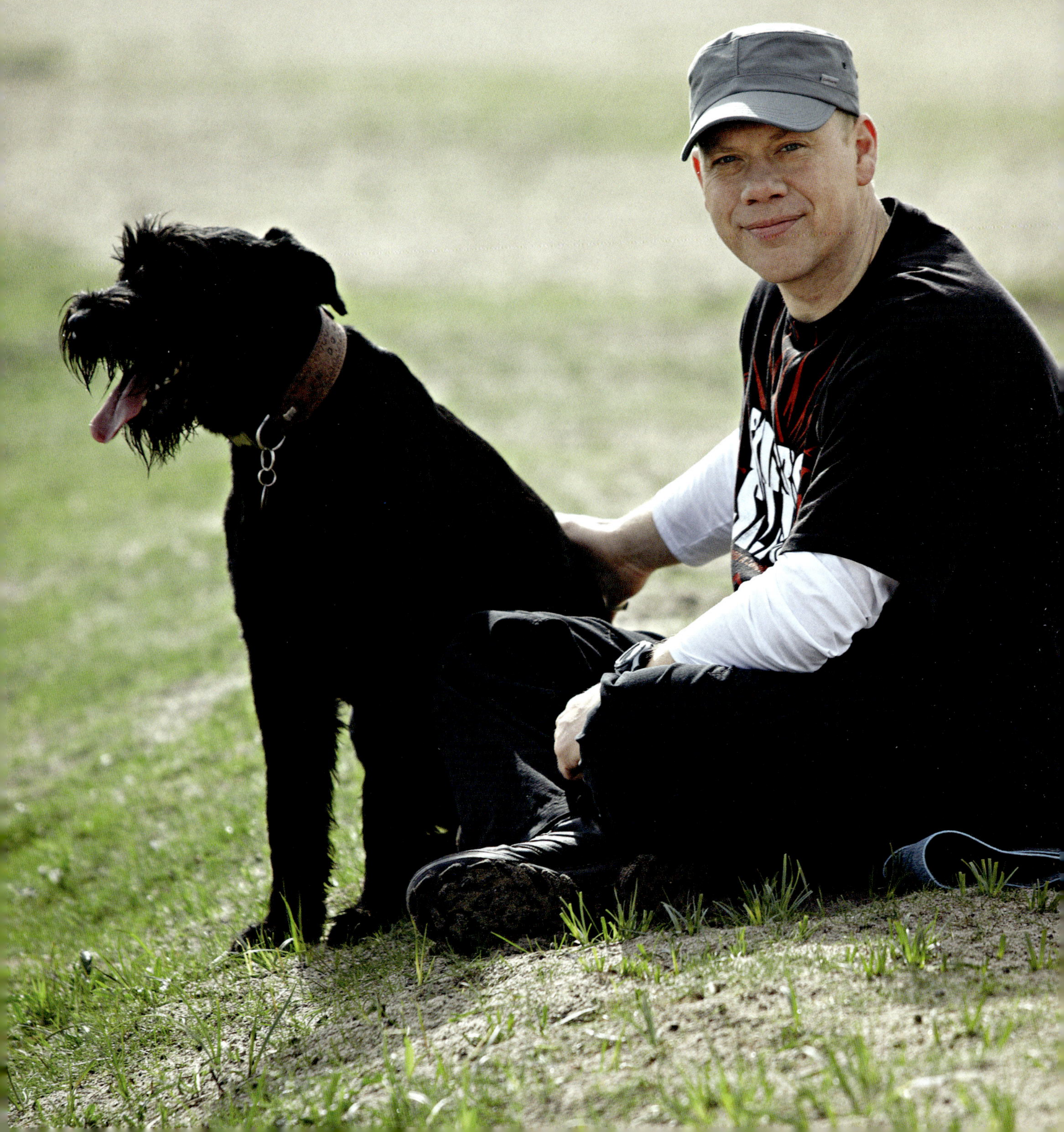

Ich lebe in verschiedenen Welten, die sich manchmal vermischen.
Seit 1999 betreibe ich eine Firma für Personenschutz, wir nennen es Sicherheitsbegleitung. Wir waren seit unserer Gründung in 26 verschiedenen Ländern mit Klienten unterwegs und haben ganz unterschiedliche Aufträge erledigt. Moskau gehört ebenso zu unseren Einsatzgebieten wie Tel Aviv oder Rom.

Daneben betreibe ich zwei Yoga-Schulen in Hamburg, in denen ich selbst unterrichte, wenn meine Zeit es zulässt. Und ich habe *Instinctive Survival* entwickelt. Das ist eine Methode zur Selbstverteidigung, die ich mit meinem Team an Sicherheitspersonal, Soldaten, Polizisten und andere Interessierte vermittle. Sie basiert auf den Techniken des Aikido und der israelischen Nahkampfmethode *Krav Maga.*

Ich habe meine Kindheit in einer für östliche Philosophie offenen Atmosphäre verbracht. In meiner gesamten Familie wurde Aikido, eine aus Japan stammende Kampfkunst, betrieben. Die Prinzipien von Frieden und Gewaltlosigkeit haben mich so natürlich umgeben wie den Fisch das Wasser. Mein Vater, meine Mutter, meine Tante – alle haben im selben Dojo gekämpft. Mein Vater war in den 1960er-Jahren einer der ersten Aikido-Meister Deutschlands und hat maßgeblich zur Verbreitung dieser Kampfkunst beigetragen. In den 1980er-Jahren waren japanische Aikido-Meister regelmäßig bei uns zu Hause zu Gast, was ich damals immer sehr spannend fand. Noch heute trainieren mein Vater und ich gemeinsam in unserem privaten Dojo. Auch wenn er den 70 schon näher ist als den 60, ist es jedes Mal eine Freude, mit ihm zusammen auf der Matte zu stehen.

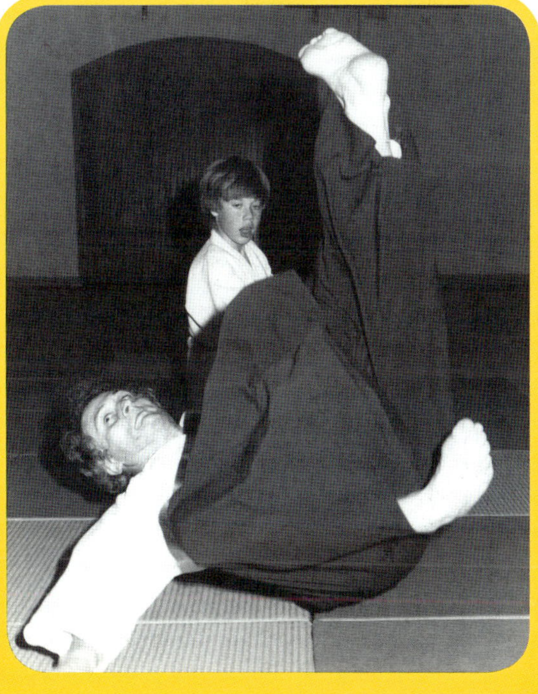

Aikido-Training 1978 mit Dirk und Gerd Bennewitz

Es war also schon früh nur logisch, dass auch ich Aikido lernen wollte. Als ich neun Jahre alt war, ging es los. Aikido bedeutet frei übersetzt »Weg des harmonischen Geistes«. *Ai* bedeutet »Harmonie« oder »Balance«, *Ki* ist die »Lebensenergie« und *Do* der »Weg«. Diese Prinzipien versucht man durch ständiges Üben im *Dojo* (»Ort des Weges«) zu verinnerlichen – ohne äußere Motivation durch Wettkämpfe, Urkunden etc. Allerdings ist Aikido auch eine sehr wirksame und harte Selbstverteidigungsmethode, wenn man es entsprechend trainiert. Einer meiner wichtigsten Lehrer auf diesem Gebiet war Steven Seagal, Aikido-Meister und Hollywoodstar. Zwanzig Jahre später habe ich genau dieselbe Philosophie im Yoga gefunden. Ziel ist es auch dort, Körper und Geist zu harmonisieren und dann irgendwann nicht mehr nur sich selbst, sondern auch die Welt um einen herum. Die Nutzung der universellen Lebensenergie, die in Japan *Ki* heißt und im Yoga *Prana,* wird durch die Ausführung bestimmter Techniken geschult. Im Yoga sind es die sogenannten Asanas, körperliche Stellungen, durch deren absichtsloses Ausführen *Prana* im ganzen Körper verteilt wird.

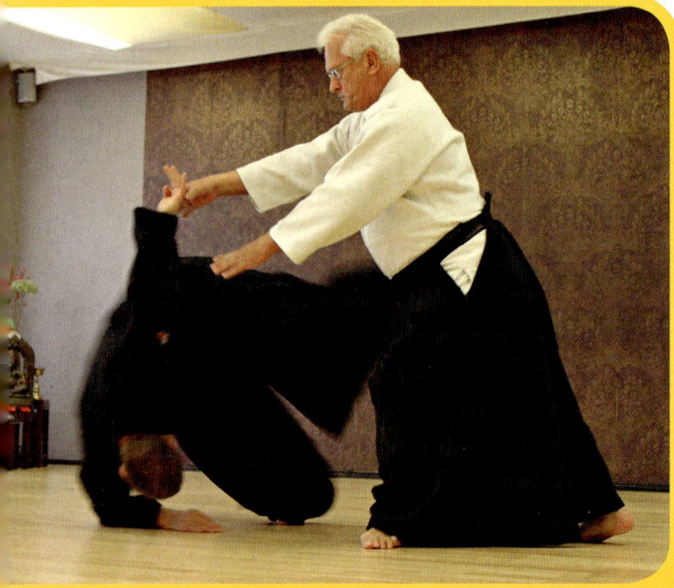

Dirk und Gerd Bennewitz 2010

Nachdem ich die Schule abgeschlossen hatte, bin ich zur Bundeswehr gegangen, und weil ich Action mag, habe ich gleich in der Fallschirmjägertruppe angeheuert. Diese intensive Zeit als Elite-Soldat mit einem strengen Kodex prägte mich als Mensch – und diese Prägung wirkt bis heute.
Nach Beendigung meiner Armeezeit wurde ich im Sicherheitsbereich tätig – erst nebenberuflich und später hauptberuflich. In all diesen Jahren habe ich viele Ausbildungen absolviert. Yoga und Aikido haben mir dabei immer geholfen. Gerade bei den anspruchsvollen Lehrgängen in Israel, wo sehr großer Wert auf innere Einstellung und äußere Härte gelegt wird, waren Atem- und Fokussierungstechniken sehr hilfreich, weil man dort ständig unter Dampf gehalten wird.

Mittlerweile arbeitet meine Firma vor allem für Kunden aus Wirtschaft und Entertainment, und zwischenzeitlich ist es so weit gekommen, dass ich sogar mit einigen Kunden Yoga praktiziere – während der kurzen Erholungsphasen, zum Beispiel im Hotel.

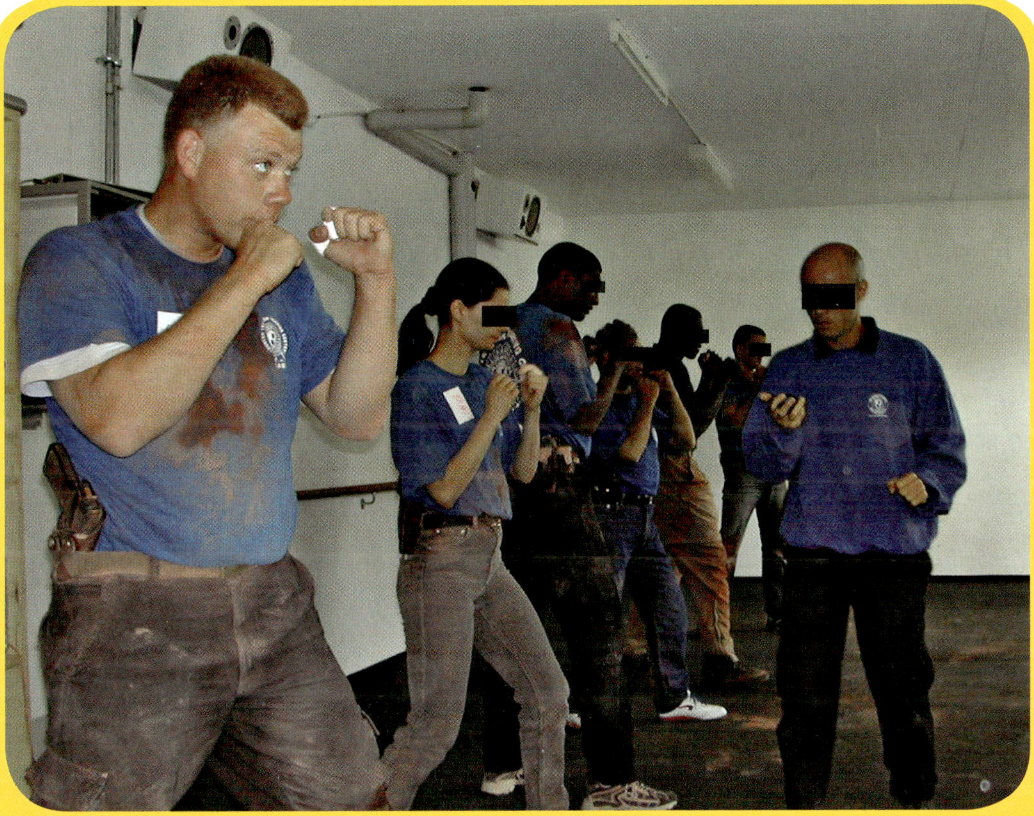

Personenschutzausbildung in Israel 2004

Mein Weg zum Yoga war am Anfang von vielen Vorurteilen versperrt. Meine Freundin begann Mitte der 1990er-Jahre mit Yoga. Sie hatte vorher viele Jahre mit mir und meinem Vater Aikido trainiert und die vielen Gemeinsamkeiten schnell erkannt. Deswegen wollte sie mich unbedingt überreden mitzukommen. Ich wollte aber nicht, hatte tausend Bilder im Kopf von dünnen, Mantras singenden Yogis, die mir hintenrum irgendeine Religion aufschwatzen wollen.

Dann hat sie mir ein Bild von Bikram Choudhury gezeigt. Dieser Herr aus Indien lebt in Los Angeles und hat Bikram Yoga erfunden. Das ist eine Folge von 26 Stellungen, die in einem auf 40 Grad aufgeheizten Raum praktiziert werden. Damals ließ er sich vorzugsweise mit freiem, mit Goldketten behängtem Oberkörper vor seinen Luxuslimousinen fotografieren. Okay, der Typ war cool, und ans Schwitzen war ich eh gewöhnt. Also los!

Es war tatsächlich eine Offenbarung. Ich fühlte mich nach dem für mich echt anstrengenden Training nicht so kaputt wie sonst oft nach dem Sport. Alle Mädchen hatten Bikini-Oberteile an und ich hatte überhaupt keine Ahnung, worauf ich mich da einlasse. So blieb es dann auch eine Zeitlang. Ich hatte zwar keinen Schimmer, was da genau los war, bin aber regelmäßig hingegangen. Nach gut zwei Jahren ging ich dann auch mal in die Workshops anderer Lehrer und lernte die Unterschiede zwischen den hier verbreiteten Yoga-Richtungen kennen. Dann habe ich meine Lehrerausbildung gemacht und mit meiner Freundin die Studios eröffnet. Meine Lehrer kommen aus unterschiedlichen Stilrichtungen, etwa Power-Yoga und Iyengar-Yoga.

Für mich ist es kein Problem, alle scheinbar gegensätzlichen Universen miteinander zu vereinbaren. Der Erkenntnisprozess, der letztlich dazu führt, sich selbst zu akzeptieren und zu mögen, steht dabei immer im Vordergrund. Und es wäre gelogen, wenn ich behauptete, nicht gern im bewaffneten Personenschutz in der ganzen Welt unterwegs zu sein.

Yoga ist für Männer nun mal eine gute und nützliche Sache. Deswegen setze ich mich dafür ein. Gesund zu sein und zu bleiben ist wichtig, um ein erfülltes Leben zu führen. Darum habe ich dieses Buch für euch geschrieben.

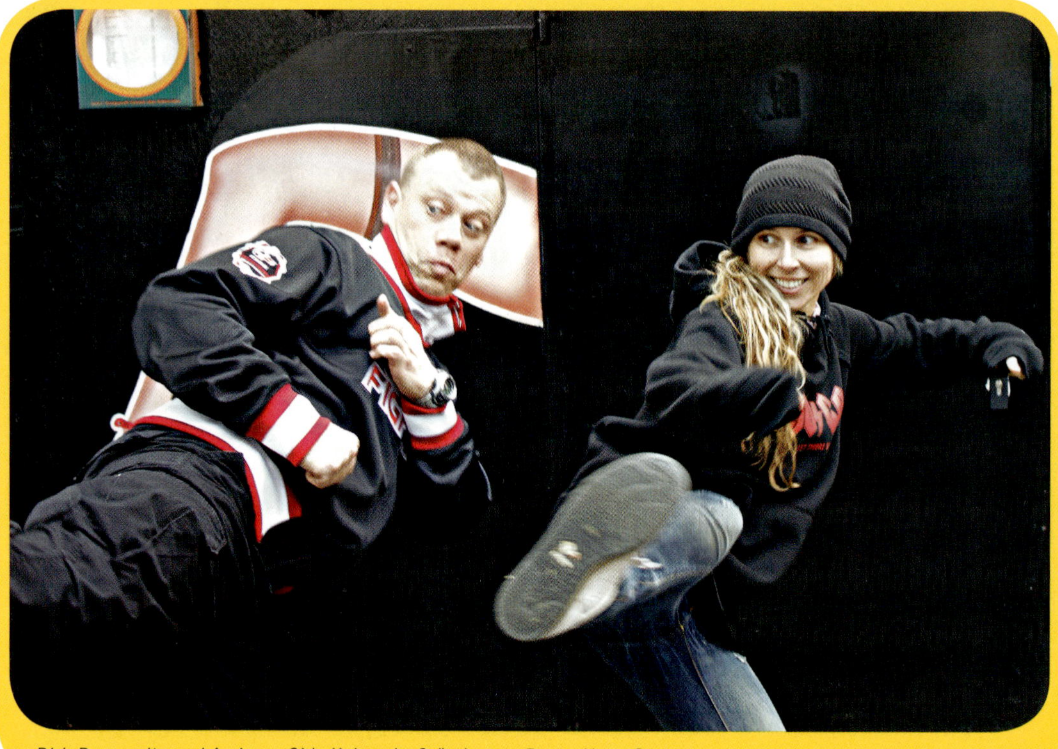

Dirk Bennewitz und Andrea »Qbi« Kubasch, Gründer von Power Yoga Germany

KONTAKT

Dirk Bennewitz

www.dirkbennewitz.de
info@dirkbennewitz.de

Yogastudios

Power Yoga Germany
Ludwigstr. 10, 20357 Hamburg
Herderstr. 38, 22085 Hamburg

www.poweryogagermany.de
info@poweryogagermany.de

Bryan Kest

Santa Monica Power Yoga (SMPY)
Bryan Kest
1410 2nd Street
Santa Monica, CA 90401
USA

www.poweryoga.com
info@poweryoga.com

IMPRESSUM

Das vorliegende Buch ist sorgfältig erarbeitet worden. Dennoch erfolgen alle Angaben ohne Gewähr. Weder Autor noch Verlag können für eventuelle Nachteile oder Schäden, die aus den im Buch gemachten praktischen Hinweisen resultieren, eine Haftung übernehmen.

MIX
Papier aus verantwortungsvollen Quellen
FSC® C012425

Verlagsgruppe Random House FSC-DEU-0100
Das für dieses Buch verwendete FSC®-zertifizierte Papier
LuxoArt Samt liefert Sappi Furioso,
Biberist, Schweiz

Lotos Verlag
Lotos ist ein Verlag der Verlagsgruppe Random House GmbH.

ISBN 978-3-7787-8222-4

Zweite Auflage 2011

Leitung der Fotoproduktion und Bildredaktion: Sabine Kestler
Layout und Covergestaltung: Sabrina Erken / Guter Punkt, München
Coverfotos: © Marco Grundt
Herstellung: Helga Schörnig
Gesetzt aus der Helvetica Neue bei Guter Punkt, München
Druck und Bindung: Offizin Andersen Nexö, Leipzig

BILDNACHWEIS

Fotos: Marco Grundt, Hamburg
Styling: Marcus Galic
Haare/Make up: Claudia Wegener

Mit Ausnahme von:
Seite 6, Seite 138: © Andrea Kubasch
Seite 9, Seite 137, Seite 139, Seite 140: © privat

Illustrationen:
Seite 26, 27: © Markus Weber / Guter Punkt, München

Für die freundliche Unterstützung der Fotoproduktion danken wir:

DICKIES
Williamson-Dickie Europe GmbH
Osterfeldstraße 12-14
22529 Hamburg
www.dickies.eu

ADIDAS Deutschland
Adi-Dassler-Platz 1-2
Postfach 1120
91074 Herzogenaurach
www.adidas.de

CUIDADO SPORTS
Barmbeker Markt 36
22081 Hamburg
www.cuidado-sports.dc

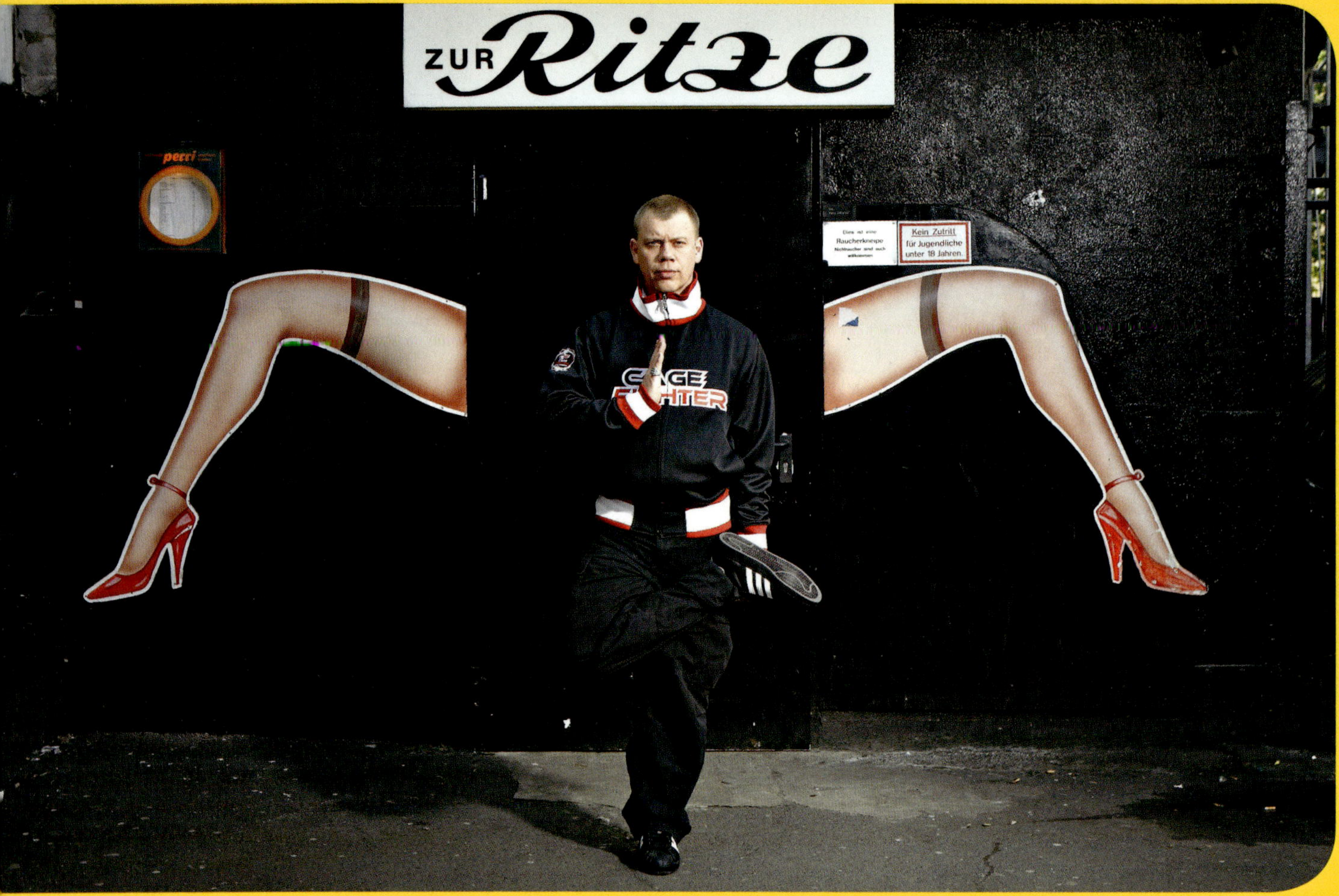
ZUR Ritze
Raucherkneipe
Kein Zutritt
für Jugendliche
unter 18 Jahren.